Die

Heil- und Pflegeanstalten

für

Psychisch-Kranke

des deutschen Sprachgebietes.

Von

Dr. Heinrich Laehr.

Neue Auflage.

Mit geographischer Karte.

Berlin.
Druck und Verlag von G. Reimer.
1882.

Vorrede.

Die Herausgabe der ersten Auflage vorliegender Schrift hat sich brauchbar erwiesen und eine wohlwollende Kritik gefunden. Obgleich sie nicht mehr als ein zeitgemässer Begleiter im letzten Jahre gelten konnte, wurden doch noch in ihm vom Verleger einzelne Exemplare beansprucht. Dies dürfte die neue Auflage rechtfertigen, die um so mehr an Interesse gewinnt, als sie durch Vergleichung mit der früheren neue Gesichtspunkte eröffnet.

Die Disposition der früheren Auflage ist im Wesentlichen beibehalten worden. Auch der Titel. Ich habe auf ihm die Bezeichnung „Irrenanstalten“ weggelassen, nicht aus Schönfärberei, sondern um sie richtig zu stellen. Wenn die Anstalten für Psychisch-Kranke im 16. Jahrhundert „Gefängnisse für Geisteskranke“, im 17. und 18. Jahrhundert „Tollhäuser“, im 19. „Irrenanstalten“ genannt wurden, so entsprach der Name den darin aufgenommenen Krankheitsformen und der Kenntniss der Aerzte darüber. Jetzt, wo nicht mehr die Sicherung als Massstab für die Aufnahme gilt, sondern wo das grosse Gebiet der sogenannten Gemüthskrankheiten, der Hysterie, Hypochondrie, Neurasthenie, kurz der Leidenszustände des allgemeinen Nervensystems, welche selten ohne Einfluss auf die psychischen Functionen bleiben, in diesen Anstalten aufgenommen werden, wo demgemäss auch diese nach Form und Leitung einen ganz anderen Charakter darbieten, entspricht der Name Irrenanstalt nicht mehr der gegenwärtigen Bestimmung. Er ist um so mehr wegzuwünschen, als er für das Publikum und die Kranken abschreckend ist und auch auf die Gesetzgebung nicht ohne Nachtheil einwirkt. Die Heilanstalten sollen nicht mehr wie früher eine Drohung für den Kranken sein, sondern die Hauptmacht der ärztlichen Behandlung liegt in dem Vertrauen, mit welchem der Staat, das Publikum und vor Allem die Kranken ihrer Wirksamkeit entgegenkommen. Auch die nachfolgenden Blätter werden den Beweis liefern, in wie weit diese Anschauung unter den Anstaltsvertretern Propaganda gemacht hat.

Wenn ich mich bei Abfassung des Buches auf die Beantwortung der Fragen der vorigen Auflage beschränkt habe, obgleich die Verlockung nahe lag, einzelne wegzulassen und andere dafür einzulegen, so geschah dies, weil die Collegen jene seiner Zeit gebilligt hatten*) und mir es vorzugsweise daran lag, möglichste Vollständigkeit zu erreichen, abgesehen von dem erheblichen Nutzen, den die nunmehr möglich gewordene Vergleichung der Gegenwart mit der Vergangenheit zu gewähren und auf anderen Wegen Erworbenes zu bestätigen vermag.

Das stete Anwachsen des Bedürfnisses nach den Anstalten wird durch die nachfolgenden Blätter bestätigt. Fast alle Anstalten leiden an Ueberfüllung und der Nothstand drängt dazu, andere Bahnen in der Fürsorge für die Kranken einzuschlagen, die nicht blos die überaus grossen Kosten den Communen und Staaten vermindern, sondern auch den Kranken eine freiere Bewegung gestatten können. Es ist bekannt genug, dass die

*) Allg. Ztschr. f. Psych. Bd. 39 S. 136.

Kranken, je mehr man ihnen letztere gestatten **kann**, um so wohler sich fühlen, und dass, je wohler sie sich fühlen, dies um so mehr ihr leibliches und geistiges Befinden befördert.

Ebenso ergiebt sich aus den nachfolgenden Blättern, dass alle öffentlichen Anstalten, welchen aus nicht zu grosser Ferne die Kranken zugeführt werden, um so grössere Erfolge ausweisen. Man muss ihre Hülfe relativ nahe haben, man muss ihre Thätigkeit wahrnehmen, um ihre Hülfe zu suchen und von Vorurtheilen frei zu werden. Auf ihr inneres Leben übt es einen wohlthuenden Einfluss aus, wenn die Anstalten den Behörden, den fremden Aerzten und dem Publikum leicht zugänglich und ihnen nahe sind.

Die nachfolgenden Blätter legen ferner Zeugniss davon ab, um wie hoch die Zahl der Aerzte, welche sich dem Anstaltsdienste widmen, seit den letzten 5 Jahren (bei 46 215 Kranken mit 528 Aerzten, in Preussen bei 19 057 Kranken mit 229 Aerzten) gestiegen ist. Waren wir schon damals den andern Nationen in der durch die Zahl der Aerzte ermöglichten Fürsorge für die Kranken voraus*), so ist dies jetzt noch viel mehr der Fall. War damals die Zahl der Universitäten noch gering, welche der Psychiatrie ihre Hörsäle öffneten, so gehören diejenigen jetzt zu den Ausnahmen, bei welchen dies nicht der Fall ist; können dieselben auch nur die Grundzüge der Psychiatrie mittheilen und müssen sie es den Anstalten überlassen, den jüngeren Aerzten, welche dazu Neigung haben, einen tieferen Einblick zu gewähren, so verbreiten sie doch klarere Anschauungen und sind geeignet, talentvolle Aerzte dem Anstaltsleben zuzuweisen, das gegenwärtig schon in der Lage ist, ihnen die äussere Existenz zu sichern. Die meisten jüngeren Aerzte treten als Apostel

*) In Preussen waren 1874 14,200 Kr. mit 195 Aerzten, cf. die Heil- und Pflegeanstalten für Psychisch-Kranke in Deutschland, der Schweiz und den benachbarten deutschen Ländern. Berlin, Reimer 1875. S. 156.

einer besseren Erkenntniss aus der Anstalt in das praktische Leben und tragen dann am meisten dazu bei, durch rechtzeitige geeignete ärztliche Behandlung vor der Nothwendigkeit zu sichern, die Anstalt als einziges Heilmittel aufzusuchen.

War vor 5 Jahren die allerdings schon seit einem Jahrhundert befürwortete Beschäftigung mit der Landwirthschaft in verhältnissmässig noch wenigen Anstalten eingeführt — jetzt sind nur noch wenige, welche nicht davon Gebrauch machen, einzelne, denen sie vorzugsweise Dienste leistet. Und schon an vielen Orten sind Vereine in's Leben gerufen, die der entlassenen Kranken und Genesenen sich liebevoll annehmen!

Habe ich die Beantwortung der früher gestellten Fragen auch für die gegenwärtige Schrift festgehalten, so habe ich geglaubt, mich trotzdem weiter ausbreiten und alle Anstalten anführen zu dürfen, welche der Heilung und Pflege der Gehirnkrankheiten dienen, seien es Psychosen von den leichtesten bis zu den schwersten Formen, sei es Epilepsie, Trunksucht oder Idiotie. Ich habe auch die Anstalten zu sammeln gesucht, die unter dem Namen: „Kaltwasserheilanstalten", „Kuranstalten für Nervenkranke", „offene Kuranstalten", diejenigen Kranken aufnehmen, welche noch bis zu einem gewissen Grade der Selbstbestimmung fähig sind, oder sich durch die Organisation darin kurgemäss leiten lassen.

Eine grosse Zahl der Psychisch-Kranken kann in der eigenen Familie ärztlich behandelt werden und wird darin thatsächlich zur Genesung geführt. Es wird die Behandlung darin, die naturgemässeste, immer mehr Erfolg haben, je mehr die Aerzte mit den Grundsätzen der Psychiatrie vertraut werden, und je mehr die Angehörigen mit den Kranken verständig umzugehen lernen, was meist mit der Beseitigung der Vorurtheile zusammenfällt. Viele Kranke genesen, wenn sie nur erst den im eigenen Hause vorhandenen schädlichen Einflüssen entzogen werden, und diesem Umstande verdanken neben dem dadurch gegebenen Regime zahlreiche Kranke an Badeorten und in anderen Familien ihre Genesung. Für eine grosse Zahl wird die Organisation einer Anstalt, wie sie in den Wasserheilanstalten oder anderen Kuranstalten nothwendig ist, dem ärztlichen Einflusse eine grössere Wirksamkeit gestatten und dadurch Genesung herbeiführen. Sie werden um so wirksamer werden, je mehr deren Leiter psychiatrische Kenntnisse und Erfahrung besitzen — ein nicht unerhebliches Mittel, um der Ueberfüllung der Anstalten für Psychisch-Kranke entgegenzuwirken. Zu diesen Anstalten gehören die sogenannten „offenen Kuranstalten“, welcher Name in den letzten Jahren grosse Popularität gewonnen hat. Es hat diese Bezeichnung zu manchen irrthümlichen Auffassungen geführt, da ihm naturgemäss die Bezeichnung „geschlossene Anstalten“ gegenüber gestellt wurde. Aber auf die bisher sogenannten Irrenanstalten — und diese sollten ja letztere sein — passte die „Geschlossenheit“ nicht, denn in den letzteren muss und kann den Kranken diejenige äussere Freiheit gewährt werden, deren der Kranke zu seinem Wohlsein und seiner Genesung bedarf. Manche Anstalten erreichen dies, dass sie den Kranken Hausschlüssel zu freiem Ein- und Ausgange gewähren, manche, indem sie ihnen je nach der Befähigung die freie Bewegung innerhalb oder ausserhalb der Anstalt zulassen. In nicht wenigen Anstalten in England, wo die Neigung ist, systematisch vorzugehen, hat man das Open-door-System eingeführt, womit man eine Organisation bezeichnet, in der keine Thür verschlossen wird. Aehnliches finden wir auch in Deutschland, ohne hier daraus ein System zu machen. Beide Arten von Anstalten sind nicht einander gegenüber zu stellen, sondern sind bestimmt, nebeneinander und neben anderen Hülfsmitteln zur Genesung und Pflege der Kranken zu wirken, je nachdem sie dazu geeignet sind. Nicht die Krankheitsform entscheidet dabei, sondern oft mehr noch die Individualität des Kranken, seine Verhältnisse und seine Umgebung. Würden stets die geeigneten Formen der Psychosen den sogenannten „offenen Kuranstalten“ zugeführt, so würde ihre segensreiche Wirksamkeit noch sichtbarer sein. Aber die Leiter derselben sind nicht immer in der Lage, die psychischen Zustände der ihnen zugeführten Kranken zu übersehen, sondern sind auf das Urtheil der Aerzte angewiesen, welche sie ihnen zusenden. Jeder weiss, wie sehr die Aerzte von den Angehörigen der Kranken dazu gedrängt werden, letztere jenen zu überweisen. Aber hier wird im Laufe der Zeit die Erfahrung belehren und damit verhüten, dass eine leicht mögliche Reaction die Wirksamkeit solcher Anstalten beeinträchtigt.

Für diese Kuranstalten, in denen der leitende Arzt wohl die ärztliche Behandlung aber nicht die Pflichten der Familie zur Durchführung der Behandlung übernimmt, wie dies in den für alle Formen der Psychosen eingerichteten Anstalten geschieht, habe ich in meiner Schrift am wenigsten Vollständigkeit erreichen können. Es liegt dies in der Natur der Sache. Die Furcht, mit den „Irrenanstalten“ in eine Reihe gestellt zu werden, verhindert Manche, Mittheilung zu machen. Ich habe mich begnügen müssen, diejenigen Anstalten anzuführen, welche von mir empfohlene Kranke zur Behandlung aufgenommen hatten oder welche in ihren öffentlichen Anzeigen zur Aufnahme solcher Kranke auffordern. Endlich habe ich in medicinischen Blättern die Anstalten aufgefordert, mir Mittheilungen zu machen, welche sich und ihre Einrichtungen zur Aufnahme von Psychisch-Kranken für geeignet halten.

Alle diese Anstalten sind Privatanstalten und müssen von den Mitteln der Kranken und deren Angehörigen, oder der Wohlthätigkeit Anderer unterhalten werden. Oeffentliche und Privatanstalten müssen eben nebeneinander wirken, und sich in ihrer Wirksamkeit ergänzen, obgleich und mit Recht jene in ihren

Pensionsabtheilungen die Möglichkeit bieten, wohlhabende Kranke aufzunehmen. Es ist hier nicht der Ort, die Vorzüge beider für einzelne Kranke auseinanderzusetzen, auch wenn der financielle Punkt nicht in Frage kommt; ich wollte nur darauf hinweisen, dass beide sich die Hände zu reichen haben, um dem Publikum und in deren Gesammtheit dem Staate möglichst hülfreich zu sein.

Aus den nachfolgenden Blättern geht hervor, in welcher hervorragenden Weise sich in den Ländern des deutschen Sprachgebiets die Privatanstalten an der Heilung und Pflege Psychisch-Kranker betheiligen, von welchem Einflusse sie für die Schaffung verschiedenartiger Hülfsmittel gegen die Krankheitsform der Psychosen gewesen sind. Die Fürsorge für Idioten, Epileptische, Trunksüchtige ruht fast ganz in ihren Händen. Nachdem fast in allen Staaten die öffentlichen Anstalten zeitgemässe Reformen genommen haben, haben sie — man sehe auf Württemberg, wo über die Hälfte der Staatskranken in Privatanstalten sind, auf Hannover, auf Berlin — eine grosse Zahl von Kranken Privatanstalten anvertraut. Zu einer Zeit, wo immer neue und grosse Opfer für öffentliche Anstalten beansprucht werden, würden die Staaten noch ungleich mehr belastet und weniger wirken können, wenn sie nicht durch Privatanstalten erheblich entlastet würden. Das deutsche Sprachgebiet hat 137 Privatanstalten mit 7567 Kranken und 171 Aerzten, Deutschland 117 mit 7063 Kranken und 146 Aerzten, Preussen 82 mit 4332 Kranken und 102 Aerzten. Sollte der Staat für sie auf seine Kosten Fürsorge treffen, so kann er dazu nicht den Bau und die Einrichtungen seiner Anstalten überhaupt zu Grunde legen, sondern nur die der Pensionsabtheilungen in ihnen, und es ist nicht zu viel gesagt, wenn er für wohlhabende und gebildete Kranke mindestens den dreifach grösseren Raum als für die armen und ungebildeten vorbereiten müsste. Welche Summe und welche Zeit würde eine solche Fürsorge beanspruchen! Der Staat hat daher allen Anlass, sich der Privatanstalten anzunehmen und dazu mitzuwirken, dass sie möglichst vollkommen werden.

Nun liegt die Gefahr nahe, dass die Privatanstalten als Erwerbsquellen missbraucht werden, und es ist die Pflicht des Staates, dieser Besorgniss entgegenzuarbeiten, so lange er nicht gewillt und in der Lage ist, solche Anstalten in eigene Regie zu nehmen. Das nächste Hülfsmittel — gute öffentliche Anstalten überhaupt — hat er ziemlich überall schon jetzt durchgeführt, durch deren Pensionsabtheilungen auch für einen Theil der Wohlhabenden gesorgt und deren Benutzung ihnen freigestellt ist. Er hat die Ausbildung einer Reihe von Aerzten veranlasst, und, da nicht alle die höheren ärztlichen Stellungen in Anstalten einnehmen können, einen Theil derselben darauf hingewiesen, in Privatanstalten ein Berufsfeld zu suchen. Er hat durch staatliche Aufsicht sich seinen Einfluss auf eine möglichst gute Leitung und Pflege der Kranken gesichert und überwacht in humaner Weise die Ausführung der vorhandenen gesetzlichen Bestimmungen. Leider rühren noch anderweitige gesetzliche Bestimmungen aus einer Zeit her, wo vor länger als einem halben Jahrhundert die Anstalten ein ganz anderes Bild und noch andere Zwecke verfolgten als jetzt. Bau, Einrichtung, Leitung und Pflege waren ganz andere. Aus den Bewahranstalten sind jetzt Krankenanstalten geworden. Alles ist anders geworden, nur die gesetzlichen Bestimmungen nicht. Das wesentlichste Hinderniss für eine Weiterentwicklung ist z. Z. die Grundidee der Gesetze, dass einer möglichen widerrechtlichen Freiheitsberaubung vorgebeugt werden müsse. Niemals ist ein solcher Fall in den Anstalten des vorliegenden Buches nachgewiesen worden. Diese juristische Auffassung rührt aus der Zeit her, wo der Staat es für nothwendig hielt, jedem Verbrechen durch Gesetze vorzubeugen und nur durch Mithülfe der Polizei die

Aufnahme in eine Anstalt zuzulassen. Dadurch ist eine zweite Aufsicht des Staates neben den schon vorhandenen geschaffen worden, die nur zu sehr geeignet ist, dem Misstrauen gegen die Anstalten Unterstützung zu verschaffen. Indem er der Staatsanwaltschaft diese Fürsorge zuweist, die auch über die Gefängnisse sich erstreckt, unterstützt er obiges Vorurtheil. Zum Schutze der Kranken eingerichtet und an und für sich berechtigt, legt es der Staat der Staatsanwaltschaft in die Hand, als Regel die gerichtliche Entmündigung eines Kranken einzuführen, während sie nur ausnahmsweise durch die Verhältnisse geboten ist.

Nach der früheren Auffassung sollte sie hauptsächlich als Schutz gegen den Director der Anstalt dienen, während sie jetzt, abgesehen davon, dass sie erhebliche Kosten dem Staate und Privaten veranlasst, oft nur Zeit und Kräfte den Aerzten raubt, welche besser für das Wohl der Kranken verwendet werden können, die Vorurtheile befördert und das Misstrauen gegen Anstalten unterhält, zumal diese Fürsorge erlischt, wenn der Kranke aus der Anstalt entlassen wird. Nur erst dann, wenn — und dies wird der behandelnde Arzt, der schon aus diagnostischen und therapeutischen Gründen über die Verhältnisse eines Kranken orientirt sein muss, am besten angeben können — wirkliche Gründe zum gesetzlichen Schutz eines Kranken durch eine Curatel vorhanden sind, sollte zur Entmündigung vorgeschritten werden, sei es, dass der Kranke des Schutzes gegen ungehöriges Verhalten der Angehörigen oder Anderer bedarf, sei es, dass der Staatsanwalt durch Andere zur Untersuchung veranlasst wird, um ein Vergehen von Seiten derer zu bestrafen, welche die Fürsorge für den Kranken übernommen haben, oder dass der behandelnde Arzt zum Schutze seiner Kranken den gesetzlichen Schutz beansprucht. Der letztere ist der natürliche Vormund, und manche Behörden betrachten ihn als den gesetzlichen. Wie wenig die prohibitiven gesetzlichen Bestimmungen den Zweck erreichen, haben wir in der letzten Zeit aus den Verhandlungen der französischen Kammer gesehen und aus dem Vortrage, den der Generalinspector der englischen Irrenanstalten in der psychiatrischen Section des internationalen Congresses in London gehalten hat*).

In Deutschland ist das Vertrauen zu den Privatanstalten grösser, nicht nur der Behörden, sondern auch des Publikums. Wenn früher dem Eintritt in eine Anstalt die Herbeiführung der gerichtlichen Curatel vorangehen sollte, so ist im Interesse der Heilung eine Verzögerung zulässig geworden und eine humane Berücksichtigung, wie wir uns deren erfreuen können, mildert die Härten des Gesetzes.

Immerhin ist es vorgekommen, dass jüngere oder peinlich gewissenhafte Staatsanwälte aus ängstlicher Interpretation den Zeitpunkt einer gerichtlichen Curatel rascher herbeiführen, als dies im Interesse der Patienten wünschenswerth ist, dass sie z. B. bald nach der Aufnahme die Eltern eines Patienten zur Einleitung der gerichtlichen Gemüthszustandsuntersuchung aufforderten oder damit drohten, auf ihre Kosten dies zu veranlassen, oder dass sie unerwartet dem Manne, der für seine vermögenslos ihm anvertraute Frau nach bestem Wissen sorgte, die Nachricht mittheilten, dass seine Frau gerichtlich für „blödsinnig" erklärt sei, oder, wenn ihm angezeigt wurde, dass eine Patientin freiwillig sich der Behandlung in der Anstalt mit ärztlichem Zeugnisse übergab, deren sofortige Entlassung verfügten. Diese Härten treffen um so härter, je mehr in der Gegenwart Kranke mit leichteren Formen die Anstaltshülfe suchen.

Dass eine solche Beaufsichtigung durch die Staatsanwaltschaft in dieser Form nicht nöthig ist, davon legen einzelne

---

*) Journ. of psych. med. VII. Bd. 2.

Staaten Deutschlands Zeugniss ab, die jene nicht kennen, ohne dass ein Nachtheil sich daraus ergeben hat.

Es wird die Zeit kommen, wo man sich wundern wird, dass man durch die Gesetzgebung die Psychisch-Kranken in Krankenanstalten, wo sie gerade gegen die nachtheiligen Einwirkungen der Aussenwelt geschützt werden, gegen ihre Aerzte anders schützen will, als ausserhalb derselben, während doch die meisten Formen derselben in gewöhnlichen Krankenanstalten, Wasserheilanstalten und Kuranstalten ohne solche formellen Bestimmungen behandelt werden und bei tiefern organischen Störungen, Schlagflüssen u. s. w. an eine solche specielle gesetzliche Fürsorge Niemand denkt. Man wird sich einst wundern, dass, wo financielle Opfer des Staates nicht beansprucht werden, Angehörige oder Kranke sich nicht derjenigen eignen ärztlichen Behandlung bedienen dürfen, welche sie für die beste halten, und Kranke dieser Art weniger günstig gestellt sind als Andere, denn naturgemäss tragen die Hausärzte nicht Bedenken, darüber Zeugnisse auszustellen, dass Jemand psychisch krank sei, aber wohl darüber, dass ein Kranker nothgedrungen die Anstaltshülfe aufsuchen müsse, während wiederum Anstaltsärzte Bedenken tragen, manchen Hülfesuchenden aufzunehmen, dem sie Hülfe gewähren könnten, so lange dieselben, wenn auch mit zweifelhafterem Erfolge durch andere Mittel zu genesen Hoffnung haben.

Je freier man die Aufnahmebedingungen stellt, je weniger man die Krankenanstalten für Psychisch-Kranke als Gefangenenanstalten hinstellt, je weniger der Staat die Vorurtheile, welche leider noch nicht überwunden sind, unterstützt, desto besser und verschiedenartiger werden die Anstalten ihre segensvolle Bestimmung erfüllen, desto tüchtigere Kräfte werden sich diesem Berufe widmen und desto mehr werden die schlechten Anstalten verschwinden, weil es dann nicht mehr nothwendig ist, in der Noth auch in den schlechteren Anstalten Hülfe zu suchen. Die staatliche Aufsicht, die Medicinalbehörde, wie sie jetzt schon vorhanden ist, genügt, und diese, welche die Anstalten ihres Bereichs genau kennen und namentlich wissen, ob sie dem Leiter derselben Sachkenntniss und Ehrenhaftigkeit zutrauen dürfen, sind viel wirksamer, als die Staatsanwaltschaften aus oft fernen Gegenden, welche keine Kenntniss von dem Geiste in denjenigen Anstalten haben, aus denen die Anzeige von der Aufnahme der Kranken ihnen zugeht, die aus natürlichem Grunde sehr oft in der Ferne Hülfe suchen, oder für die sie dort gesucht wird. Sprechen doch auch in vielen Fällen ärztliche Gründe dafür.

Es kann natürlich nicht erwartet werden, dass eine solche Gesetzgebung im Laufe einiger Jahre geändert werde, nachdem sie fast ein Jahrhundert nach dieser Richtung hin gearbeitet hat, trotzdem die ihr zu Grunde liegenden Vorstellungen im Kreise der Sachverständigen wesentlich berechtigt sind. Es ist um so weniger dies zu erwarten, als man die Geistesstörungen eben so gut zu den Gehirnstörungen als körperlichen Krankheiten, zu Nervenstörungen als zu psychischen rechnen kann und diese Bezeichnungen in den verschiedenen Anstalten ihren Ausdruck gefunden haben, ohne dass die gesetzlichen Bestimmungen die gleiche Anwendung finden. Daher kommt es auch, dass diejenigen Anstalten, welche sich gleichzeitig der schwersten Formen annehmen und am meisten der moralischen Unterstützung des Staates bedürftig sind, am schwersten von der gegenwärtigen Gesetzgebung leiden, und zwar nicht zu materiellem Schaden der Anstaltsbesitzer sondern zum Nachtheil des Publikums. Ist auch Abhülfe nicht bald zu hoffen, so ist es doch Pflicht, die Beseitigung der Uebelstände anzubahnen. Um sich des Schattens der Eichen in der Zukunft zu erfreuen, muss die Gegenwart Eicheln säen. Unsere Nachfolger im ärztlichen Berufe werden einst kaum mehr inne werden, welche Schwierigkeiten früher zu überwinden waren, damit sie dem befriedigenderen Theile des rein ärztlichen Berufes sich widmen können, ohne Zeit und Kräfte dazu hingeben zu müssen, sich vor dem Verdachte einer widerrechtlichen Freiheitsberaubung ihrer Kranken zu sichern.

So lange dieser Verdacht noch diese gesetzliche Bestimmung festhält, können wir die Staatsanwaltschaften, in deren Hand diese mildere Interpretation ruht, nicht anders als dringend bitten, nur in beschränktern Fällen von ihrer gesetzlichen Vollmacht Gebrauch zu machen. In der That sind auch von den Ober-Staatsanwaltschaften Instructionen nach dieser Richtung hin gegeben worden. —

Die nachfolgenden Blätter können nicht auf eine absolute Vollständigkeit Anspruch machen. Die Zahl der Psychisch-Kranken ist noch eine ungemein grosse, welche in Krankenhäuser für körperliche Kranke untergebracht sind*), in Armenhäuser, Siechenanstalten u. s. w. Aus den Arbeiten über die letzte Volkszählung wird uns noch manche Bereicherung über diesen Gegenstand zu Theil werden. Ich hoffe aber den Aerzten, wie den Verwaltungsbehörden, deren Beruf und Interesse dem Wohle der Psychisch-Kranken gewidmet ist, einen ziemlich vollständigen und authentischen Ueberblick der Hülfe gegeben zu haben, den die verschiedenartigsten Anstalten zur Bekämpfung eines so schweren und so tief in alle Verhältnisse einschneidenden Krankheitszustandes gewähren. Indem ich diese Arbeit

*) Im letzten Berichte des Lazaruskrankenhauses werden verschiedene Formen von Psychosen angeführt. In der städtischen Frauensiechenanstalt in Berlin waren 1880 u. 1881 unter 109 Aufgenommenen 44 mit Psychosen, überhaupt mit Krankheiten des Nervensystems 90 = 45,2 % (Börners Zeitschrift 1882. S. 7).

ihrer wohlwollenden Benutzung empfehle, danke ich allen Herren Collegen und den Behörden, welche mir die Unterlage dazu verschafft haben, um sie zu authentischen zu machen, auf das verbindlichste. Jede Berichtigung wird mir willkommen sein.

Asyl Schweizerhof, im Juni 1882.

Heinrich Laehr.

Inhalt.

A. Verzeichniss der Heil- und Pflege-Anstalten des deutschen Sprachgebietes.

1) Verzeichniss der öffentlichen Heil- und Pflegeanstalten für Psychisch-Kranke.

	Seite
Aachen	2
Alexandershöhe vgl. Riga	156
Allenberg	2
Alt-Scherbitz	5
Andernach (Prov.-Irrenanstalt)	6
„ (St. Thomas)	6
Attl	7
Bamberg	8
Basel	9
Bayreuth	10
Berlin (Charité)	14
„ (Dalldorf)	15
Bernburg	20
Blankenhain	24
Bois de Cery	25
Bonn (Prov.-Anstalt)	26
„ (Städtische Anstalt)	26
Brake	28
Bremen	28
Breslau	30
Brieg	30
Brünn	32
Bunzlau	33
Cöln	38
Colditz	39
Deggendorf	41
Dorpat	42
Düren	44
Düsseldorf	45
Eberswalde	46
Eichberg	48
Erlangen	51
Eupen	52
Frankenthal	53
Frankfurt a. M.	53
Geseke	55
Göttingen	60
Gorze	61
Grafenberg	62
Graz (Psych. Klinik)	63
„ (Feldhof)	64
Greifswald	65
Habelschwerdt	65
Haina	65
Hall	66
Halle	67
Hamburg	69
Heidelberg	71
Heppenheim	72
Hildburghausen	73
Hildesheim	74
Hochweitzschen	75
Hofheim	76
Hoym	77
Hub	78
Hubertusburg	78
Illenau	80
Jena	82
Katharinenthal	87
Kaufbeuren	88
Klagenfurt	92
Klingenmünster	92
Klosterneuburg	93
Königsberg	94

	Seite		Seite
Königsfelden	95	Roda	158
Königslutter	97	Rosegg	159
Kosmanos	98	Rothenberg vgl. Riga	156
Kreuzburg	100	Rostock	160
Laibach	103	Rügenwalde	160
Leipzig (Psych. Klinik)	106	Saargemünd	161
„ (Georgenhaus)	107	Sachsenberg	162
Lengerich	109	Salzburg	164
Leubus	110	Schaffhausen	166
Liestal	113	Schleswig	168
Lindenberg vgl. Cöln	38	Schussenried	172
Lübeck	115	Schwetz	176
Marburg	117	Sigmaringen	177
Marienthal	120	Sitten	178
Marsberg	121	Sonnenstein	179
Marsens	122	Sorau	180
Merxhausen	123	Stammheim	181
Merzig	123	Stephansfeld-Hördt	181
Metz	125	Stralsund	185
Mitau	125	Strassburg	186
München	127	Strelitz	187
Münsterlingen	129	Triest	189
Neustadt (Westpr.)	134	Ueckermünde	190
Niedernhart	134	St. Urban	191
Nietleben vgl. Halle	67	Valduna	191
Olbersdorf	136	Vernets	192
Osnabrück	137	Waldau	193
Owinsk	138	Waldheim	194
Pforzheim	143	Wehnen	195
St. Pirminsberg	145	Werneck	196
Plagwitz	146	Wesel	198
Posen	147	Wien (Universität)	200
Potsdam	148	„ (Landes-Irrenanstalt)	198
Prag	149	Winnenthal	203
Préfargier	150	Wittstock	204
Prüll	151	Würzburg	205
Realta	153	Ybbs	207
Reval	154	Zürich	209
Rheinau	155	Zwiefalten	210
Riga	156		

2) Verzeichniss der privaten Heil- und Pflegeanstalten für Psychisch-Kranke.

	Seite		Seite
Aachen	1	Bendorf (Brosius)	12
Ahrweiler	2	„ (Erlenmeyer)	13
Altnau	5	„ (Colmant)	14
Ballenstedt	7	Berlin (Levinstein)	18
Bayreuth (Israel.)	11	„ (Hasselmeyer)	18
(St. Gilgenberg)	11	„ (Klinsmann)	18

	Seite
Berlin (König)	19
Bern	19
Bernau	19
Bonn	27
Bremen	28
Carlsfeld	35
Charlottenburg (Edel)	35
„ (Sponholz)	36
„ (Prillwitz)	36
„ (Schultz)	37
Coblenz	37
Cöln	38
Crefeld	40
Dürrenberg	45
Endenich	49
Gladbach	56
Gmünd	57
Göppingen	58
Görlitz	59
Gotha	62
Hausen	71
Herlschdorf	72
Holzkamp	77
Hornheim	77
Ilten	81
Kaiserswerth	87
Kennenburg	90
Kessenich	91
Königshof	96
Kowanowko	99
Kreuzlingen	101
Laichingen	105
Lainz vgl. Wien	201
Lichterfelde	111
Liebenau	112
Liebenburg	112
Lindenhof	113
Linz	115
Lübeck	116
Marbach	116
Mariahilf cf. Habelschwerdt	65
Marienhaus	120
Métairie	124

	Seite
Münchenbuchsee	128
Neuendettelsau	130
„ (Polsingo)	130
Neuenstadt	131
Neusandhorst (de Buhr)	132
„ (Coordes)	133
Neuss (Alexianer)	133
„ (Barmherzige Schwestern)	134
Niederzündorf	135
Obernigk	136
Pankow (Richter)	141
„ (Welczek)	142
„ (Reyer)	142
„ (Feyh)	142
Pfullingen	143
Pirna	145
Pöpelwitz	147
Pützchen	152
Reval	154
Rockwinkel vgl. Bremen	29
Saffig	163
Sayn	165
Scheibe	167
Schleswig (Witt)	170
„ (Voss)	171
„ (Berendsen)	171
Schmiedeberg	171
Schöneberg vgl. Berlin	18
Schorndorf	171
Schweicheln	173
Schweizerhof	174
Steglitz	181
Telgte	188
Thonberg	189
Walzenhausen	194
Wernigerode	197
Wien (Svetlin)	200
„ (Döbling)	201
„ (Inzersdorf)	201
„ (Lainz)	201
Wyl	206
Zehlendorf	209

3) Verzeichniss der Erziehungs- und Pflegeanstalten für von Geburt an Schwachsinnige.

	Seite
Altwasser	6
Basel	9
Bellevue	12

	Seite
Bendorf (Eider)	14
„ (Friesenhahn)	14
Berlin-Dalldorf	15

	Seite		Seite
Blasewitz	25	Leipzig	108
Bruck in Steyermark	32	Leschnitz	110
Craschnitz	40	Mariaberg	118
Darmstadt	41	Marsberg	122
Dresden (Schröter)	43	Möckern	126
„ (Epstein)	44	Mosbach	127
Ecksberg	47	Neinstedt	131
Neu-Erkerode	50	Oberhoffen	136
Etoy	52	Potsdam	148
Gardelegen	55	Prag	149
M. Gladbach	55	Rastenburg	153
Glött	57	Sassenhof	164
Hamburg	70	Scheuern	167
Hasserode	70	Schleswig (Stender)	169
Herthen	73	Schreiberhau	172
Hubertusburg	78	Schwerin	175
Kiel	91	Stetten	184
Kückenmühle	101	Weissenheim	196
Langenhagen	105	Zürich	209

4) Verzeichniss der Heil- und Pflegeanstalten für Epileptische.

	Seite		Seite
Bielefeld	21	Neuendettelsau	130
Buttelstedt	34	Polsingen vgl. Neuendettelsau	130
Gladbach (Alex.)	56	Pankow	142
Königswartha	97	Stetten	184
Neinstedt	131		

5) Verzeichniss der Heilanstalten für Trunksüchtige.

	Seite		Seite
Benrath	14	Marbach	116
Lintorf	114	Wilmersdorf	203

6) Offene Kuranstalten.

	Seite		Seite
Ballenstedt	7	Königsbrunn	95
Blankenburg i. Harz (Müller)	22	Kreischa	99
„ (Eyselein)	23	Liebenstein	113
„ i. Thüringen	24	Marienberg	119
Cannstadt	34	Rellingen	154
Eitorf	49	Rode-Horst	159
Godesberg	58	Seesen	177
Halle	69	Sonneberg	178
Herrenalp	73	Theresienhof	188
Jena	84	Wilhelmshöhe	202
Johannisberg	86	Zuckmantel	209

B. Verzeichniss der einzelnen Länder des deutschen Sprachgebietes (Deutschlands, der Schweiz, der deutschen Länder Oesterreichs und Russlands) nach der in ihnen vorhandenen Anstalts-Fürsorge für die Psychisch-Kranken und von Geburt an Psychisch-Schwachen in geographischer Ordnung.

	Seite
Kaiserthum **Deutschland** . . .	215
Kgr. Preussen	217
Reichsland Elsass-Lothringen	219
Kgr. Bayern	220
Kgr. Sachsen	220
Kgr. Württemberg	220
Grhzth. Baden	221
Grhzth. Hessen	221
Grhzth. Meckl.-Schwerin . .	221
Grhzth. Meckl.-Strelitz . .	221
Grhzth. Oldenburg	221
Grhzth. Sachsen-Weimar u. Fstth. Schwarzburg-Sondershausen	221
Grhzth. Sachsen-Coburg-Gotha, Hzgth. Sachsen-Meiningen u. Fürstenth. Schwarzburg-Rudolstadt	222
Hrzth. Anhalt	222
Hzth. Braunschweig	223
Hzth. Sachsen-Altenburg .	223
Fstth. Lippe	223
Fstth. Waldeck	223
Fstth. Lichtenstein	223
Freie Reichsstadt Hamburg .	223
Freie Reichsstadt Bremen . .	223
Freie Reichsstadt Lübeck . .	224
Kaiserthum **Oesterreich** . . .	224
Kaiserthum **Russland**	225
Republik **Schweiz**	226

C. Verhältniss der Kranken in den Anstalten für Psychisch-Kranke und Psychisch-Schwache zu der Seelenzahl der einzelnen Länder und Vergleich der einzelnen Staaten mit der 1852, 1864, 1874 ausgeführten Zählung. S. 231.

Druckfehler . . . . S. 234

A.

Verzeichniss

der Heil- und Pflege-Anstalten des deutschen Sprachgebietes

in alphabetischer Ordnung.

Aachen (Rheinprovinz).

1. **Alexianer-Anstalt** (Kloster) in Aachen. a. Privat-Heil- und Pflegeanstalt für Männer, b. Idioten-Anstalt zur Pflege und Erziehung blödsinniger und schwachsinniger Kinder. Selbständige Anstalt sowohl für den Stadtbezirk als auch für Auswärtige.

Direction: Der Vorsteher der Alexianerbrüder, Clemens Wallrath und die beiden Aerzte Dr. Frank und Dr. Capellmann.

Behörde: Königliche Regierung. — Station Aachen.

Bestand Anf.	1881:	161
Verpflegt . . .	„	262
Aufgenommen.	„	101
Entlassen . . .	„	53
Gestorben . . .	„	25
Bestand Ende	1881:	184.

Ausgabe-Etat 1881: 87 669 M. bei 64 958 Verpflegungstagen der Kranken.

Angestellt: 2 Aerzte, 28 Ordensbrüder, 6 Aspiranten.

Historische Notizen: Besteht seit 1396. Nur arme Kranke kommen in die Anstalt. Die Kranken werden gegen festen Pflegesatz von 80 Pf. pro Tag und Kopf, von 1874 ab von 1 M. für Rechnung der städtischen Verwaltung verpflegt. (Die Alexianer oder Calliten beschäftigen sich mit der Pflege männlicher Kranken ohne Unterschied der Religion. An der Spitze des Ordens steht ein auf 5 Jahre gewählter Generalrector, der im Kloster zu Aachen residirt; er hat 4 gewählte Assistenten, mit denen er die Provinzialrectoren und durch diese wieder die Lokalrectoren dirigirt. Die Brüder sind Laien.)

2. **Mariabrunn,** öffentliche Irren-Pflegeanstalt für weibliche Kranke aus dem Stadtkreise Aachen.

Dirig. Arzt: Stadtphysikus Geh. Sanitätsrath Dr. Schervier. Die Anstalt wird unter Aufsicht der Armenverwaltung und des Anstaltsarztes von den Schwestern zum hl. Borromaeus geleitet. Es sind 10 Schwestern thätig. — Station Aachen.

Bestand . . .	Anf. 1881:	121 Frauen.
Verpflegt.	„	176 Fr.
Aufgenommen	„	55 Fr.
Entlassen als geheilt	„	24 Fr.
Gestorben	„	14 Fr.

Ausgaben: a. sächliche 45 048 M. b. persönliche 6075 M. c. extraord. 1019 M.

Historische Notizen: Seit 1868. Die Anstalt ist neu erbaut, wurde 1875 von der Stadt gekauft und für weibliche Irre bestimmt. (Das früher für weibliche Kranke bestimmte Annunciaten-Haus ist in Folge davon aufgelöst und niedergelegt.) Die Verwaltung wird auf städtische Rechnung von der Armenverwaltung durch barmherzige Schwestern geführt.

Ahrweiler (Rheinprovinz).

Privat-Heil- und Pflegeanstalt für Gemüthskranke. Besitzer: Dr. med. von Ehrenwall. — Station Remagen. Seit 1881.

Alexandershöhe cf. Riga.

Allenberg (Provinz Ostpreussen).

Provinzial-Irren-Heil- und Pflegeanstalt für die Regierungsbezirke Königsberg und Gumbinnen.

Aerzte: Director Dr. Jensen, 2. Arzt Dr. Hallervorden. Hilfsärzte: Sommer und Rietzel. Volontärarzt: vacat.

Behörde: Landesdirector für Ostpreussen. — Station Wehlau 2 Kilom. entfernt.

Bestand . . 1. Apr. 1881:	551	(271 M.	280 Fr.)
Verpflegt 1. Apr. 1880—81:	686	(345 M.	341 Fr.)
Aufgenommen	158	(91 M.	67 Fr.)
Entlassen	80	(45 M.	35 Fr.)
Gestorben	55	(29 M.	26 Fr.).

Ordentliche Ausgaben: 253 488 M. — Verpflegungstage der Kranken 198 631, der Angestellten 41 313.

Ausgaben: Abgaben und Lasten 1122, Besoldungen und Löhne 40 894, Pensionen 3275, Verwaltungskosten 2149, Baureparaturen und Maschinenwesen 11 153, Beköstigung 131 614, Inventarium 23 730, Heizung und Beleuchtung 29 686, Reinigung 2932, Aerztlich 6130, Kirchlich 288, Insgemein 512, in Summa 253 488 M.

Angestellt: 4 Aerzte exclus. Volontärarzt, evang. Geistlicher, Inspector zugleich Rendant, Oekonom, Büreauassistent, Kanzleigehülfe, Kämmerer, Oberaufseher, Oberaufseherin, Oberwärter, Oberwärterin, 33 Wärter, 33 Wärterinnen, Badediener, Badedienerin, Maschinist, Oberheizer zugleich Maurer, Gärtner, 2 Bäcker, Tischler, Schneider, Schuhmacher, Pförtner, Nachtwächter, Schaffnerin, Weisszeugbeschliesserin, 13 Knechte resp. Heizer, 4 Küchenmädchen, 4 Waschmädchen.

Beamte und Wartpersonal sind pensionsberechtigt.

Geschichtliche Notizen: Eröffnet am 1. Sept. 1852. — Mit der Eröffnung ging die bis dahin als Theil des Löbenicht'schen Hospitals in Königsberg bestandene Königl. Irrenanstalt ein. Die in letzterer befindlichen Kranken, 59 an der Zahl, wurden nach Allenberg übergesiedelt. Die neue Anstalt, nach dem Damerow'schen Plane relativ verbundene Heil- und Pflegeanstalt, war ursprünglich für 250 Kranke gebaut. In zehn Jahren war diese Zahl erreicht. 1863 betrug der durchschnittliche Krankenbestand 252,4. Da der Bestand in den nächsten zehn Jahren noch weiter stieg, bis er 1870 sein vorläufiges Maximum 325,3 erreichte, so wurde die Anstalt 1870—72 durch Umbau des Oeconomiegebäudes und Neubau zweier Siechenhäuser für je 110 Kranke soweit erweitert, dass sie 500 Kranke aufnehmen konnte.

Als auch diese Zahl 1878—79 erreicht (509) war, hatte der erste Ostpreuss. Landtag bereits am 5. April 1878 den Ankauf von Land zur Anlage einer mit Allenberg verbundenen Irrencolonie beschlossen, der zweite Landtag bewilligte am 17. März 1879 die Mittel zum Landankauf: 60 000 M. und ebensoviel zum Bau, und so konnte schon im Sommer 1879 der Bau der Coloniegebäude begonnen, die Wirthschaftsgebäude (Scheune und Stall) sogar im selben Jahr vollendet werden. Am 15. Juni des nächsten Jahres 1880 konnten auch die Krankengebäude mit 50 Männern und 10 Frauen bezogen werden.

Um die Anstalt auf 600 Kranke zu erweitern, musste aber noch Platz für 40 Frauen geschaffen werden, und so wird im laufenden Jahre denn noch ein einfaches Gebäude mit zwei Abtheilungen für je 20 in Wasch- und Kochküche beschäftigte Frauen erbaut.

Damit soll die Erweiterung Allenbergs abgeschlossen sein, und da voraussichtlich bald auch diese Maximalzahl von 600 Köpfen erreicht sein wird — am 19. Oktober betrug der Krankenbestand bereits 599 (307 M. 292 Fr.) —, so hat der letzte Landtag am 21. März 1881 beschlossen, den Provinzialausschuss zu beauftragen, sich schon jetzt nach einem günstigen Terrain für eine neue Provinzialanstalt umzusehen und alles soweit vorzubereiten, dass die neue Anstalt fertig gestellt sein kann, ehe durch Ueberfüllung der alten ein Nothstand für die Irren der Provinz und ihre Angehörigen eintritt. —

Allenberg liegt auf einer Anhöhe unmittelbar an der Allee — in der im Sommer das Flussbad gelegen ist — der Park der Anstalt, $7^3/_4$ ha. gross, voll alter schattiger Bäume, zieht sich die Allee aufwärts und endet in den Kirchhöfen. Nach westsüdwest, 200 Meter seitwärts und 100 Meter vor der Anstalt, die Colonie in Mitten des Ackerfeldes, das, nachdem in diesem Herbst noch das letzte Stück hinzuerworben ist, eine zu bearbeitende Fläche von $56^1/_2$ ha. ausmacht. Da 10 ha. circa ausserdem von Haus und Hof, incl. der Abtheilungsgärten, eingenommen wird, so beträgt das Gesammtterrain der Anstalt gegenwärtig $74^1/_6$ ha., genau 74 ha. 18a 40 qm. —

Am 3. Febr. 1882 nahmen der Landesdirector von Saucken, stellvertretende Vorsitzende des Landtages Dr. Doll, Landesbaurath Krah und Director Dr. Jensen verschiedene Besitzungen behufs Ankauf zur Errichtung einer zweiten Provinzial-Irrenanstalt in Augenschein und beschlossen, zunächst eine Besitzung bei Bartenstein, und wenn diese zu nahe für Allenberg erachtet werden sollte, Allenstein zu empfehlen, da dies im südlichen Theile der Provinz liegt und bald eine Bahn erhält.

Altnau (Canton Thurgau).

Privat-Heil- und Pflegeanstalt des Dr. med. Bridler für 6—12 Kranke.

Rittergut **Alt-Scherbitz** (Prov. Sachsen).

Provinzial-Irren-Heil- und Pflegeanstalt. Dient dem Zwecke, die heilbaren und unheilbaren, gleichzeitig gemeingefährlichen Kranken der Provinz Sachsen aufzunehmen. Die Kranken der Provinz Sachsen resp. deren Angehörige können sich die Anstalt, ob Nietleben bei Halle oder Alt-Scherbitz, wählen. Die Anstalt ist selbständig und nimmt alle Krankheitsformen mit alleinigem Ausschluss geisteskranker Verbrecher auf.

Aerzte: Director Dr. med. Alb. Paetz. 2. Arzt Dr. Zander, Assistenzarzt Dr. Doniges, Volontairarzt Dr. Guder.

Behörde: Landesdirection der Provinz Sachsen in Merseburg. — Station Schkeuditz, 20 Min., zwischen Halle und Leipzig.

Bestand . . . . . . Ende März 1881: 315 (192 M. 123 Fr.)
Verpflegt im Verwaltungsjahr 1880/81: 301
Aufgenommen 97
Entlassen 57
Gestorben 16
Bestand . . . . Nov. 1881: 355 (200 M. 155 Fr.).

Ausgaben: Zahl der Verpflegungstage 127 121. Administrationskosten: (Generalkosten) 70 816 M., Verpflegungskosten a. zur Beköstigung 93 400 M., b. zur Bekleidung 10 925 M.

Angestellt: Director, der gleichzeitig 1. Arzt ist, 3 Aerzte, Hausverwalter, Secretair, Büreaugehilfe, Oberwärter, Oberwärterin, 20 Krankenwärter, 15 Krankenwärterinnen, Portier, Nachtwächter, 2 Hausdiener, Heizer, Oberwäscherin, 2 Köchinnen, 3 Küchen- und Waschmägde, für die Landwirthschaft ein Inspector, Verwalter, Hofmeister, Brennmeister, Ziegelmeister, Schäfer, Kutscher, Wirthschafterin und verschiedenes anderes Dienstpersonal.

Historische Notizen: 1876 wurde mit dem Bau der Anstalt, welche auf dem Terrain und in engster Beziehung mit einem ca. 290 ha. grossen Rittergute errichtet ist, unter Leitung des damaligen Directors, Geh. Sanitätsraths Professor Dr. Köppe begonnen. Nach dem Tode des letzteren, am 30. Januar 1879, ging die Direction auf den damaligen 2. Arzt Dr. Paetz, über. Die Anstalt ist in Verbindung mit einem in dem nächsen Jahre zu errichtenden Asyl für unheilbare nicht gemeingefährliche Irre (Wilhelm-Augusta-Stiftung zur Erinnerung an die goldene Hochzeitsfeier des deutschen Kaiserpaares) für zusammen 600 Kranke (450 die Anstalt 150 das Asyl) bestimmt und wird im Laufe der Jahre 1882 und 83 fertig gestellt werden.

Bad **Altwasser** in Schlesien.

Pflege-Anstalt für idiotische Kinder. Besitzerin und Leiterin: Frau Wittwe Dr. Oberlaender. Arzt Dr. H. Pohl.

Andernach (Rheinprovinz).

1. **Rheinische Provinzial-Irren-Heil- und Pflegeanstalt** für den Regierungsbezirk Coblenz. Eröffnet am 15. October 1876.

Aerzte: Director Dr. Nötel. 2. Arzt: Dr. Peretti, Assistenzarzt Dr. Schuchardt.

Behörde: Landesdirector der Rheinprovinz in Düsseldorf. — Station Andernach der linksrheinischen Bahn, 10 Min. entfernt.

Bestand Anf. 1880: 215
Aufgenommen. „ 155
Entlassen . . . „ 75
Gestorben . . . „ 20
Bestand Ende 1880: 275 (131 M. 144 Fr.).

Ausgaben: Anzahl der Verpflegungstage der Kranken 92 396, der Beamten und des Wartpersonals 20 274. Administrationskosten 39 859 M. Verpflegungskosten 146 846 M.

Angestellt: 30 Beamte incl. Dienstleute und Handwerker. 24 Wärter, 20 Wärterinnen.

2. **St. Thomas** bei Andernach a. Rhein. Oeffentliche Irren-Bewahr-(Pflege-)Anstalt. Selbständig. Für den Regierungsbezirk Coblenz zur Aufnahme gemein- und sittengefährlicher Irren. — Inspector Herrmann. Arzt Dr. Höstermann.

Behörde: Kgl. Regierung zu Coblenz. — Station Andernach.

Bestand Ende 1880: 226 (132 M. 94 Fr.).

Ausgaben: 118 536 M., welche Summe für 298 Irre bemessen war. Verpflegungstage der Kranken 84 041, der Dienstleute 13 263. Die Kosten betragen für 1. Besoldungen und Löhne 16 953 M., 2. Speisung 41 149, 3. Bekleidung 4048, 4. Feuerung 2458, 5. Beleuchtung 2401, 6. Arznei- und Begräbnisskosten 350, 7. Wäsche 846, 8. Landwirthschaft 6105, 9. Gebäude und Utensilien 6741, 10. Neujahrsgeschenke der Dienstleute 132, 11. Insgemein 1345 M.

Angestellt: 1 Arzt, 1 Verwalter, 1 Oberwärter, 12 Wärter, 1 Gärtner, 1 Viehknecht, 1 Hausknecht, 1 Oberwärterin, 11 Wärterinnen, 1 Näherin, 1 Wäscherin und 2 Küchenmägde.

Pensionsberechtigt ist nur der Verwalter. Dienstboten monatliche Kündigungsfrist. Besteht seit 1833. War früher adliches Damenstift und wurde zuerst für 40 Betten eingerichtet.

Attl am Inn (Kgr. Bayern).

Kreisanstalt von Oberbayern für männliche Unheilbare, für 100 bestimmt. Anstaltsarzt Dr. C. Glonner in Wasserburg am Inn. Unter 27 Pfleglingen sind 1881 18 Epileptische, 15 Geisteskranke und 5 Paralytiker, deren Leiden jedoch mit Irrsein nicht zusammenhängt.

Ballenstedt im Harz (Anhalt).

1. **Privat-Heilanstalt** für Nerven- und Gemüthskranke, selbstständig. Besitzer und Director: Dr. med. Wiedemeister.

Behörde: Kreisdirection in Ballenstedt. — Stat. Ballenstedt a. Harz der von Frose (Halle-Vienenburger Linie) herüberführenden Zweigbahn.

Bestand Anf.	1880:	8
Verpflegt . . .	1881:	41
Aufgenommen .	„	33
Entlassen . . .	„	23
Gestorben . . .	„	—

Angestellt: 8 Personen.

Seit 1879.

2. **Villa Maria.** Pensionat für leidende Damen höherer Stände, für 6 Patientinnen. Irrsinn ausgeschlossen. Für solche, die der Disciplin einer Anstalt nicht bedürfen. Vorsteherin Louise Birr. Inspector Medicinalrath und Kreisphys. Dr. Curtze,

behandelnder Arzt Dr. Haring. Ausser Wäsche und ärztl. Honorar 175 M. monatlich. — Station Ballenstedt.

Bamberg (Kreis Oberfranken).

Localirrenanstalt St. Getreu zu Bamberg, öffentliche Heil- und Pflegeanstalt, selbständig, zunächst für die Stadt Bamberg (30,000 Einw.).

Aerzte: Oberarzt und Bezirksarzt Dr. Roth, Assistenzarzt: Eugen Münch.

Behörde: Stadtmagistrat Bamberg als Verwaltungs- und Polizeibehörde. — Station Bamberg.

Bestand Anf.	1880:	37	(18 M. 19 F.)
Aufgenommen.	„	21	(12 M. 9 F.)
Verpflegt . . .	„	58	(30 M. 28 F.)
Entlassen . . .	„	14	(8 M. 6 F.)
Gestorben . . .	„	7	(2 M. 5 F.)
Bestand Ende	1880:	37	(20 M. 17 F.).

Ausgaben 1880: Für Verwaltung und Oeconomie 8470 M., für Verpflegung 17 871 M. bei 13 707 Verpflegungstagen der Kranken, 4388 des Personals. — Rentirendes Vermögen: 156 477 M.

Angestellt: 2 Aerzte, 3 barmherzige Schwestern, von denen die Oberin die Hausverwaltung führt, Hausknecht (zugleich Gärtner), 3 Wärterinnen, Küchenmagd, insges. 13 Personen. Ein Bader aus der Stadt besorgt das Geschäft des Haarschneidens und Rasirens.

Historische Notizen: Seit 4. April 1805. Das Gebäude gehörte bis zur Säcularisation 1803 dem nahen Benedictinerkloster St. Michaelsberg und war eine Probstei. Med. Director Dr. A. Marcus in Bamberg änderte es 1804 in eine Irrenanstalt für Bamberg und das Gebiet des Hochstifts um, wozu das Bürgerspital, das die Gebäude und Realitäten des Klosters erworben hatte, die Einrichtungskosten mit 3036 Fl. bestritt. 1819 Uebergang in städtische Verwaltung. 1863 wurde die Anstalt und ihr auf 66 000 Fl. angelaufener Fond als lokal anerkannt und ging mit dem Grundbesitz durch Vergleich in den Besitz der Stadt. Die Verhandlungen zur Reorganisation schlossen 1870, der Bau begonnen, durch den französischen Krieg verzögert, und die Anstalt am 1. Januar 1873 theils neu theils umgebaut eröffnet (Aufwand 60 000 M.). 1872 kam ein anstossendes Privatwesen mit grösserem und kleinerem Hause, Garten und Scheune für 7000 Fl. hinzu und nahm Kranke auf. Zur Beschäftigung der Kranken, welche Feldarbeiter sind, wurden 1875, 78 und 79 Felder in unmittelbarer Nähe der Anstalt — 147,4 Ar für 7854 M. — erworben.

Basel (Canton Baselstadt).

1. **Oeffentliche Heilanstalt** in Verbindung mit einer Pflegeanstalt (Versorgungshaus) für unheilbare geistig und körperlich Kranke für den Kanton Baselstadt. In der Pflegeanstalt 40, in der Heilanstalt 60 Betten. Heil- und Pflegeanstalt sind Abtheilungen des Spitals.

Aerzte: Aerztlicher Vorstand Prof. Dr. Ludw. Wille. Hülfsarzt Emanuel Rietmann.

Behörde: Das Pflegeamt des städt. Spitals, eine Spezialcommission der Stadtbehörde. — Station Basel.

Bestand Ende 1880 in der Heilanstalt:	63	(31 M. 32 Fr.)
im Versorgungshaus	40	(11 M. 29 Fr.)
Aufgenommen 1880 in der Heilanstalt:	135	(79 M. 56 Fr.)
Entlassen	131	(79 M. 52 Fr.)
worunter gestorben	18	(11 M. 7 Fr.)
Aufgenommen im Versorgungshaus . .	18	(4 M. 14 Fr.)
Entlassen	2	(2 M. — Fr.)
Gestorben	18	(1 M. 17 Fr.).

Zahl der Verpflegungstage am Irrenhaus: Männerabth. 9676, Frauenabth. 11 707, im ganzen 21 383. Im Versorgungshaus: Männerabth. 4087, Frauenabth. 10 802, im ganzen 14 889. Es wird keine gebuchte Rechnung für die Heil- und Versorgungsanstalt sondern nur eine allgemeine alle Spitalabtheilungen umfassende Rechnung geführt.

Angestellt: Ausser den Aerzten 1 Oberwärter, 4 Wärter, 1 Oberwärterin, 7 Wärterinnen, 1 Hausmagd in der Heilanstalt. Die Administration und Oekonomie besorgen die Spitalbeamten. Am Versorgungshaus 1 Wärter, 4 Wärterinnen, 1 Magd.

Historische Notizen. Heilanstalt ist ein 1842, das Versorgungshaus ein 1855 bezogener Neubau. Ein der jetzigen Zeit entsprechender Neubau ausserhalb der Stadt ist nahezu gesichert, seitdem eine edle Bürgerin, Frau Merian, 400 000 Frcs. dazu bestimmt hat. Regelmässiger klinischer Unterricht in der Anstalt.

2. **„Anstalt zur Hoffnung“** für schwachsinnige Kinder, Privat-Idiotenanstalt, Lehr- und Pflegeanstalt für 22 blödsinnige Kinder. Privatunternehmen einer Gesellschaft, gegründet vom Prof. Jung 1857, von Privaten unterhalten, im eigenen Hause und Garten. Lehrer: Mathias Nehracher. Arzt Dr. Fiedler-Jung.

Bestand 23 (15 Knaben und 8 Mädchen).

Ausgaben von Oct. 1879—80: 10 715 Frcs. bei 9855 Verpflegungstage.

Bayreuth (Kreis Oberfranken).

1. **Kreisirrenanstalt**, öffentliche Heil- und Pflegeanstalt für den Kreis Oberfranken.

Aerzte: Hofrath und Director Dr. Engelmann. Assistenzärzte Dr. Kraussold und Dr. Wurschmirs.

Behörde: Regierung von Oberfranken. — Station: Bayreuth 10 Minuten von der Anstalt entfernt.

Bestand am 31. December 1880:	276	(154 M.	122 Fr.)
Zahl der Verpflegten	352	(205 M.	147 Fr.)
Aufgenommen . . . . . . pro 1880:	75	(42 M.	33 Fr.)
Entlassen	55	(37 M.	18 Fr.)
Gestorben	21	(14 M.	7 Fr.).

Ausgaben: Bei 101 370 Verpflegungstagen für Kranke und 20 556 für Personal Verpflegskosten 88 452 Mk. Administrationskosten incl. Bauunterhaltung 86 092 M.

Angestellt: 23 Wärter, 20 Wärterinnen (incl. Privatwartpersonal), 1 Oberwärter, 1 Oberwärterin, Beschliesser und Maschinist; — (Lehrer, zwei Geistliche von der Stadt) 5 M. 9 Fr. Dienstpersonal, Verwalter, Controleur, zwei Assistenzärzte und Director.

Pensionsberechtigung. Director und Verwalter haben pragmatische Rechte; die Officianten werden von der Kgl. Regierung angestellt; Wart- und Dienstpersonal von der Anstaltsverwaltung.

Historisches: Die Anstalt, neu erbaut, wurde am 16. Mai 1870 bezogen. Jährliche Berichte ans Ministerium.

2. Privat-Asyl für gemüths- und nervenkranke Israeliten, selbständige Heil- und Pflegeanstalt.

Director und Besitzer: Dr. Würzburger.

Behörde: Physikat. — Station: Bayreuth (der Neuenmarkt-Weidener Bahn).

Bestand Ende 1880:	21	(11 M. 10 Fr.)
Verpflegt . . .	„	26
Aufgenommen .	„	4
Entlassen . . .	„	4
Gestorben . . .	„	1.

Personal: Aerztlicher Director, Assistent Albert Würzburger, appr. Arzt, 3 Wärter und 3 Wärterinnen.

Besteht seit 1861.

3. Asyl St. Gilgenberg, in Donndorf bei Bayreuth, Privat-Heilanstalt, ausschliesslich für männliche Kranke.

Besitzer und dirig. Arzt: Dr. A. Falco, 2. Arzt Dr. F. Mayer, ferner ein ständiger Hilfsarzt angestellt (gegenwärtig Cand. med. K. Bossart).

Behörde: Kgl. Kreis- und Stadtphysikat Bayreuth. — Station Bayreuth, 1 Stunde entfernt.

Bestand Ende 1880:		16
Verpflegt . . .	„	24
Aufgenommen	„	10
Entlassen . . .	„	7
Gestorben . .	„	1.

Angestellt: 3 Aerzte, 8 Wärter, Gärtner, Kutscher, Beschliesserin, Köchin und 7 weitere weibliche Dienstboten; insgesammt 22.

Seit 1862. Die Anstalt liegt in der Nähe des bekannten herzoglich württemberg. Schlosses und Parkes „Fantaisie“ in einer durch landwirthschaftliche Schönheiten hervorragenden Gegend, wurde 1862 von Dr. Falco gegründet und wie oben benannt (nach einem auf gegenüberliegender Höhe gestandenen, um 1550 zerstörten Schlosse „St. Gilgenberg“).

Neubauten: 1869, 1876 und 1877. Areal 10 bayr. Morgen.

Jährliche Berichte an die kgl. Kreisregierung von Oberfranken zu Bayreuth; weitere Nachrichten in „Allgem. Zeitschrift f. Psych." und „Aerztl. Intelligenzblatt".

Ausgaben-Etat: ca. 50 000 M.

Bellevue (Canton Neuenburg)

im Bezirk Lauderon. **Privat-Idiotenanstalt.**

Vorstand und Besitzer: F. J. Gyr.

Behörde: Staatliche Erziehungsdirection. — Station Baden.

Bestand: 10 Zöglinge am Anfange des Jahres und 8 am Ende. 2 wurden entlassen.

Angestellt: Vorsteher, dessen Gattin, eine Schwester und eine Magd.

Besteht seit 1860.

Bendorf-Sayn (bei Coblenz).

1. **Asyl** für Gehirn- und Nervenkranke. Privat-Heil- und Pflegeanstalt, selbständige Anstalt für alle Krankheitsformen.

Aerzte: Besitzer der Director Dr. C. M. Brosius. Hülfsärzte: Dr. M. Krell, Dr. C. Rauch.

Behörde: Königl. Regierung Coblenz. — Station: Bendorf und Engers (für die Schnellzüge) der rechtsrheinischen Bahn.

Bestand Ende	1880:	19
Verpflegt . pro	1880:	30
Aufgenommen .	„	13
Entlassen . . .	„	10
Gestorben . . .	„	1.

Angestellt: 3 Aerzte, 1 Oberwärter, 3 Wärter, 1 Oberwärterin, 2 Wärterinnen, 1 Gärtner, 1 Köchin, 2 Küchenmädchen.

Historische Notizen: 1878 wurde die Anstalt durch die 10 Min. von Bendorf im Gebirge liegende, 50 Morgen Wald und Wiese umfassende Besitzung Waldesruhe erweitert. Das auf diesem Terrain neu erbaute Landhaus, dem 1881 ein kleines Schweizerhaus hinzugefügt wurde, ist von freundlichen Anlagen umgeben, aus denen man durch schattige Waldwege bequem auf die Höhe gelangt, welche eine ausgedehnte Aussicht auf das Rheinthal und die jenseitigen Gebirge gestattet. Die Waldesruhe, so genannt wegen der stillen, idyllischen Gebirgsgegend, ist ein Pendant der Villa Sayn; beides sind Dependenzen des Bendorfer Hauses, bestimmt für Kranke, die weniger Aufsicht und Controle erfordern. Die Waldesruhe eignet sich vornehmlich für Nervenkranke, die Ruhe suchen und Ruhe bedürfen. Mit der Concession vom 31. Oct. 1881 übernimmt Dr. Max Krell, Schwiegersohn des Dr. Brosius, die Villa Waldesruhe und die Villa Sayn für je 6 Kranke und zwar die hysterischen, hypochondrischen, neurasthenischen Formen, die mit Zwangsvorstellungen und leichten primitiven Melancholien verbundenen nervösen Zustände als Cur-Anstalt für Nervenkranke. Diese wie Asyl Bendorf werden sich dann bei Veränderung der Krankheitsform unterstützen können.

2. **Dr. Erlenmeyer**'sche Anstalt für Gemüths- und Nervenkranke. Privat-Anstalt. Gegründet 1848 von Sanitätsrath Dr. Erlenmeyer.

Aerzte: Direction: Dr. Erlenmeyer, Dr. Halbey, Max Erlenmeyer. Assistenzart: Dr. Seuffert.

Die Anstalt besteht aus folgenden Abtheilungen:

I. Abth. für Gemüthskranke am nördl. Ausgange der Stadt Bendorf gelegen; neue Krankenhäuser. 82 Krankenzimmer. Terrain von 7 Morgen = 160 Ar.

II. Abth. für Nerven- und Rückenmarkskranke. 10 Minuten südwestlich vor der Stadt Bendorf. 2 Villen mit Dependance. Terrain von 14 Morgen = 350 Ar.

III. Abth. für Pflegekranke. Colonie. ³/₄ Stunden östlich vor der Stadt Bendorf gelegen. a) Gut Albrechtshöhe. b) Gut Meisenhof. Zusammen ein Wirthschaftsareal von 411 pr. Morgen = 103 Hectaren.

Behörde: Königl. Regierung zu Koblenz. — Eisenbahnstation: Bendorf und Engers (rechtsrheinische Bahn).

Verpflegt wurden				
1874:	116 M.	62 W.	in Summa	178
1875:	122 M.	63 W.	„ „	185
1876:	124 M.	78 W.	„ „	202
1877:	120 M.	74 W.	„ „	194
1878:	97 M.	69 W.	„ „	166
1879:	111 M.	70 W.	„ „	181
1880:	122 M.	66 W.	„ „	188.

Bestand am 1. November 1881:

Abth. I.		Abth. II.		Abth. III.		
34 M.	32 W.	8 M.	4 W.	34 M.	12 W.	in Summa 124 Kranke.

3. **Privat-Heil- und Pflegeanstalt** für Nerven- und Gemüthskranke von Dr. Colmant, Districts-Arzt. Seit 1871.

Bestand Anf. 1881:	101	(47 M. 54 Fr.)
Aufgenommen . „	72	(31 M. 41 Fr.)
Entlassen . . . „	13	(9 M. 4 Fr.)
Gestorben . . . „	42	(14 M. 38 Fr.).

4. **Privat-Lehr-** und Erziehungsanstalt für geistig zurückgebliebene Kinder. Vorsteher: Lehrer Eider.

Bestand: 10.

5. **Privat-Unterrichts-** und Erziehungsinstitut für schwachsinnige und epileptische Kinder. Besteht seit Oct. 1878.

Vorsteher und Besitzer: Friesenhahn.

Bestand Anfang 1881:	9 Kn.	— Mädch.
Aufgenommen . . „	1 Kn.	1 Mädch.
Entlassen . . . . . „	2 Kn.	— Mädch.
Bestand . Ende 1881:	8 Kn.	1 Mädch.

Benrath a. Rhein (Rheinprovinz).

Privat-Asyl für trunkfällige Frauen aus gebildeten Ständen, selbständige Heil- und Pflegeanstalt.

Director: K. Herkendell. — Station: Benrath a. Rh.

Bestand Ende 1880: 2 Fr.

Berlin (Provinz Brandenburg).

1. **Charité-Krankenhaus.** Abtheilung für Gemüthskranke, öffentliche Heilanstalt zunächst für Berlin und Potsdam.

Dirig. Arzt: Professor Dr. Westphal, Assistenzärzte: Dr. Gnauck, Dr. Binswanger und Dr. Moeli. Ausserdem 3 Militair-Unterärzte.

Behörde: Charité-Direction. — Station Berlin.

Gemüthskranke.	Krampfkranke.	Delirante.
Bestand am 1. Januar 1881:		
93 (53M. 40Fr.)	16 (4M. 12Fr.)	6 (5M. 1Fr.)

Gemüthskranke.	Krampfkranke.	Delirante.
Aufgenommen im Jahre 1880:		
807 (483 M. 325 Fr.)	243 (151 M. 92 Fr.)	421 (365 M. 56 Fr.)
Entlassen im Jahre 1880:		
723 (432 M. 291 Fr.)	232 (145 M. 87 Fr.)	399 (345 M. 54 Fr.)
Gestorben im Jahre 1880:		
74 (48 M. 26 Fr.)	17 (10 M. 7 Fr.)	39 (34 M. 5 Fr.)

Ausgaben lassen sich für die Abtheilung nicht feststellen.

Angestellt sind besondere Beamte nicht für diese Abtheilung, da sie gleichzeitig auch auf anderen beschäftigt sind.

Pensionsberechtigt sind die Beamten. Langjährige Dienste werden bei Eintritt von Arbeitsunfähigkeit durch Ertheilung fortlaufender Unterstützung gewürdigt. Die Anstalt dient zum klinischen Unterricht und nimmt Volontairärzte nicht auf. Sie ist ursprünglich nur als Heilanstalt bestimmt und dient seit einiger Zeit als Aufnahme-Station der Irren der Stadt Berlin. Besteht seit 1798.

2. Berlin-Dalldorf. Irrenanstalt der Stadt Berlin zu Dalldorf. Ist im Wesentlichen Pflege-Anstalt, da sie mit Ausnahme der aus den städtischen Krankenhäusern und Asylen direct ihr zugeführten Irren den bei Weitem grössten Theil der der öffentlichen Fürsorge anheimfallenden Geisteskranken aus der Irrenabtheilung der Charité aufnimmt, welche als Aufnahme-Station der polizeilich eingelieferten Irren Berlin's dient.

Die Anstalt zerfällt in zwei Abtheilungen: in die eigentliche Irrenanstalt und in die Irren-Siechen-Anstalt. Dem Director sind unter Mitwirkung eines Oberarztes die ärztlichen Geschäfte an der Irrenanstalt mit übertragen; der dirigirende Arzt an der Irren-Siechen-Anstalt ist in Bezug auf die ärztliche Behandlung selbständig.

Director: Sanitätsrath Dr. Ideler.

An der Irrenanstalt: Oberarzt Dr. Schroeter, erster Assistenzarzt Dr. Richter, zweiter Assistenzarzt Dr. Langreuter.

An der Irren-Siechen-Anstalt: Dirigirender Arzt Dr. Sander, erster Assistenzarzt Dr. Reinhardt, zweiter Assistenz-Arzt Dr. Matusch. Insgesammt 7 Aerzte. 2 Volontair-Aerzte sind vorgesehen.

Die Seelsorge wird von dem Prediger Heinrich aus Dalldorf ausgeübt.

Oberbehörde: Curatorium für die Irrenanstalt der Stadt Berlin. — Haltestelle Dalldorf an der Nordbahn. Die Anstalt wird besser erreicht mittelst der Pferdebahn: Weidendammer Brücke—Tegeler Chaussée.

Krankenbestand Ende des Jahres 1880: 1240 (633 M. 607 Fr.)
Verpflegte während des Jahres 1880: 1694 (901 M. 793 Fr.)
Aufgenommen . . . . 584 (346 M. 238 Fr.)
Entlassen . . . . 318 (176 M. 142 Fr.)
Gestorben . . . . 136 (92 M. 44 Fr.).

Ausgaben pro 1880: 841 189 M. Geschäfts- und Hausverwaltung 102 939 M., Seelsorge und Schule 1687 M., Gesundheitspflege 35 574 M. Verpflegung und zwar: Beköstigung 263 006 M., Bekleidung 17 340 M., Bettsachen, Tisch- und Handtücherzeug 9515 M., Reinigung der Leib- und Bettwäsche 5943 M. Hausbedürfnisse 116 389 M., Abgaben und Lasten 729 M., Unterhaltung des lebenden Inventars 4051 M., Betrieb der Landwirthschaft 8756 M., Begräbnisskosten 2993 M., Unterstützungen 253 M., Manufacturkosten 1382 M., Cur- und Verpflegungskosten 2874. Instandhaltung der Park- und Garten-Anlagen 2692 M., Pflegegeld für die in Privat-Anstalten untergebrachten Geisteskranken 248 812 M., verschiedene Ausgaben 16 244 M.

Angestellt: 1 Director, 1 dirigirender Arzt, 1 Oberarzt, 2 erste, 2 zweite Assistenzärzte, 1 Apotheker, 1 Verwaltungs-Inspector, 1 Magistrats-Secretair, 1 Magistrats-Bureau-Assistent, 3 Hilfsarbeiter, 2 Hausväter, 1 Maschinenmeister, 1 Werkmeister, 1 Oekonomie-Schreiber, 3 Portiers, 1 Oberwäscherin, 1 Koch, 49 Personen des Dienstpersonals; 5 Oberwärter, 5 Oberwärterinnen, 55 Wärter, 55 Wärterinnen, insgesammt 120 Wartpersonal, 1 Leichendiener. Für die Landwirthschaft 1 Obergärtner, 1 Kutscher, 1 Ackerknecht, 1 Kuhmagd. Summa 198 Personen.

Pensionsberechtigt: Director, dirig. Arzt, Oberarzt, Verwaltungs-Inspector, Magistratssecretäir, die beiden Hausväter.

Von dem zum Bau der Irren-Anstalt in Dalldorf angekauften Gute sind zunächst rot. 46 Hect. (ca. 182 Morgen) zu

Anstaltszwecken verwendet. Davon nimmt die Anstalt selber, d. h. die Gebäude mit Einschluss der Höhe und der eingehegten Gärten für die Kranken 14 Hect. (= 55 Morgen) in Anspruch, während die Gebäude allein eine Fläche von 1,75 Hect. (rot. 7 Morgen) bedecken. — Letztere bestehen aus 10 Krankengebäuden, je 5 für Männer und Weiber, und zwar enthält jede Abtheilung 2 Pavillons für 100 ruhige, 1 desgleichen für 50 unruhige und unreinliche, 1 für 160 sieche Irre und 1 für 50 Epileptiker, so dass die Anstalt ohne die für Wärter oder sonstige besonderen Zwecke bestimmten Betten und einige Reserve-Räume im Ganzen 1020 Betten aufnehmen kann und somit die grösste Irren-Anstalt in Deutschland ist. Ausserdem sind 6 grössere und 3 kleine Gebäude für die Verwaltung errichtet.

Die Anstalt ist allen neuen Anforderungen entsprechend, solide aber mit möglichster Sparsamkeit ausgeführt. Grössere Kosten sind nur auf die Centralheizung verwendet, welche es gestattet, unter gänzlicher Vermeidung von Feuerstellen in den einzelnen Gebäuden die 10 Krankenhäuser und theilweise drei der Verwaltungs-Gebäude mittelst Dampf von einem Kesselhause aus zu erheizen, wozu rot. 10000 Meter (1½ Meile) Dampfröhren verwendet sind. — Gasbeleuchtung aus den städtischen Anstalten, eigene Wasserleitung (aus einem 30 Meter tiefen Brunnen) sind vorhanden. Die Entwässerung erfolgt nach dem System der Schwemmkanäle mit eignen Rieselfeldern.

Mit dem Bau wurde im Frühjahr 1877 und zwar mit den Maurerarbeiten am 13. Juni begonnen.

Die Kosten des Baues ohne Grund und Boden belaufen sich auf etwa 3500000—3600000 M., die des gesammten Inventariums auf circa 400000 M. Bei einem Bestande von 1020 Betten kommen sonach auf das Bett circa 3500 M. und incl. Inventar gegen 4000 M. Anlagekosten.

Die Anstalt wurde Februar 1880 bezogen und ist jetzt schon überfüllt. Der Gutshof ist ca. 15 Min. von der Anstalt entfernt, enthält ein Wohnhaus für den Obergärtner, Pferdestall, Kuhstall — 5 Pferde, 15 Kühe, Schweinestall (mit 42 Schweinen) und die nöthigen Wirthschaftsställe. Im Nebenhause wohnen die beiden Kutscher.

Im October 1881 ist eine Idiotenanstalt für 100 Kinder auf dem Anstalts-Terrain aber ausserhalb der Einfriedigung der Irrenanstalt erbaut und befinden sich zur Zeit (März 1882) 46 idiotische Kinder (27 w. 19 m.) darin. Ausser dem Erziehungs-Inspector Pieper sind 2 Lehrerinnen, 3 Wärter, 3 Wärterinnen und 1 Hausdiener darin thätig.

3. **Maison de santé** in Schöneberg bei Berlin. Allgemeines Privat-Krankenhaus mit drei Abtheilungen: a) für körperlich Kranke, b) für Nervenkranke, c) für Geisteskranke. Neben der Maison de santé befindet sich eine Filiale der Berliner Irren-Anstalt zu Dalldorf.

Aerzte: Geh. Sanitätsrath Dr. Levinstein. Assistenz-Aerzte: Dr. Goldstein, Dr. Wiegand, Dr. Löwenthal.

Behörde: Regierung zu Potsdam. — Station Berlin.

Bestand in der Abtheilung für Geisteskranke Ende 1880: 49 (29 M. 20 Fr.)

Aufgenommen 1880: 93 (54 M. 39 Fr.)
Entlassen . . . „ 85 (44 M. 41 Fr.)
Gestorben . . „ 19 (12 M. 7 Fr.).

Filiale der Berliner Irren-Anstalt zu Dalldorf. Bestand am 31. Decbr. 1880: 94 (64 M. 30 Fr.).

Besteht seit 1866.

4. **Privat-Anstalt** der Geschwister Hasselmeyer in Alt-Schöneberg, Sedanstr. 5 und 6, für weibliche Kranke. Eröffnet 1870. Areal 2 Morgen.

Arzt Dr. Altmann. — Bestand 14 Personen.

5. **Dr. Klinsmann'sche Privat-Heil- und Pflegeanstalt** für Gemüthskranke in Berlin, Schönhauser-Allee No. 9, selbständige Anstalt.

Besitzerin und Vorsteherin: Frau Marie Schneider. Aerzte: Dr. Ad. Lesser, Privat-Docent und Assistent am Institut für Staatsarzneikunde, consultirender Arzt Dr. W. Sander, Medicinal-Assessor, dirigirender Arzt an der Berliner Irren-Siechen-anstalt zu Dalldorf.

Behörde: Polizei-Präsidium. — Station Berlin.

Bestand Ende 1880: 43
Verpflegt . . . „ 57

Aufgenommen . 1880: 29
Entlassen . . . „ 14
Gestorben . . . „ 3.

Angestellt: 2 Aerzte, 1 Inspector, 2 Frl., 4 Wärter, 4 Wärterinnen, 7 Mädchen, 1 Diener, Gärtner, insg. 21.

Seit 1820.

6. **Privat-Irren-Verpflegungs-Anstalt** für kranke Damen zu Fr. Buchholz bei Berlin, der verw. Kgl. Kreisthierarzt Emma Koenig, geb. Hollefreund.

Arzt: Dr. Wallmann.

Behörde: Kgl. Reg. zu Potsdam und Kreisphysikus Dr. Fuhrmann. — Station Blankenburg bei Berlin der Stettiner Bahn.

Bestand der städtischen Kranken aus Berlin: 9 Frauen.

In Privatpflege . . . . 1 Frau.

Pension für städtische Kranke 1,80 M., für andere monatlich 60—150 M. — Seit 1875.

Bern (Canton Bern).

Landgut „**Zur Hoffnung**“, Pflegeanstalt für ruhige Gemüthskranke und Geistesschwache beiderlei Geschlechtes. Platz für 10—12 Personen.

Vorsteherin und Besitzerin: Fräulein Marie Niehaus. Arzt: Dr. E. Niehaus-Bovet.

Behörde: Sanitätsbehörde der Regierung. — Stat. Bern, 25 Min. entfernt.

Angestellt: Krankenwärter, 2 Wärterinnen, Köchin, Gärtner, Mädchen.

Bernau (Reg. Potsdam).

Privat-Pflegeanstalt für unheilbare geisteskranke Personen weiblichen Geschlechtes, selbständig.

Besitzerin und Vorsteherin: verw. Apotheker Zeidler geb. Köhler. — Arzt: Sanitätsrath Dr. Pollnow. — Behörde: Kgl. Reg.-Präsident zu Potsdam und Physikus des Niederbarnimer Kreises. — Station Bernau der Stettiner Bahn.

Bestand Anf. 1881: 6 Fr. — Personal: Vorsteherin und 3 Personen.

Besteht seit 1856.

Bernburg (Dessau).

Landes-Heil- und Pflegeanstalt für Geisteskranke bei Bernburg (dient für das ganze Herzogthum Anhalt. Für Irrensieche ist die unter einer besondern Verwaltung stehende Landessiechenanstalt zu Hoym vorhanden).

Aerzte: Director Sanitätsrath Dr. M. Fraenkel, Hausarzt Sanitätsrath Dr. Schmidt.

Behörde: Landarmen-Direction in Dessau. — Bahnhof Bernburg 20 Min. von der Anstalt entfernt.

Bestand Anf.	1880:	153	(76 M. 77 Fr.)
Aufgenommen .	„	60	(27 M. 33 Fr.)
Entlassen . . .	„	30	(11 M. 19 Fr.)
Gestorben . . .	„	11	(6 M. 5 Fr.)
Bestand Ende	1880:	172	(86 M. 86 Fr.).

Ausgaben: 108 724 M. bei 58 914 Verpflegungstagen der Kranken, 11 804 der Angestellten. Verwaltungskosten 28 812 M. Verpflegungskosten 79 911 M.

Angestellt: Die Stelle des Assistenzarztes ist noch unbesetzt geblieben, 1 evangelische Diakonissin ist als Oberin für administrative und ökonomische Geschäfte, 1 desgleichen für die Küche, 4 Schwestern für die Pflege der weibl. Kranken angestellt. Das Personal besteht aus 38 Beamten und Bediensteten. Davon sind besoldet 35, nämlich der Director, der Hausarzt, der Rendant, 1 Ober- und 8 Unterwärter, Maschinenmeister, 2 Heizer, Gärtner, Kutscher, Portier, Oberin, 5 Schwestern, 1 Garderobiere, 5 Unterwärterinnen, Wäscherin, 3 Dienstmädchen, unbesoldet 3 Küchengehilfinnen.

Pensionsberechtigt: ist der Director als Staatsdiener. Den von der Landarmen-Direction angestellten Beamten so wie dem Wärterpersonal ist im Falle der Invalidität eine Pension in Aussicht gestellt.

Historische Notizen: Eröffnet am 1. October 1875 mit einem Bestande von 115 (63 M. 52 Fr.). Erbaut im Pavillonstil für 132 Kranke. Neubauten 1880: 1 Saal nebst 4 Zellen auf der Frauenabtheilung. Kosten 9585 M., Portierloge 1000 M., 2 Pavillons für je 20 Kranke, — 1 Scheune, 3 Viehställe für die von der geschlossenen Anstalt durch die Kreisstrasse getrennte landwirthschaftliche Colonie, veranschlagt mit 117 000 M., im gegenwärtigen unfertigen Zustande 63 360 M. Werth der bisherigen Anstalt 71 670 M., daher die Summe 790 115 M. Das Terrain der Anstalt betrug bei der Eröffnung 10 ha. gegenwärtig 22 ha. Davon sind 5 ha. mit Gebäuden, Höfen und Gärten besetzt, 17 ha. in Kultur.

Bielefeld (Prov. Westphalen).

Heil- und Pflege-Anstalt für Epileptische in Deutschland und Holland, gegr. vom rheinisch-westfälischen Verein für innere Mission.

Präses des Vorstandes: Gottfried Bansin. Vorsteher: Pastor v. Bodelschwingh.

Aerzte: Dr. Bertelsmann; Dr. Müller-Warneck.

Behörde: Kgl. Regierung zu Minden. — Station Bielefeld (Cöln-Mindener Bahn).

Bestand 1. Juli 1881: . . . . . 458 (289 M. 169 F.)
Entlassen geheilt: 5
„ gebessert: 28
„ ungeheilt: 11
Gestorben 20
Verpflegt 1. Juli 80 bis 1. Juli 81: 522.

Ausgaben: In 146 198 Pflegetagen einmalige Ausgaben zu Neubauten und Ländererwerb 176 226 M., laufende 178 671 M.

Angestellt: 2 Aerzte, Geistlicher, Rechnungsführer mit 2 Gehilfen, Landwirth, 37 Diaconen, die zugleich Lehrer und Handwerker, 19 Diaconissinnen zugleich Lehrerinnen.

Historische Notizen. Besteht seit 15. October 1867 in einem früheren für Anstaltszwecke durchgebauten Bauernhause. Ein grosser Neubau 1873 bezogen. Die Zahl der Anmeldungen stieg auf 1345, der Aufgenommenen auf 843, von denen im Ganzen 50 genesen, 171 gebessert, 107 ungeheilt entlassen wurden und 82 starben. Von Jahr zu Jahr hat sich die Anstalt zu einer Kolonie von 30 Wohngebäuden mit 184 Morgen Acker entwickelt. Der Bauernhof Hebron dient für 50 epileptische Ackerbauer; Mamre für Gemüsebau, Saron für Medicinalpflanzen, Bethseida für Gemüse zu eigenem Gebrauch, Carmel für genesende Mädchen, ebenso Bethabara, Nain und Eben-

Ezer für blödsinnige epil. männliche Kranke, Hermon für bemittelte Epileptische. In Neu-Bethlehem wohnen die Bäcker, Schreiber und Schneider. — „Die rheinisch-westfälische Anstalt für Epileptische zu Bielefeld, von ihrer ersten Gründung an bis jetzt. Von Fr. v. Bodelschwingh. Schwerte, Braus 1874."

Blankenburg (Grossh. Oldenburg).

Oeffentliche und selbständige Pflegeanstalt für das Grossherzogthum Oldenburg. Aufnahme finden Gsisteskranke jeder Art, wie auch Epileptische, Sieche und Gebrechliche.

Verwalter: Director Lambrecht. Arzt: Ober-Medicinalrath Dr. Tappehorn.

Behörde: Grossh. Commission für Verwaltung der Fonds und milden Stiftungen in Oldenburg. — Station Oldenburg.

Bestand Ende 1880: 158 Kranke (M. u. Fr.).
Verpflegte . . . „ 186
Aufgenommen „ 28
Entlassen . . . „ 14.

Kosten: der Administration 6667 M., der Verpflegung 51 114. M. bei 61 536 Verpflegungstagen der Kranken, 4026 der Angestellten.

Angestellt: Director, Arzt, Receptor, Geistlicher (letztere 3 wohnen nicht in der Anstalt), 4 Wärter, Zimmermann, Maurer, Schneider, 6 Wärterinnen, insges. 17.

Historisch: Eröffnet 1786 als Pflegeanstalt für präsumtiv unheilbare Irre, von 1858 ab erweitert.

Blankenburg am Harz (Herzogthum Braunschweig).

1. **Kuranstalt für Nervenkranke.** Ausser nervösen Schwächezuständen, Lähmungen und anderen Neurosen, werden beginnende Formen psychischer Leiden (Verstimmungszustände) in der Anstalt selbst sowie in Privatlogis behandelt.

Aerzte: Dr. Otto Müller und Dr. Paul Rehm Besitzer. Station Blankenburg der Halberstadt-Blankenburger Bahn, 20 Kil. von Halberstadt.

Bestand Anf. 1880: . 31 (17 M. 14 Fr.)
Bestand 1. Juli 1880: 61 (39 M. 22 Fr.)
Verpflegt 1880: . . . . 141 (81 M. 60 Fr.)

Entlassen 1880: . . . . 114 (59 M. 43 Fr.)
Gestorben „ . . . . 2 (2 M. — Fr.).

Angestellt: 2 Aerzte, Buchhalter und Inspector, Directrice, Bademeister, 8 Krankenwärter, 5 Krankenpflegerinnen, 2 Köchinnen, 2 Küchenmägde, Viehmagd, Kutscher, Gärtner, 2 Hofarbeiter, insges. 25.

Seit 1861 in Helmstedt eröffnet, den 16. October 1865 nach Blankenburg übergesiedelt.

2. Pension- und Heil-Anstalt für Nervenleidende; nimmt Sommer und Winter nervenleidende Damen und Herren der besseren Stände auf, deren Leiden (bei strengstem Ausschluss an entwickelten Geistesstörungen, Epilepsie und sonstigen störenden Krankheitszuständen) ganz wesentlich dem Gebiete der reinen Neurosen und Neuropsychosen angehört. In 2 elegant eingerichteten mit Gärten, Verandas etc. umgebenden Villen und in nächster Nähe liegenden gut möblirten Privatlogis können bis zu 26 Leidende mit oder ohne Begleitung aufgenommen werden. Ausser specialistischer psychischer Behandlung werden Elektrotherapie, Massage, Gynaekologie und rationelle Wasserheilmethode nach spec. Indication gehandhabt. — Die Heilanstalt ist selbständig.

Besitzer und Director: Dr. med. Oscar Eyselein.

Behörde: Braunschw. Obermedicinal-Collegium. — Station Blankenburg am Harz.

Kranke vom 1. Jan. 1881 bis 1. Oct. 1881: 50
Ende . . . . 1880: 3 (M.)
Verpflegt . . . . „ 31
Entlassen . . . . „ 28
Gestorben . . . . „ —

Ausgaben: 21 000 M.

Angestellt: dir. Arzt, Assistenzarzt, Hausdiener, Kochmamsell, Kochlehrling, 2—3 Hausmädchen, Kutscher, Wäscherin. Pfleger und Pflegerinnen werden entweder im Bedürfnissfalle vom Patienten selbst mitgebracht oder angenommen. Pension monatlich von 260 M. an.

Historische Notizen. Die Anstalt wurde als Familien-Pension für Nervenleidende im Frühjahr 1877 ins Leben gerufen und infolge Platzmangels 1881 durch Ankauf des Nachbarhauses um 14 Betten vergrössert. — Kurzer Bericht über den Besuch der Anstalt erschien Sommer 1878.

Blankenburg in Thüringen (Fürstenthum Rudolstadt).

Villa Emilia bei Blankenburg i./Thür. Privat-Heilanstalt für chronische Nervenleiden, Bleichsucht, Frauenkrankheiten und die leichteren Psychosen, bei denen eine wesentliche Beschränkung der persönlichen Freiheit nicht nothwendig ist.

Ausgebildeteres Irresein und maniakalische Aufregung schliessen von der Aufnahme aus.

Aerzte und Besitzer: Medicinalrath Dr. Schwabe und Dr. Bindseil.

Behörde: Fürstl. Landrathsamt zu Rudolstadt. — Station Schwarza der Saalbahn, 1 Stunde entfernt.

1880 wurden 46 Kranke, 1881 bis 1. October 53 Kranke in der Anstalt verpflegt.

Eröffnet am 1. Jan. 1874 für Kranke der oben bezeichneten Kategorien. Mit weniger bestimmter Tendenz bestand die von Dr. Schwabe begründete und neu erbaute Heilanstalt seit 1870. Sie wurde 1879 durch einen Neubau vergrössert.

Seit 1879 ist Dr. Bindseil als Mitbesitzer und zweiter Arzt eingetreten.

Blankenhain (Grossh. Sachsen-Weimar).

Karl-Friedrichs-Hospital, öffentl. Irren-Pflege- und Siechenanstalt für das Grossh. Sachsen-Weimar und das Fürst. Schwarzburg-Sondershausen.

Aerzte: Director Dr. Ed. Kessler, Amtsphysikus. Oberwundarzt Issleib.

Behörde: Grossh. Sächs. Staatsministerium, Departement des Innern zu Weimar. — Station Weimar (Thüringer Bahn).

Bestand Ende 1880:	Geisteskranke . .	139	(75 M. 64 Fr.)
	Sieche	15	(7 M. 8 Fr.)
	Zur Beobachtung	1	(— M. 1 Fr.)
Aufgenommmen 1880:	Geisteskranke . .	27	(12 M. 15 Fr.)
	Sieche	4	(2 M. 2 Fr.).

Entlassen . . .	1880: Geisteskranke . .	3 (1 M.	2 Fr.)
	Sieche	1 (— M.	1 Fr.)
Gestorben . . .	1880: Geisteskranke . .	13 (3 M.	10 Fr.)
	Sieche	4 (3 M.	1 Fr.).

Ausgaben 1880: Zahl der Verpflegungstage der 176 Kranken 53 521 M. — Administrationskosten 19 434 M., Verpflegungskosten 31 618 M.

Angestellt: Angestellt als Staatsdiener mit Pensionsberechtigung Director, Kassirer, Geistlicher. Ausserdem Hilfsarzt, 2 Wirthschaftsbeamte, Expedient, Oberwärter, Oberwärterin, Pförtner, 7 Wärter, 7 Wärterinnen.

Historische Notizen. Gegründet 1840 für 16 körper- und geistesschwache Personen. 1854 als Irren-Pflegeanstalt in ein altes Schloss verlegt mit 80 Pfleglingen. 1861 Neubau eines Siechenhauses. 1875 Erweiterung aller Abtheilungen durch Neu- und Ausbauten.

Blasewitz (bei Dresden).

Privat-Idiotenanstalt. Vorsteher E. Förster.

Bois de Cevy (Canton Waadt).

Heil- und Pflegeanstalt für den Canton Waadt (Asile cantonal des aliénés et maison de santé des Bois de Cevy près Lausanne), selbständige Anstalt.

Aerzte: Director und 1. Arzt Dr. Challand, 2. Arzt Dr. Kayser, Assistenzarzt Dr. Pachoud.

Behörde: Departement des Innern des Canton Waadt. — Station Lausanne und Prilly bei Lausanne.

Bestand Ende	1880:	330 (155 M. 175 Fr.)
Verpflegt	„	505
Aufgenommen .	„	169
Entlassen	„	175
Gestorben . . .	„	32.

Ausgaben: (bei 34 552 fr. für Administration, 240 648 fr. für Verpflegung) 275 201 fr. bei 122 240 Verpflegungstagen der Kranken, 26 994 der Angestellten. Preis der Verpflegungstage der Kranken und Angestellten 1 fr. 84 ct.

Angestellt: 3 Aerzte, Verwalter mit 1 Gehülfen und 1 Schreiber, Maschinist, Heizer, Portier mit Frau, Ausläufer mit Frau, Aufseher der Gasanstalt, Schuhmacher, Schneider, Oberköchin, 2 Köchinnen, 4 Küchenmägde, Weisszeugbeschliesserin mit 2 Gehülfinnen, Grossknecht, 4 Knechte, Gärtner, Oberwärter, 16 Wärter, Oberwärterin, 16 Wärterinnen, insges. 65.

Ohne Pensionsberechtigung. (Director und 2. Arzt sind auf Lebenszeit angestellt.)

Historische Notizen: Die alte Anstalt bestand seit 1811, die neue ist 1873 eröffnet. Jährliche Berichte gedruckt im „Compte-rendu du Département de l'Intérieur du Canton de Vaud." Die Anstalt ist speziell für den Canton Waadt bestimmt, nimmt aber auch Fremde, besonders als Pensionaire 1. und 2. Klasse auf.

Bonn (Rheinprovinz).

1. **Oeffentliche** (Rheinische Provinzial-) **Heil- und Pflegeanstalt** — selbständige Anstalt für alle Krankheitsformen — für den Regierungsbezirk Cöln mit der Bestimmung zu psychiatrisch-klinischem Unterricht.

Aerzte: Dr. med. Nasse, Director, Geheimer Medicinalrath, Professor ordinar. honorar. an der Universität. 2. Arzt Dr. Bartens.

Behörde: Der landw. Director der Rheinprovinz. — Station Bonn. Die Anstalt ist noch nicht eröffnet, Eröffnung Januar 1882.

Angestellt: Jetzt Verwalter und Rendant, bei Eröffnung 3. Arzt und Assistenzarzt, Oberwärter, Oberwärterin, 40 Wärter und Wärterinnen — und sonstiges Dienstpersonal.

Historische Notizen: Die Anstalt ist zunächst für 300 Kranke eingerichtet, später für 450 Kranke bestimmt.

2. **Städtisches Noth- und Hülfshospital,** Pflegeanstalt, selbständig für die Stadtgemeinde Bonn.

Arzt: Bis jetzt der Director der inneren Klinik an der Universität, gewöhnlich vertreten durch einen Assistenzarzt. Mit Eröffnung der der Anstalt gegenüberliegenden Provinzial-Irren-Heil- und Pflege-Anstalt für den Regierungsbezirk Cöln wird die ärztliche Pflege von der letzteren Anstalt übernommen.

Behörde: Oberbürgermeister. — Station Bonn.

Bestand Anf.	1881:	50 (22 M. und 28 Fr.)
Verpflegt . . .	1880:	72
Aufgenommen	„	22
Gestorben . . .	„	8
Entlassen . . .	„	18.

Ausgaben: 12 600 M. Die Anstalt wird von der Armen-Verwaltung verwaltet und fallen dadurch die Administrationskosten ganz aus. Verpflegungstage der Kranken 15 878, der Pflegerinnen 4 015.

Angestellt: 6 barmherzige Schwestern von der Regel des heil. Carl Barromaeus, 2 Wärter und 3 Mägde.

Besteht seit 1866.

3. **Privat-Krankenhaus**, Heil- und Pflegeanstalt in der südwestl. Vorstadt. Die weit vorwiegende Zahl der Behandelten sind Geisteskranke.

Aerzte: Dr. C. Reiner Hertz, Königl. Preuss. Sanitätsrath, Besitzer und Director. Assistenzarzt Dr. Franz Hertz.

Behörde: Königl. Regierung zu Cöln. — Station Bonn.

Bestand Anf.	1880:	57	(21 M.	36 Fr.)
Aufgenommen .	„	23	(15 M.	8 Fr.)
Verpflegt	„	80	(36 M.	44 Fr.)
Entlassen	„	13	(5 M.	8 Fr.)
Gestorben . . .	„	6	(3 M.	3 Fr.)
Bestand Ende	„	58	(24 M.	34 Fr.).

Zahl der Verpflegungstage der Kranken 123 219. (9515 M. 13 704 Fr.)

Angestellt: Ende 1880: 18 (8 M. 10 Fr.) Pflegepersonal, 18 (5 M. 13 Fr.) Dienstpersonal.

Historische Notizen: Besteht seit dem 19. Juli 1849 als Neubau. Durch den Bau eines „Reconvalescenten“-Hauses 1879, und durch Aufführung von je einer Etage auf zwei Nebenhäusern vergrössert, verfügt gegenwärtig die Anstalt einschliesslich der Familienwohnung, des „Billard“ und sonstige Reunionszimmer über 82 zum Bewohnen voll benutzbare Räume.

Brake (bei Lemgo).

Fürstl. Lippische Landes-Irren-Heil- und Pflegeanstalt, selbständig.

Aerzte: Director Sanitätsrath Dr. Ed. Meyer. Hülfsarzt Dr. Stüde.

Behörde: Fürstl. Regierung. — Station Lage und Schieder.

Bestand Ende 1880:	115	(57 M.	58 Fr.)
Verpflegt pro 1880:	142	(69 M.	73 Fr.)
Aufgenommen . „	19	(11 M.	8 Fr.)
Entlassen . . . „	14	(6 M.	8 Fr.)
Gestorben . . . „	13	(6 M.	7 Fr.).

Ausgaben: 63 413 M. bei 43 590 Verpflegungstagen der Kranken, 11 315 der Angestellten. Administrationskosten 23 210 M. Verpflegungskosten 40 203 M.

Angestellt: Director, Hülfsarzt, 1 Oekonom und Rechnungsführer, 2 Oberinnen, 1 Haushälterin, 4 Wärter, 6 Wärterinnen, 3 Küchenmägde, 2 Wäscherinnen, 3 Hausmägde, 1 Gärtner, 2 Knechte, 2 Burschen, 1 Viehknecht, Tischler.

Pensionsberechtigt: Director, Hülfsarzt, Oekonom.

Seit 1811.

Bremen (Freie Stadt Bremen).

1. **Heil- und Pflegeanstalt**, Abtheilung der allgemeinen Krankenanstalt, räumlich ganz getrennt, für den Staat Bremen.

Aerzte: Director Dr. Scholz, Assistenzarzt Dr. Büttmann.

Behörde: Inspection und Administration der Krankenanstalt. — Station Bremen.

Bestand am 15. Nov. 1881:	94	(47 M.	47 Fr.)
Verpflegt . . . . „	208	(123 M.	85 Fr.)
Aufgenommen . . . . . „	122	(79 M.	43 Fr.)
Entlassen . . . . „	88	(58 M.	30 Fr.).
Gestorben . . . . „	25	(19 M.	6 Fr.).

Ausgabe-Etat in dem der Krankenanstalt enthalten. Verpflegungstage der Kranken 34 608.

Angestellt: Vorstehende Diakonissin, 9 Diakonissen, 3 gemiethete Pflegerinnen, 3 Diakonen und 2 gemiethete Pfleger für die Irrenanstalt allein, alle übrigen Angestellten zugleich für die Krankenanstalt. Die Pflege liegt also in den Händen einer Diakonissin, die wenigen noch vorhandenen gemietheten Pfleger und Pflegerinnen werden in Kurzem auch durch Diakonen und Diakonissen ersetzt werden.

Historische Notizen: Besteht seit 1851. Regelmässige Jahresberichte werden geliefert und als Manuscript gedruckt. Die Irrenanstalt dient auch zur Aufnahme von Del.-tremens-Kranken. — 1880: 34 M. 5 Fr. Seit 1878 ist damit eine landwirthschaftliche Colonie verbunden. Gegen 20 männl. Arbeiter, die in der oben angegebenen Gesammtzahl enthalten sind. Besonders angestellt dafür 1 verheiratheter Vogt mit seiner Ehefrau und 1 Pfleger. Als öffentliche Pflege-Einrichtung existirt noch eine ländliche familiale Verpflegung bei Ellen und den benachbarten Dörfern und zwar schon seit 1779 unter der Aufsicht eines Vogtes, selbst Grundbesitzers und Pflegers. Revision durch das Armen-Institut. I. d. R. hat jeder Pflegling vorher das Irrenhaus zu passiren. Etwaige Rücklieferung in die Anstalt geschieht in der Regel nach Begutachtung durch Dr. Engelken, der die ärztliche Aufsicht und Behandlung der intercurrenten Krankheiten übernommen hat. Die Einrichtung hat in den letzten Jahren nicht unerhebliche Verbesserungen erfahren. Bestand am 15. Nov. 1881: 57 (17 M. 35 Fr.).

2. Selbständige Privat-Heil- und Pflegeanstalt zu Rockwinkel bei Bremen.

Besitzer und Vorsteher: Dr. H. Engelken.

Behörde: Medicinalamt zu Bremen. — Station Oberneuland, $^1/_4$ Std. entfernt.

Bestand Anf.	1880:	12 (6 M. 6 Fr.)
Aufgenommen .	„	10 (7 M. 3 Fr.)
Entlassen. . . .	„	12 (7 M. 5 Fr.)
Gestorben . . .	„	2 (1 M. 1 Fr.)
Bestand Ende	„	10 (6 M. 4 Fr.).

Die Anstalt liegt $1^1/_4$ Std. von Bremen, hat Areal von 15 Morgen. Alle Krankenzimmer liegen zu ebener Erde für 35 Kranke in 56 Zimmern: Im Dorfe werden Kranke behandelt.

1764 von einem früher in Indien stationirten holländischen Militärarzt gegründet mit 3—5 Kranken. Seitdem stets vom ältesten Sohne des Vorgängers fortgeführt, jetzt in 5. Generation.

Breslau (Prov. Schlesien).

Irrenabtheilung des städtischen Krankenhospitals zu Allerheiligen für die Stadt Breslau.

Aerzte: Primararzt der Abtheilung Professor Dr. Neumann, Assistenzarzt Dr. Leppmann.

Behörde: die Hospitalsdirection (Vorsitzender Bürgermeister Dickhuth) sodann der Magistrat. — Station Breslau.

Bestand Anf.	1880:	192	(101 M. 91 Fr.)
Verpflegt . . .	„	753	(470 M. 283 Fr.)
Aufgenommen	„	561	(369 M. 192 Fr.)
Entlassen . . .	„	496	(346 M. 150 Fr.)
Gestorben. . .	„	91	(57 M. 34 Fr.).

Unter den Verpflegten litten an chron. Alcohol. und Säuferwahnsinn 206 (188 M. 18 Fr.), an Epilepsie 95 (45 M. 50 Fr.).

Die Gesammtausgabe für das Krankenhospital zu Allerheiligen im Verwaltungsjahre 1880/81 betrug 327 120 M.; die Verpflegungstage für alle Kranke zusammen 246 184, oder täglich 674; für das Warte- und Dienstpersonal 40150 oder täglich 110. Die Kosten pro Kopf und Tag belaufen sich zusammen auf 1,33 M.; im Speciellen: für Beköstigung 44 Pf. für Medicamente 25 Pf.

Angestellt: Personal für die Irrenabtheilung: 2 Aerzte, Wärter, 3 Wärterinnen, 5 männliche Gehilfen, 8 weibliche Gehilfen, 2 Scheuermädchen; für das ganze Hospital: Inspector, Rendant, Secretair, 4 Assistenten, 7 Diätare, 2 Hilfsarbeiter, 3 Wärter, 22 Wärterinnen, 5 männliche Gehilfen, 45 weibliche Gehilfen und Lehrlinge und 52 andere Dienstpersonen; Beamten und Wartepersonal sind pensionsberechtigt.

Historische Notizen: Besteht seit 1526. Nicht anzugeben, wann die Irrenabtheilung eingerichtet ist. Seit 1. April 1847 zum klinischen Unterricht gestattet.

Brieg (Prov. Schlesien).

Provincial-Irrenanstalt Brieg, Regbez. Breslau. Oeffentliche Pflegeanstalt, selbständig, für alle Krankheitsformen, — ausschliesslich für die Provinz Schlesien.

Arzt: Director Dr. Alter.

Behörde: Provinzial-Verwaltungs-Commission und Provinzial-Ausschuss. — Station Brieg zw. Breslau und Oppeln.

Bestand Ende 1880:	179	(97 M.	82 Fr.)
Verpflegt . . . . „	199	(110 M.	89 Fr.)
Aufgenommen . „	24	(16 M.	8 Fr.)
Entlassen . . . „	11	(6 M.	5 Fr.)
Gestorben . . . „	9	(7 M.	2 Fr.).

Ausgabe-Etat 79220 M. bei 64324 Verpflegungstagen der Kranken, 8021 der Angestellten. — Wirkliche Ausgabe 76602 M., davon allgemeine Verwaltungskosten 17052 M., Verpflegungs- und Oekonomiekosten incl. Besoldung des Wart- und Dienstpersonals 59550 M.

Angestellt: Director, Hausverwalter, Controlleur, Oberwärter, 12 Wärter (1 als Pförtner), Oberwärterin, 11 Wärterinnen, Köchin, 2 Küchenmädchen, Wäscheaufseherin, Nachtwächter, Haushälterin.

Pensionsberechtigt: Director, Hausverwalter und Controlleur.

Historisches: Um das Jahr 1750 wurden die ersten Irren im Brieger Zuchthaus untergebracht. 1784 wurde, unmittelbar an das Zuchthaus grenzend und unter derselben Verwaltung stehend, ein neues Irrenhaus für ca. 50 Kranke erbaut. 1818 richtete man zur Unterbringung einer Anzahl von Irren das ehemalige 1680 erbaute Capuzinerkloster ein, ein nach Lage und Bauart ganz ungeeignetes Gebäude. 1829, als die Irrenanstalt in die Verwaltung der Provinzial-Stände überging, wurde nur das Kloster, nicht das 1784 erbaute Haus übergeben. Das Kloster war damals für 120 Kranke bestimmt und wurde von einer aus Arzt und Verwalter bestehenden Behörde, der Administration, geleitet. Durch Errichtung eines Isolirgebäudes und eines Beamtenhauses wurde die Anstalt derart erweitert, dass von 1845 ab 170 Kranke verpflegt werden konnten. Seit 1843 wohnte der Arzt in der Anstalt. Seit 1876 sind vereinzelt auch präsumptiv heilbare Kranke zur Aufnahme gelangt. Im Januar 1879 wurde die Administration aufgelöst und dem Director allein die Leitung der Anstalt übertragen. 1880 wurde ein der Anstalt benachbartes Gut angekauft, in dieses die Geschäftszimmer, die Wohnungen des Directors und der Oberbeamten verlegt und die dadurch in den alten Anstaltsgebäuden disponibel gewordenen Räume zur Mehraufnahme von 50 Kranken bestimmt. 1881 ist dadurch die etatsmässige Belegung der Anstalt auf 223 Köpfe erhöht worden.

Bruck a. M. (Steiermark).

Cretinen-Heilanstalt (Pius-Institut) der Schwestern vom heil. Kreuze für männl. und weibl. Idioten und Cretinen aller Confessionen.

Vorsteherin: Ruperte Feser, staatl. geprüfte Volksschul- und Taubstummen-Lehrerin. Arzt Dr. Carl Schmidt. — Behörde: Statthalterei zu Graz. — Station Bruck am Mur, 20 Min. entfernt.

Bestand Anf. 1879: 8 (6 Mädch. 2 Kn.)
„ Ende 1880: 18 (14 Mädch. 4 Kn.)
Entlassen . . . . „ 3 (— Mädch. 3 Kn.)
Bestand Anf. 1880: 24 (14 Mädch. 10 Kn.)
„ Ende 1881: 30 (20 Mädch. 10 Kn.)
Entlassen . . . . „ 5 (5 Mädch. — Kn.)
Bestand Anf. 1881: 40 (24 Mädch. 16 Kn.).
Gestorben bisher keiner.

Angestellt: 3 Lehrerinnen, 2 Kindergärtnerinnen, 2 Krankenschwestern, 1 Köchin aus der Congregation, Hausarzt, 2 Mägde, 1 Knecht. Eröffnet am 1. Oct. 1879 im „Zehenthof“, umgeben von 10 Joch Acker- und Gartenland.

Brünn (Kronland Mähren in Oesterreich).

Landes-Irrenanstalt, öffentliche Heil- und Pflegeanstalt, selbständig für das Land Mähren.

Aerzte: Director und Primararzt Med. et chir. Dr. Scharf, Hausarzt Dr. H. Sterz, Secundärärzte: Dr. Esinger und Dr. A. Willig.

Behörde: mährischer Landesausschuss. — Station Brünn.

Bestand Ende 1880: 457 (239 M. 218 Fr.)
Verpflegt pro 1880 756 (395 M. 361 Fr.)

Aufgenommen 1880:	292	(156 M. 136 Fr.)
Entlassen „	171	(89 M. 82 Fr.)
Gestorben „	128	(67 M. 61 Fr.).

Ausgaben: 115109 Fr. bei 170583 Verpflegungstagen. Administrationskosten 30290 Fr. Verpflegungskosten 84819 Fr.

Angestellt: 4 Aerzte, Verwalter, Controlleur, Wäscheaufseherin, Portier, Amtsdiener, Heizer, 30 Wärter, 29 Wärterinnen.

Pensionsberechtigt: Sämmtlich ausser dem Heizer und dem Wartpersonal.

Historische Notizen: Eröffnet am 1. Nov. 1863. „Die mährische Landes-Irrenanstalt von Dr. Czermak Wien 1866."

Fr. Buchholz vgl. Berlin.

Bunzlau (Schlesien).

Provinzial-Irrenanstalt für die Provinz Schlesien, öffentliche Heil-Pflegeanstalt, selbständig und für alle Krankheitsformen bestimmt. Es werden ihr Kranke aus allen Theilen der Provinz Schlesien zugewiesen. Die Zahl der aufgenommenen präsumtiv heilbaren Kranken ist eine absolut und relativ geringe, weil von den fünf Anstalten der Provinz eine (Leubus) lediglich dem Zwecke dient präsumtiv heilbare Geisteskranke aufzunehmen, sonach der hiesigen Anstalt nur dann präsumtiv Heilbare überwiesen werden, wenn Leubus keinen Platz bietet.

Director Dr. H. E. Jacobi, Sanitätsrath. Hülfsarzt vacat.

Behörde: Verwaltungs-Commission der Provinzial-Armenanstalt zu Bunzlau in Breslau unter Vorsitz des Landeshauptmann Landschaftsdirector von Uthmann in Breslau. — Station Bunzlau zw. Kohlfurt und Liegnitz.

Bestand Ende 1880:	538	(296 M. 242 Fr.)
Verpflegt pro „	540	(298 M. 242 Fr.)
Aufgenommen . „	69	(34 M. 35 Fr.)
Entlassen . . . „	19	(7 M. 12 Fr.)
Gestorben . . . „	44	(23 M. 21 Fr.).

Zahl der Verpflegungstage der Kranken 197717 (109146 M. 88571 Fr.), der Angestellten 23340 (12144 M. 11196 Fr.). Administrationskosten 29761 M., Verpflegungskosten 180134 M.

Angestellt: Director, zweiter Arzt, Hausverwalter, Controlleur, Registrator, Hilfsschreiber, Oberwärter, 31 Wärter, Oberwärterin, 23 Wärterinnen, Wäscheaufseherin, 2 Hilfswäscherinnen, Köchin, 3 Küchengehilfinnen, Bote, Maschinist, Heizer, Pförtner, Gärtner.

Pensionsberechtigt oder lebenslänglich angestellt: Director, zweiter Arzt, Hautverwalter und Controlleur. Der Registrator nicht lebenslänglich angestellt aber pensionsberechtigt. Das übrige Personal auf Kündigung angestellt.

Eröffnet am 17. Juli 1863.

Buttelstedt (bei Weimar).

Pensionat für Epileptische sowie für andere Nerven- und Gemüthskranke „Villa Thuringia“.

Vorstand: Eugen Baltz. Arzt Dr. Lange in Weimar.

Behörde: Grossh. Bezirks-Direction zu Apolda. — Station Weimar 1 Stunde entfernt.

Bestand Anf.	1880:	9 (4 M. 5 Fr.)
Aufgenommen	„	1 M.
Entlassen . . .	„	1 M.
Bestand Ende	„	9 (4 M. 5 Fr.).

Angestellt: 1 Wärter und 1 Wärterin. — Kosten ca. 6000 M. — Pension 720—1200 M. pro Jahr.

Gegründet durch Dr. Baltz am 1. Juli 1850 in Grimma, verlegt nach Buttelstedt 1. Oct. 1879.

Cannstadt (Kgr. Württemberg).

Das Haus des Dr. Rühle in Cannstadt (Eisenbahnstation mit 8 Min. Fahrzeit von Stuttgart) nimmt zur Heilung oder Verpflegung leichte Gemüths- und Nervenkranke auf. Mit Ausschluss von allem Zwange leben die Kranken mit der Familie des Arztes zusammen und bewegen sich frei. Das Haus enthält stets 6—8 Kranke, deren Zahl per Jahr etwa 8—10 beträgt, beiderlei Geschlechts. Die Kranken sind meist aus dem Auslande.

Seit 1847 sind Kranke aufgenommen. Haus mit Garten liegt am Ende der Stadt, in der Nähe der Kuranstalten.

Carlsfeld (Prov. Sachsen).

Asyl Carlsfeld bei Brehna, 1 Stunde von Halle a. S. entfernt, Privat-, Heil- und Pflegeanstalt für Irre und Epileptische.

Besitzerin: verw. Frau Dr. Boettger. Dirig. Arzt Dr. med. Benno.

Behörde: Kgl. Regierung in Merseburg und Landrathamt Bitterfeld. — Station Brehna (Berlin-Anhalter Bahn).

Bestand am 1. Juli 1881 (letzter amtl. Bericht): 29 (13 M. 16 Fr.)
Verpflegt vom 1. Juli 1880 bis 1. Juli 1881: 49 (25 M. 24 Fr.)
Aufgenommen . . . . 19 (12 M. 7 Fr.)
Abgegangen . . . . 16 (9 M. 7 Fr.)
Gestorben . . . . 4 (3 M. 1 Fr.).

Ausgaben: 50387 M. bei 10174 Verpflegungstagen der Kranken, 8760 der Angestellten. Administrationskosten 11317 M. (Gehälter und Löhne 7644, Wochenlöhne 768, Zinsen 1965 M.), Verpflegungskosten 39070.

Angestellt: Arzt, Oberwärter, 3 Wärter, 2 Oberinnen, 5 Wärterinnen, Wirthschafterin, Kochmamsell mit 2 Küchenmädchen, Waschmamsell mit 3 Waschmädchen, 2 Hausmädchen, Gärtner, Kutscher, Diener. Ausserdem 4 Tagelöhner für Garten- und Hausarbeit.

Historische Notizen: Seit 1862 von Dr. H. Niemeyer gegründet. Bei dessen Nov. 1862 erfolgtem Tode war die adoptirte Anstalt noch unvollendet und trat erst 1863 in vollkommene Thätigkeit unter Dr. Boettger, der sie 1867 sub hasta käuflich erwarb. Seit dem 17. Aug. 1879 erfolgten Tode des seitherigen Directors und Besitzers wird die Anstalt unverändert von der Wittwe unter der ärztlichen Leitung des Dr. med. Benno fortgeführt.

Charlottenburg (Prov. Brandenburg).

1. **Privat-Asyl** für Gemüthskranke des Dr. Edel, Berlinerstrasse 18, Heil- und Pflegeanstalt, selbständig, provisorisch auch für arme Kranke der Commune Berlin eingerichtet.

Besitzer und Director Dr. Edel, Assistenzarzt Dr. Schroeter.

Behörde: Kgl. Polizei-Präsidium in Berlin. — Station Berlin. Stadtbahnstation. Pferdebahn Berlin-Charlottenburg.

Bestand Ende 1880:	41 Priv.-Kr.	(30 M. 11 Fr.)	53 öffl. Kr.	(11 M. 42 Fr.)
Aufgenommen 1881 (Jan.—Nov.)	48 „	(28 M. 20 Fr.)	39 „	(20 M. 19 Fr.)
Entlassen	21 „	(14 M. 7 Fr.)	2 „	(2 M.)
Gestorben	8 „	(6 M. 2 Fr.)	2 „	(— M. 2 Fr.)
Bestand 1. Nov. 81:	60 „	(38 M. 22 Fr.)	89 „	(28 M. 61 Fr.)

in Summa 149 Kranke.

Angestellt: 1 Director, 1 Assistenzarzt, 1 Inspector, 1 Wirthschafterin, 2 Hausdiener, 10 Wärter, 10 Wärterinnen, 2 Köchinnen, 2 Hausmädchen, 3 Waschmädchen, 1 Plätterin. Zur Aushülfe einzelne öffentliche Kranke.

Besteht seit März 1869. Zu dem alten aus einer früheren Kaltwasser-Heilanstalt umgebauten Hause ist ein 1880 neu im Villenstyl angelegtes Haus dazu gekommen, welches mit allem Comfort versehen ist.

2. Asyl für gemüthskranke Herren höherer Stände zu Charlottenburg, Leibnitzstrasse 30, für höchstens 5 Patienten. Heil- und Pflegeanstalt.

Besitzer und dirig. Arzt Dr. Sponholz.

Behörde: Polizei-Präsidium Berlin resp. Polizei-Direction Charlottenburg. — Station Charlottenburg.

Bestand Ende 1880:	5	Herren
Verpflegt .... „	8	„
Aufgenommen . „	3	„
Entlassen .... „	2	„
Gestorben ... „	1	Herr.

Personal: Auf 5 Patienten 4 Pfleger.

Historische Notizen: 1. April 1873 vom Irrenanstaltsdirector a. D. Dr. Sponholz sen. gegründet; 1. October 1877 übernommen und erweitert von Dr. Sponholz jun.

3. Schlossstrasse 33. Privat-Kranken-Heil- u. Pflegeanstalt für weibliche Irre. Selbständig.

Besitzerin und Vorsteherin Fräulein Pauline Prillwitz. Dirig. Arzt Sanitätsrath Dr. Liebert. Stellvertreter Dr. Bauer.

Behörde: Polizei-Präsidium Berlin. — Station Charlottenburg, Westend.

Bestand Anf. 1881: 28 Fr.
Verpflegt ... 1880: 39 Fr.

Aufgenommen . 1880 11 Fr.
Entlassen . . . „ 9 Fr.
Gestorben . . . „ 3 Fr.

Ausgabe-Etat: 31656 M.

Personal: Vorsteherin, deren Pflegetochter, 2 Oberinnen, 1 Hilfsoberin, 4 Wärterinnen, Köchin, Diener, Küchenmädchen.

Besteht seit 1841.

4. Lützow 12. Privat-Irren-Heil- und Pflegeanstalt von Frl. Marie Schultz.

Vorsteherin Marie Schultz. Dirig. Arzt Sanitätsrath Dr. Liebert.

Behörde: Polizei-Directorium zu Charlottenburg. — Stat. Berlin.

Bestand Ende . . . . 1880: 18 Fr.
Anzahl der Verpflegten „ 21 Fr.
Aufgenommen . . . . . „ 3 Fr.
Entlassen . . . . „ 3 Fr.

Ausgabe-Etat: Zahl der Verpflegungstage 6660 Tage, der Angestellten 2928 Tage. Administrationskosten: 5300 M. Verpflegungskosten: 17985 M.

Angestellt: Vorsteherin, Arzt, Assistentin, 1 Hausmeister, 4 Wärterinnen, 1 Wirthschafterin, 1 Küchenmädchen.

Coblenz (Rheinprovinz).

Private Pflegeanstalt der barmherzigen Brüder, selbständig, nur für ruhige Geisteskranke, da auch andere Patienten im Hause sind.

Rector der Brüder: Stanislaus Schroeder. Jeder Kranke oder dessen Angehörige nehmen sich den Arzt nach Belieben. — Station Coblenz.

Bestand . . . Ende 1880: 6 M.
Zahl der Verpflegten „ 12 M.
Entlassen . . . . . . „ 6 M., darunter 3 Geisteskranke und 3 körperlich Leidende.

Zahl der Verpflegungstage 2035. Die Anstalt gibt die männlichen Kranken, soweit die Kräfte dafür reichen, in die Familienpflege, ohne Unterschied der Confession, hat nur für 10 bis 12 ruhige Geistes- oder andere Kranke Raum.

Anstalts-Concession vom 28. Oct. 1857.

Cöln (Rheinprovinz).

1. **Stadtcölnische Irrenanstalt** zu Lindenberg bei Cöln, selbständig für die Stadtgemeinde Cöln für alle Irrseinsformen.

Director: Sanitätsrath Dr. Heinrich Laudahn.

Behörde: Armen-Deputation zu Cöln als Delegation des Gemeinderaths. — Station Cöln (Centralbahnhof).

Bestand . . . . . . Anf. 1880:	181	(85 M.	96 Fr.)
Aufgenommen . . . . „	84	(41 M.	43 Fr.)
Verpflegt . . . . „	265	(126 M.	139 Fr.)
Entlassen . . . . „	65	(29 M.	36 Fr.)
Gestorben . . . . „	22	(12 M.	10 Fr.)
Bestand . . . . . . Ende „	178	(85 M.	93 Fr.).
Bestand im Etatsjahre 1880/81 (vom 1. Apr. bis 31. März):	185	(85 M.	100 Fr.)
Aufgenommen bis 1. Apr. 1881:	80	(44 M.	36 Fr.)
Verpflegt Apr. 80 bis Apr. 81:	265	(129 M.	136 Fr.)
Entlassen 1880/81:	55	(26 M.	29 Fr.)
Gestorben . . . . „	27	(15 M.	12 Fr.)
Bestand . . Ende März 1881:	183	(88 M.	95 Fr.).

Ausgaben im Etatsjahre 1880/81: 94 221 M. (Gehälter 8812, Speisung 49 888, Bekleidung 3962). Einnahmen 37 471 (darunter Landwirthschaft 6902 M.). Verpflegetage der Kranken 65 053, der Angestellten 10 717.

Angestellt: Director, Verwalter, Secretair, Oberwärter, Oberwärterin, Köchin, Küchenmagd, Gärtner, Schuster, Schneider, Portier, Maschinist, Oberwäscherin, 7 Wärter, 9 Wärterinnen.

Pensionsberechtigt die städtischen Beamten.

Seit Aug. 1872 im Besitz der Stadt Cöln, früher Privatanstalt von Lennartz und Maassen.

2. **Alexianerkloster**, allgemeine Kranken- und Pflegeanstalt, von Ordensbrüdern geleitet, für c. 7 Männer, zur Zeit vom Pater Math. Gilles geleitet, 1428 eröffnet, Bestand c. 7 Männer.

Colditz (Kgr. Sachsen).

Landes-Irren-Heil- und Pflegeanstalt für Männer und nur wenige arbeitsfähige Frauen; selbständige Anstalt für alle psychischen Krankheitsformen, zum Regierungsbez. Leipzig gehörig, doch ist die Aufnahmefähigkeit auf alle Bezirke des Landes ausgedehnt.

Aerzte: Director Dr. Köhler, 2. Arzt Dr. Langwagen nebst 3 anderen Anstaltsärzten Dr. Nitsche, Dr. Müller, Dr. Steinbrück.

Behörde: Kgl. Ministerium des Innern. — Station der Muldenbahn Colditz.

Bestand . . . . . Ende 1880:	875	(845 M.	30 Fr.)
Aufgenommen . . . . . . „	193	(184 M.	9 Fr.)
Beurlaubt . . . . „	17	(17 M.	— Fr.)
Gestorben . . . . „	79	(79 M.	— Fr.)
In andere Anstalten versetzt:	97	(92 M.	5 Fr.).

Ausgabe-Etat für das Jahr 1880 betrug bei 322 397 Verpflegungstagen der Kranken (incl. der Frauen) und 37 314 der Bediensteten in Summa 411 323 M., 205 955 M. für Administration und 205 367 M. für Verpflegung, sodass für beide Kategorien auf den Tag 1 M. 14,3 Pf. kommen, und zwar 57,28 Pf. für Administration und 57,1 Pf. für Verpflegung.

Angestellt: 5 Aerzte, Geistlicher, Rendant, Expeditions-Inspector, Wirthschafts- und Oekonomie-Inspector, letzterer ausschliesslich für die Meierei, sämmtlich Oberbeamte. Ferner Oberaufseher, Inventarien-Rechnungsführer, 4 Aufseher, Gärtner, Thoraufseher, 1 Küchen- und 1 Wäscheaufseherin, 3 Oberwärter, 2 Maschinenheizer, 2 Zimmerleute, Maurer, Schneidermeister, Nachtwächter, 2 Hausarbeiter, Expeditionsbote, Anstaltsbote, 74 Wärter, 2 Wärterinnen, 5 Küchen- und 8 Waschmädchen. In den Expeditionen: 4 Expedienten. — Auf der Meierei Zschadrass bei 270—80 Verpflegten: Aufseher, Oberwärter, 16 Wärter, Nachtwächter, 4 Knechte, 5 Mägde für den Viehstand (40 Kühe, 4 Ochsen, 30 Schweine, 8 Pferde). Die Gattin des in der Meierei wohnenden Oekonomie-Inspectors ist zugleich als Wirthschafterin angestellt.

Pensionsberechtigt sind die als Staatsdiener angestellten

Beamten bis zum Aufsichtspersonal, alle übrigen Bediensteten sind an der seit 1868 gegründeten allgemeinen Pensionskasse für Anstaltswärter und Bedienstete der Landesanstalten betheiligt.

Historische Notizen: Die Anstalt wurde am 12. Nov. 1829 mit 335 Verpflegten unter der Direction von Dr. Heyner eröffnet, ist seit 1852 nur für Männer bestimmt, mit Ausnahme einiger Frauen zur Unterstützung weibl. Arbeiten. Zerstreute Berichte und Notizen von Heyner, Weiss, Voppel, Huppert u. s. w.

Craschnitz bei Militsch (Prov. Schlesien).

Deutsches Samariter Ordensstift, Heil- und Pflegeanstalt für Schwachsinnige und Kranke, und Diakonissin-Mutterhaus, vornehmlich für Schlesien und Posen.

Oberin: Selma Gräfin v. d. Recke-Volmerstein. — Pastor Kilger.

Arzt: Oberstabsarzt Dr. Krause. — Station Craschnitz (Oels-Gnesener Bahn).

Bestand . Anf.	1880:	229.
Aufgenommen . .	„	66.
Entlassen	„	30.
Davon gestorben	„	17.
Bestand . Anf.	1881:	265.

Gebrauchnahme des neuen grossen Krankenhauses Bethesda, in welches alle Erkrankten des Stiftes überführt werden. Strengere Klasseneintheilung bei grösserer Pflegezahl je nach der geistigen und körperlichen Beschaffenheit auch bei Tage. Der Stifter Adelbert Graf v. d. Recke-Volmerstein, geb. den 28. Mai 1791, starb den 10. Nov. 1876. 1862 gegründet; bis jetzt aufgenommen 937, nämlich 567 Schwach- und Blödsinnige, darunter 170 zugleich Epileptische und 370 andere Kranke.

Crefeld (Rheinprovinz).

Alexianer-Anstalt, selbständige Privatanstalt zur Pflege geisteskranker Männer. — Vorstand H. Putz. Arzt Dr. H. Dieppen. — Station Crefeld.

Bestand Anf.	1881:	99 M.
Aufgenommen	„	14 M.

Entlassen . . . 1881: 4 M.
Gestorben . . . „ 3 M.

Besteht seit 15. Mai 1871.

Darmstadt (Grossh. Hessen-Darmstadt).

Aliceestift, Erziehungs- und Pflegeanstalt für schwach- und blödsinnige Kinder; privat unter der Protection der Prinzessin Ludwig, zunächst für Grossh. Hessen, doch werden auch Ausländer aufgenommen.

Vorsteher: Inspector Roth, Hausarzt Dr. Draudt.

Behörde: Vorstand des Vereins. — Station Darmstadt.

Bestand Anf. 1880: 76 (46 Kn. 30 Mädch.)
Aufgenommen . „ 19 (9 Kn. 10 Mädch.)
Entlassen . . . „ 5 (2 Kn. 3 Mädch.)
Gestorben . . . „ 3 (2 Kn. 1 Mädch.)
Bestand Anf. 1881: 120 (70 Kn. 50 Mädch.).

Zahl der Angestellten Nov. 1880: 19, Jan. 1882: 24.

Seit 1869. Ein neuer Bau und erhebliche Erweiterung der Oekonomie und des Grundbesitzes in den letzten Jahren. Es erscheinen Jahresberichte.

Deggendorf (Niederbayern).

Niederbayerische Kreis-Irrenanstalt, öffentliche und selbständige Heil- und Pflegeanstalt für den Regierungsbezirk Niederbayern. Idioten sind von der Aufnahme ausgeschlossen.

Aerzte: Director Dr. Hubert Grashey, 1. Assistenzarzt Dr. Elsperger, 2. Assistenzarzt Dr. Nik. Landerer.

Behörde: Königl. Regierung von Niederbayern. — Station: Deggendorf der Linie Rosenhain-Eisenstein.

Bestand Ende 1880: 284 (157 M. 127 Fr.)
Verpflegt . . . . „ 380 (206 M. 174 Fr.)
Aufgenommen . „ 97 (51 M. 46 Fr.)
Entlassen . . . . „ 66 (32 M. 34 Fr.)
Gestorben . . . . „ 30 (17 M. 13 Fr.).

Ausgabe-Etat: 222 577 M. Bei 105 519 Verpflegungstage der Kranken und 30012 der Angestellten. Administrationskosten: 78233 M. Verpflegungskosten: 144343 M.

Angestellt: Director, Verwalter, 2 Assistenzärzte, kathol. Hausgeistlicher, Rechnungsführer, Oberwärter mit 27 Wärtern, Oberwärterin mit 25 Wärterinnen, Weisszeugbeschliesserin mit Büglerin und 4 Waschmädchen, Küchenaufseherin, Köchin, 3 Küchenmägde, Maschinist, Heizer, 2 Portiers, Bureaudiener, Hausdiener, 2 Gärtner, Hausknecht, Hausmagd, Schreiner, Maurer, insgesammt: 83.

Pensionsberechtigt: Director, Verwalter und 1. Assistenzarzt. Eröffnet: September 1869, der Bau begann 1866. Jahresberichte im „General-Bericht über die Sanitäts-Verwaltung im Kgr. Bayern (von Dr. C. F. Majer). München, Cotta.“

Dobran (Kgr. Böhmen).

Neugebaute öffentliche Irren-Heil- und Pflegeanstalt für das Kgr. Böhmen für 800 Kranke. 16 Pavillons.

Director Dr. Pick. — Station der Zweigbahn von Pilsen, 10 Min. entfernt.

Eröffnet 1881 mit 200 Kranken.

Ober-Doebling vgl. Wien.

Dorpat (Ostseeprovinzen).

Psychiatrische Klinik der Kgl. Universität, bestimmt in erster Linie zum klinischen Unterricht, aber auch für Behandlung solcher Kranken (besserer Stände), die nicht zum Unterricht verwendet werden. Oeffentlich kann man die Anstalt nur in gewissem Sinne nennen; die livländische Ritterschaft, welche eine namhafte Summe zum Bau hergab, hat das Belegrecht von 15 Betten III. Cl. à 15 Rbl. monatlich, die Stadt Reval Belegrecht von 4 Betten III. Cl. à 20 Rbl. monatlich. Im Uebrigen ist die Anstalt, besonders was die Plätze I. Cl. anlangt, als Privatanstalt der Universität zu betrachten. Sie ist Heilanstalt in beschränktem Sinne deshalb, weil der klinische Unterricht auch das Behalten unheilbarer Kranken in geringer Anzahl nothwendig macht. Die Anstalt ist selbständig und nimmt alle Krankheitsformen auf, ohne an einen gewissen Bezirk gebunden zu sein.

Aerzte: Dr. Hermann Emminghaus, ordentl. Professor

der Psychiatrie, Staatsrath. 1. Assistent Dr. med. Nic. Lunin (vom 1. Dec. ab Dr. Alex. Andressen). 2. Assistent H. Blumenthal.

Behörde: Directorium der Kais. Universität. — Station Dorpat.

Angestellt: 2 Aerzte, Oberin, Haushälterin, Maschinist, 7 Wärter, 5 Wärterinnen, Portier, Knecht, Gärtner, Kutscher, 4 Mägde, Nachtwächter.

Historisches. Die Anstalt wurde zuerst von einem Comité, an dessen Spitze Prof. Dr. v. Wahl stand, projectirt und der Bau theils aus Mitteln, welche die livländische und esthländische Ritterschaft sowie die Stadt Reval liehen und schliesslich schenkten, theils aus vorgeschossenen Privatfonds aufgeführt. Sept. 1880 kaufte die Krone die Anstalt und fügte sie den klinischen Anstalten als selbständiges Institut bei. April 1881 wurden einzelne Kranke aus Nothstand aufgenommen, deren jetzt schon 18 M. und 14 Fr. da sind. Raum ist für 50—60. Die Regierung schiesst 2000 Rubel, eben so viel für die ersten beiden Jahre die livländische Ritterschaft bei. Die Gehälter der Aerzte kommen aus dem Etat der Universität.

Dresden (Königreich Sachsen).

1. **W. Schröter's** Unterrichts- und Erziehungsanstalt für geistig Zurückgebliebene in Dresden-Neustadt, Oppellstrasse 44. Selbständige, unter dem Kgl. Ministerium des Cultus und öffentlichen Unterrichts stehende Privatanstalt für leichtere Formen des Schwachsinns. Aufnahmefähig sind Kinder vom 5. Lebensjahre an, deren Zustand Hoffnung auf Besserung gewährt. Bildungsunfähige und epileptische Kinder sind in der Regel von der Aufnahme ausgeschlossen. Begründer und Leiter der Anstalt ist der frühere Lehrer der städtischen Schule für schwachsinnige Kinder in Neustadt-Dresden W. Schröter. Hausarzt Dr. med. Michalsky.

Die Anstalt hat Raum für 40 Kinder.

Bestand Ende	1880:	34	Kinder	(18 Kn.	16 Md.)
Entlassen . . .	1881:	3	„	(— Kn.	3 Md.)
Gestorben . . .	„	1	„	(— Kn.	1 Md.)

Aufgenommen . 1881: 9 Kinder (7 Kn. 2 Md.)
Bestand Ende „ 39 „ (25 Kn. 14 Md.).

Die Anstalt wurde 1873 mit einem Knaben eröffnet, hat seitdem 66 Zöglinge aufgenommen und 24 entlassen. Gestorben sind 3 Zöglinge. Von den gegenwärtigen Zöglingen gehören 24 dem deutschen Reiche an, 7 sind aus Oesterreich-Ungarn, 5 aus Russland, 2 aus Nordamnrika, 1 aus Südamerika. Das volle Pensionsgeld für 1 Zögling beträgt 1200 M. pro Jahr.

An der Anstalt wirken ausser dem Director, 2 Lehrer, 2 Lehrerinnen, 2 Handwerksmeister (Buchbinder und Korbmacher), 1 Wärter, 5 Wärterinnen, 1 Wirthschafterin, Köchin, Haus- und Küchenmädchen. Das gesammte Personal, die Handwerksmeister ausgenommen, wohnt in der Anstalt, welche ein eigenes Grundstück mit 2 Gebäuden besitzt, von denen das eine hauptsächlich Unterrichtszwecken dient.

2. Dorf „Weisser Hirsch" bei Dresden, Epstein'sches Pensionat für kranke und schwachsinnige Kinder, um sie heranzubilden und zu pflegen.

Bestand Ende 1880: 5 (2 Kn. 3 M.).

Seit 1858 in Dahlen, seit 1880 bei Dresden, Stat. Loschwitz.

Düren (Rheinprovinz).

Provinzial-Irren-Heil- und Pflegeanstalt für den Regierungsbezirk Aachen, von der Stadt Düren 10 Min. entfernt.

Aerzte: Director Dr. Ripping, 2. Arzt Dr. Schreiber, Assistenzarzt Dr. Huberty. Volontairarzt vacat.

Behörde: Der Landesdirector der Rheinprovinz in Düsseldorf. — Station Düren 10 Min. entfernt.

Bestand . . . Ende 1880: 391 (179 M. 212 Fr.)
Verpflegt . . . . pro „ 547 (255 M. 292 Fr.)
Aufgenommen . . . . „ 224 (100 M. 124 Fr.)
Entlassen . . . . . . „ 130 (60 M. 70 Fr.)
Gestorben . . . . . . „ 26 (16 M. 10 Fr.)
Bestand am 1. Oct. 1881: 432 (216 M. 216 Fr.).

Ausgaben: Zahl der Verpflegungstage 1880 der Kranken 133 003, der Angestellten und des Personals 23 095. Gesammtausgabe 224 120 M. Generalkosten: Besoldungen (44 855), Beköstigung (21747) und Reinigung (807) für die Beamten und das Personal, Mobilien (4039), Heizung und Beleuchtung (20856), Unterhaltung der Gebäude (12925) und insges. (111094 M.). Specialkosten: Beköstigung (91524), Bekleidung und Lagerung (14665) und Reinigung (3845) der Kranken, Arznei (2246), Schul- und Kirchenbedürfnisse (113026 M.).

Angestellt: Director, zweiter Arzt, Verwalter, Rendant, katholischer Geistlicher (letzterer hat die seelsorgerischen Functionen auch an der Provinzial-Blindenanstalt), Oberwärter und Oberwärterin. Ausserdem sind auf Kündigung angestellt resp. beschäftigt: ein evangelischer Geistlicher der Stadt, ein Lehrer der Provinzial-Blindenanstalt, Vice-Oberwärter, 2 Secretäre, Oberköchin, Oberwäscherin, Maschinist, Hilfsmaschinist. 2 Maschinenheizer, Gärtner, Tischler, 2 Pförtner, Nachtwächter, Magazinwärter, 2 Hausdiener, Pferdeknecht, Kuhschweizer, 4 Küchenmägde, 3 Waschmägde, 24 Wärter und 22 Wärterinnen.

Historische Notizen: Die Anstalt wurde am 1. Mai 1878 mit den bisher noch in Siegburg verpflegten 87 Kranken eröffnet.

Dürrenberg (Prov. Sachsen bei Merseburg).

Privat-Irren-Heil- und Pflegeanstalt, selbständig, für alle Krankheitsformen.

Besitzerin und Vorsteherin Fräulein Friederike Bauer. Aerzte: Dr. Döring und Dr. Grosche.

Behörde: Kgl. Regierung in Merseburg. — Station Dürrenberg i./S., 20 Min. entfernt.

Bestand Ende 1880: 15 Fr.
Verpflegt . . . . „ 16 Fr.
Aufgenommen . „ 1 Fr.

Angestellt: Vorsteherin, Oberin, 3 Pflegerinnen, Köchin, Hausdiener.

Besteht seit 1872.

Düsseldorf (Rheinprovinz).

Departemental-Irrenanstalt. Oeffentliche mit Corporationsrechten begabte Wohlthätigkeitsanstalt, an welcher die sämmtlichen Gemeinden des Regierungsbezirks Düsseldorf das vorzugsweise Benutzungsrecht zur Aufnahme unheilbar erklärter Irren haben.

Dirig. Arzt Dr. Siering. — Behörde: Regierung zu Düsseldorf, welche die Aufnahme der Kranken verfügt. Sie wird von einem aus 5 Mitgliedern (einschliesslich des Anstaltsarztes) bestehenden Curatorium verwaltet und nach aussen vertreten. — Station Düsseldorf.

Bestand Ende	1880:	417	(200 M.	217 Fr.)
Verpflegt	„	502	(240 M.	262 Fr.)
Aufgenommen .	„	64	(29 M.	35 Fr.)
Entlassen . . .	„	16	(5 M.	11 Fr.)
Gestorben . . .	„	68	(34 M.	34 Fr.)

(durchschnittlich gest. in den letzten 5 Jahren 10,6 %).

Ausgaben: 111046 M. (Administration 12811 M., Verpflegung 98235 M.) bei 157240 Verpflegungstagen der Kranken, 9387 der Angestellten.

Angestellt: Arzt, Verwalter, Oberwärter, Oberwärterin, Hilfsköchin, Waschaufseherin, Hilfswäscherin, Näherin, Maschinist, Pförtner, 11 Wärter, 8 Wärterinnen, insges. 30.

Nicht pensionsberechtigt. Seit 24. Nov. 1826, wo die Anstalt für 40 Irre eingerichtet wurde. Sie besteht aus durchweg neuen, den neueren Anforderungen entsprechenden Gebäuden und hat Platz für 500 Kranke.

Eberswalde (Prov. Brandenburg).

Provinzial-Irren-Heil- und Pflegeanstalt für die Provinz Brandenburg (mit Ausschluss der Stadt Berlin). Selbständig.

Aerzte: Director und Chefarzt Geh. Sanitätsrath Dr. Zinn, Oberarzt Sanitätsrath Dr. Ulrich, 2. Arzt Dr. Gock, 3. Arzt Dr. Grunewald, Hilfsärzte: Dr. Poensgen, Dr. Eckelmann.

Behörde: Provinzial-Verwaltung von Brandenburg, Landesdirector von Levetzow. — Station Eberswalde (Berlin-Stettiner Bahn).

Bestand am 1. April 1881: . .	706	(352 M.	354 Fr.)
Verpflegt im Etatjahr 1880/1881:	867	(435 M.	432 Fr.)
Aufgenommen . . . . „	204	(100 M.	104 Fr.)

Entlassen . . . . . . 1880/1881: 98 (49 M. 49 Fr.)
Gestorben . . . . . . „ 63 (34 M. 29 Fr.).

Ausgaben: Bei 253953 Verpflegungstagen der Kranken, 47465 der Angestellten 209755 M. Administrationskosten, 191314 M. Verpflegungskosten.

Angestellt: 6 Aerzte, Geistlicher, Rendant, Betriebs-Inspector, Inspectionsassistent, Directionssecretär, Kanzleisecretär, Hausvater, 2 Oberwärter, Oberin, Oberwärterin, 53 Wärter, 48 Wärterinnen, Kanzlei- und Kassenbote, Nachtwächter, Maschinenmeister, Maschinenheizer, 7 Heizer, Gärtner, Bäcker, 2 Bäckergehülfen, Ackerknecht, Oberköchin, Köchin, 6 Küchen-, 1 Viehmädchen, Oberwäscherin, 5 Waschmädchen. — Organist, Förster und Syndicus verwalten diese Aemter nebenbei; insges. 151.

Pensionsberechtigt: Director, Oberarzt, 2. u. 3. Arzt, Geistlicher, Rendant, Inspector, Assistent, Secretäre, Hausvater, Oberwart- und Wartpersonal, Kanzlei- und Kassenbote, Nachtwächter.

Historische Notizen: Besteht seit 1. Nov. 1865 als Neubau. Die Anstalt wurde im vor. Jahre durch Neubau eines für 120 Kranke bestimmten Hauses erweitert für 159300 M. Kosten im Bau und 21018 M. in Einrichtungen. 3 in der Nähe der Anstalt gelegene Häuser wurden angekauft und zu Beamtenwohnungen eingerichtet. Das gesammte Areal der Anstalt beträgt 61 ha. 30 a. 40 qm.; auf einem Theil derselben wird eine Berieselungsanlage ausgeführt. Die Zahl der aufzunehmenden Kranken ist auf 800 festgestellt.

Ecksberg (Kreis Oberbayern).

Cretinenanstalt zur Heilung, Pflege- und Beschäftigung von Cretinen, Idioten, Blöden und Schwachsinnigen beiderlei Geschlechtes und jeden Alters, nur nicht unter 5 Jahren; zunächst für Oberbayern, aber auch dem Auslande offen, katholisch, schliesst aber Andersgläubige nicht aus. Selbständig. Stiftung.

Director und Gründer der Anstalt Joseph Probst, kath. Pfarrer und kgl. Geistlicher Rath. — Arzt Dr. med. Wendelin Schleiffer, kgl. Bezirksarzt in Mühldorf.

Behörde: Verwaltungsrath der Kgl. Regierung von Oberbayern. — Station Mühldorf am Inn, $^{3}/_{4}$ Stunden entfernt (München-Simbacher Linie).

Bestand der Pfleglinge Ende 1880: 200 (125 M. 75 Fr.)
Gestorben . . . . „ 1
Seit 1852 starben von 593 Pfleglingen 170.

Ausgaben: Bei 72297 Verpflegungstagen der Pfleglinge 68500 M., mit extraordinären Ausgaben 155000 M.

Angestellt: Vorstand, Hausarzt, Hilfspriester, für Unterricht und Pflege 22, für Küche, Bäckerei, Näherei, Wäsche und für die gegen 200 Tagewerke haltende Oekonomie 33.

Historische Notizen. Besteht seit 1852, dem Baue nach vollendet 1864. Von 1852 an bis August 1879 war Dr. Max Medicus Arzt, der wegen Altersschwäche zurücktrat. Dr. Schleiffer seit Febr. 1881. Jährliches Verpflegungsgeld bei vermöglichen Inländern 350 M. Von der Aufnahme werden Kränkelnde nicht zurückgehalten und Aufgenommene nicht entlassen, weil sie leidend sind.

Eichberg (Nassau).

Provinzial-Irren-Heil- und Pflegeanstalt für den Regierungsbezirk Wiesbaden mit Ausschluss des Stadtkreises Frankfurt a. M.

Aerzte: Director Heuser, Sanitätsrath. 1. Hilfsarzt Dr. Acker, 2. Hilfsarzt Dr. Eiselen, 3. Hilfsarzt Dr. Neuhaus.

Behörde: Ständ. Verwaltungsausschuss. — Stat. Hettenheim, 1 Stunde entfernt.

Bestand Anf. 1881: 347 (158 M. 189 Fr.)
Verpflegt . . . 1880: 424
Aufgenommen . „ 75 (47 M. 28 Fr.)
Entlassen . . . „ 43 (26 M. 17 Fr.)
Gestorben . . . „ 39 (22 M. 17 Fr.).

Ausgaben: 212998 M. (Administration 55390 M., Verpflegung 157608 M.). Verpflegungstage der Kranken 126895, der Angestellten 24103.

Angestellt: 4 Aerzte, Kassirer, 2 Verwalter. 2 Canzlisten, Gärtner, 2 Oberwärter, 2 Oberwärterinnen, 26 Wärter, darunter Schreiner, Schneider, Schlosser, Schuster; 32 Wärterinnen, worunter 2 Köchinnen, 6 Küchenmägde, 3 Waschfrauen. Privatwärter sind zur Zeit angestellt 1, Privatwärterinnen 2.

Pensionsberechtigung für Director, Hilfsarzt, Kassirer und 2 Verwalter.

Historische Notizen: Die Anstalt Eichberg wurde 1849 bezogen. Sie war in der ersten Anlage für die Aufnahme von 200 bis 220 Kranken eingerichtet. Mangel an Raum führte 1873/74 zur Pachtung der hauptsächlichsten Gebäude in der früheren Abtei, späteren Strafanstalt zu Eberbach und Errichtung einer Filiale. Der Krankenstand daselbst beträgt z. Z. 115. Da die Pachtzeit mit 1885 zu Ende geht, so wurde die Erweiterung der hiesigen Anstalt für die Aufnahme von 450 Kranken beschlossen. Die betr. Pläne sind bereits fertig gestellt und die Bauarbeiten werden demnächst in Angriff genommen. — „Aerztlicher Bericht über die Leistungen der Irrenanstalt zu Eberbach und Eichberg vom J. 1843—1859 vom Director Dr. Gräser in Med. Jahrb. f. d. Herzogth. Nassau 1863 Hft. 19 und 20." „Aerztliche Jahresberichte des Director Heuser von 1873—1880 abgedruckt in den Verhandlungen des Communallandtages des Regierungsbezirks Wiesbaden."

Eitorf (Rheinprovinz).

Privat-Pensionat für ca. 6 Nerven- und Gemüthskranke in freier Verpflegung des Geh. Sanitätsrathes Dr. C. F. Meyer, fr. Director der fr. dortigen Heilanstalt.

Endenich (Rheinprovinz).

Selbständige Privat-Heil- und Pflegeanstalt bei Bonn.

Aerzte: consultirender Geh. Sanitätsrath Dr. Richarz, dirig. Arzt Dr. Oebeke, 2. Arzt Dr. Heyden.

Behörde: Kgl. Regierung zu Cöln. — Station Bonn (20 Min. entfernt).

Bestand Ende	1880:	37	(24 M. 13 Fr.)
Verpflegt	„	68	(43 M. 25 Fr.)
Aufgenommen .	„	32	(22 M. 10 Fr.)
Entlassen . . .	„	31	(19 M. 12 Fr.)
Gestorben . . .	„	5	(4 M. 1 Fr.).

Zahl der Verpflegungstage 1880 für die Kranken 15023.

Angestellt: Ausser 3 Aerzten und 2 Vorsteherinnen betrug das Personal 25—27 Personen (8—9 Wärter, 9 Wärterinnen, 1 Koch, 3 Küchenmädchen, 2 Hausmädchen, Gärtner, Hausknecht etc.). Ohne Pensionsberechtigung.

Historische Notizen: Besteht seit Oct. 1844. „Allgem. Ztschr. f. Psych. Bd. XXVII. S. 249.“ Jährlicher Bericht an die Kgl. Reg. zu Cöln, mehrmals von dieser ein Auszug im Corresp.-Blatt f. Psych. veröffentlicht, sowie ein „Bericht“ für die Anstalt während der Jahre 1873 bis Ende 1878 von Dr. Oebeke.

Neu-Erkerode (bei Braunschweig).

Idiotenanstalt bei Braunschweig. Der Zweck der Anstalt ist: Schwachsinnige oder Blödsinnige aufzunehmen und dieselben durch angemessene körperliche Pflege, sittlich-religiöse Erziehung, Unterricht und geordnete Beschäftigung nach Möglichkeit zu brauchbaren Gliedern der menschlichen Gesellschaft heranzubilden (Statut). „In die Anstalt werden Blödsinnige und Schwachsinnige jeden Alters mit besonderer Berücksichtigung bildungsfähiger Kinder aufgenommen“ (Statut). Die Anstalt ist eine private, sie steht unter der Aufsicht des Staates, welche von der herzoglichen Kreisdirection Braunschweig ausgeübt wird. „Die Anstalt ist zunächst für Staatsangehörige des Herzogthums Braunschweig und für solche Personen bestimmt, welche, ohne braunschweigische Staatsangehörige zu sein, wenigstens den Unterstützungswohnsitz im Herzogthum haben oder dem Landarmenverband des Herzogthums zur Last fallen. Andere Personen können zwar widerruflich aufgenommen, müssen jedoch, sobald und soweit dies erforderlich ist, nur die beantragte und aus sonstigen Gründen nicht zu versagende Aufnahme von Personen der erstbezeichneten Art zu ermöglichen, wieder entlassen werden, es sei denn, dass sie eingekauft oder durch Gründen von Freistellen aufgenommen sind“ (Statut).

Vorsteher: Karl Palmer, Pastor. Arzt Dr. Kirchberg in Schöppenstedt. — Station Braunschweig. 2 Std. entfernt.

Zur Zeit des letzten Anstaltsberichtes befanden sich in der Anstalt: 136 Pfleglinge (Mai 1881). Der Bericht bezieht sich auf die Zeit vom 1. April 1880, dem Tage des Dienstantritts des Pastor Palmer bis Mai 1881. Er fand vor: 115 Pfleglinge, dazu traten in dem genannten Zeitraume ein: 32. Von der hieraus resultirenden Summe von 147 kommen jedoch 11 wieder in Wegfall: 5 sind gestorben, 6 entlassen.

Ausgabe. Nach der letzten Rechnung, welche sich auf den Zeitraum vom 1. April bis letzten December 1881 bezieht, ist die Ausgabe: M. 38 950. Verpflegungstage auf das ganze Jahr 1880 der Kranken: 44850, der Angestellten: 5287. Besoldungen und Remunerationen: M. 9181. Beköstigung: M. 11731. Bekleidung: M. 1684. Wäsche: M. 1082. Curkosten: M. 828 (incl. Gehalt des Arztes).

Der Begründer der Anstalt, Pastor Stutzer, verliess dieselbe am 1. April 1881. In der Kürze soll ein Pensionat für blödsinnige oder schwachsinnige Damen aus höheren Ständen eröffnet werden, etwa für 10 Personen, Minimalpflegesatz: M. 1200 per Jahr. — Das Pensionat für männliche Epileptische ist vorläufig eingegangen.

Angestellt: 29 Personen, nämlich: der Vorsteher, der Arzt, der Rechnungsführer, der Lehrer, 6 Pfleger, der Oekonom mit einem Gehülfen, der Gärtner mit einem Lehrgehülfen, der Schuhmacher, die Oberin im Mädchenhause, zugleich Vorsteherin des Anstaltshaushaltes, 7 Pflegerinnen, 1 Lehrerin, die Frau des Oekonomen, die Leiterin der Wäsche, Köchin, 2 Dienstmädchen.

Jeder Angestellte mit Ausnahme des Vorstehers ist auf Kündigung angestellt.

Erlangen (Mittelfranken).

Heil- und Pflegeanstalt, selbständig, Kreis-Irrenanstalt für Mittelfranken.

Aerzte: Director Professor Hofrath Dr. Hagen, 1. Hilfsarzt Dr. Karrer, 2. Hilfsarzt Dr. Ullrich, Assistenzarzt Dr. Köberlin.

Behörde: Kgl. Regierung von Mittelfranken. — Station Erlangen.

Bestand Ende 1880: 375 (185 M. 190 Fr.)
Verpflegt . . . „ 524 (266 M. 258 Fr.)

Aufgenommen .	1880:	167	(89 M.	78 Fr.)
Entlassen . . .	„	108	(58 M.	50 Fr.)
Gestorben . . .	„	41	(23 M.	18 Fr.).

Ausgaben: 293 074 M. (darunter 108 366 M. für Verköstigung, 21583 M. für Beheizung, 7496 M. für Beleuchtung, 1583 M. für Wäsche, 830 M. für Medicamente, 1240 M. für Unterhaltung, Belohnung und Ergötzung, 59 204 M. für Besoldungen und Löhne) bei 135 061 Verpflegungstagen der Kranken und 24 836 der Angestellten.

Angestellt: 4 Aerzte, Verwalter mit 2 Gehilfen, 2 Oberwärter mit 25 Wärter, 2 Oberwärterinnen mit 24 Wärterinnen, 2 Hausgeistliche, Köchin mit 3 Küchenmägden, Waschaufseherin, Büglerin, 2 Wäscherinnen, Gärtner, 2 Maschinisten, 2 Heizer, 4 Werkleute, Anstaltsdiener, 2 Portiers, Hausknecht, Hausmagd, insges. 84. Pensionsberechtigt sind der Director, der Verwalter und die beiden Hilfsärzte. Die Anstalt diente bisher zum klinischen Unterricht. Volontärärzte werden nicht aufgenommen.

Seit 1846 Berichte in den „Generalberichten über die Sanitäts-Verwaltung des Königreichs Bayern, herausgegeben von Dr. C. F. Majer". Der Bau der neuen Pflegeanstalt ist Herbst 1879 vollendet worden und wird dieselbe successive mit Kranken belegt.

Etoy (Canton Waadt).

Asile de l'Espérance bei Allaman im Canton Waadt, Familien-Pensionat für christl. Erziehung idiotischer Kinder.

Vorstand und Besitzer: Aug. Buchet. Arzt Dr. Zimmer in Aubonne. — Station Allaman-Aubonne. — Vorstand, dessen Schwester und 5 Gehilfen pflegen. Bis jetzt sind 31 Kinder in Pflege gewesen, i. d. R. 10. 1872 gegründet sind bisjetzt nur 2 an acuten Krankheiten gestorben.

Eupen (Reg.-Bezirk Aachen, Rheinprovinz).

Oeffentliche Irrenbewahranstalt, hauptsächlich für weibliche Irre, Abtheilung des Krankenhauses, aus Beiträgen verschiedener Wohlthäter gestiftet. Die Verwaltung geschieht meist unentgeltlich durch die Spital-Commission, deren Präsident der Oberbürgermeister, z. Z. Mooren, ist.

Arzt: dirig. Arzt Dr. C. Küpper, Spitalarzt. — Station Eupen der Zweigbahn von Herbesthal (Cöln-Lüttich).

Behörde: Kgl. Regierung zu Aachen.

Bestand Ende 1880:	34	(30 Fr. 4 M.)
Verpflegt . . . . „	41	(32 Fr. 9 M.)
Aufgenommen . „	8	(4 Fr. 4 M.)
Entlassen . . . „	4	(1 Fr. 3 M.)
Gestorben . . . „	3	(2 Fr. 1 M.).

Die Verpflegung geschieht aus der Küche des angrenzenden Spitals. Die Kosten sind von denen des Spitals nicht getrennt.

Historisch: Besteht seit 1841. Stifter war hauptsächlich der am 1. Oct. 1871 zu Aldenhoven bei Jülich verstorbene Pfarrer Aug. A. Blanchard. Seit Juli 1873 nur Aufbewahranstalt für weibliche Kranke. Seit 1876 wird die Pflege — früher von Franziskanerinnen — von weltlichem Wartpersonale ausgeübt. — Berichte an die Kgl. Regierung.

Feldhof vgl. **Graz.**

Frankenthal (Bayr. Pfalz).

Pflege- und Siechenanstalt, bestehend für 1. Blinde, 2. Taubstumme, 3. Krüppel und Gebrechliche, 4. Kranke verschiedener Art, 5. Blödsinnige, 6. Epileptische. — Vorsteher: Johannes Reiss. — Arzt: Medicinalrath Dr. Bettinger und Assistenzarzt Dr. Walter. — Station zwischen Worms und Ludwigshafen.

Gesammtzahl aller Siechen. . .	Anfang	1881:	628.
Darunter Zahl der Blödsinnigen	„	„	212.
Zahl der Epileptischen	„	„	112.

Die Anstalt besteht seit 1. Juli 1811.

Frankfurt a. M.

Heil- und Pflegeanstalt für Irre und Epileptische für den Staatskreis Frankfurt a. M. und für die ehemals Frankfurter, jetzt preussischen Dorfschaften. Selbständige Staats- jetzt Communalanstalt.

Aerzte: Geh. Sanitätsrath Dr. Heinrich Hoffmann, Dr. Aug. Lotz, 2. Arzt.

Behörde: Ein Pflegeamt von 5 Bürgern. — Station Frankfurt a. M.

Bestand Anf. 1880:	192	(89 M.	103 Fr.)
Verpflegt . . . „	321	(155 M.	166 Fr.)
Aufgenommen „	129	(66 M.	63 Fr.)
Entlassen . . . „	75	(35 M.	40 Fr.)
Gestorben . . . „	26	(13 M.	13 Fr.).

Verpflegungstage der Kranken 75453, der Angestellten 17437. Sämmtliche Ausgaben pro 1880 betrugen 171121 M. incl. 5142 M. Zinsen für eine Hypothekenschuld der Anstalt.

Angestellt: 2 Aerzte, Oberwärter, Oberwärterin, 3 Stadtboten, Werkmeister, Portier, Maschinist, Heizer, 16 Wärter, 18 Wärterinnen, Weisszeugbeschliesserin, Haushaltsgehilfin, Köchin, 3 Mägde. Ausserhalb des Hauses: Gärtner, Buchführer, 1 Hospitalschreiber, protestantischer und katholischer Geistlicher; insges. 54.

Pensionsberechtigt als Communal-Beamte sind nur die beiden Aerzte.

Historische Notizen. 1477 wurde an das Spital ein „Gefängniss für Geisteskranke" angebaut. 1649 kommt das eigentliche „Tollhaus" vor. Dies brannte 1738 ab und es verbrannten 7 Kranke, weil der Bürgermeister nicht erlaubt hatte, es zu öffnen. 1775 wurde ein neues Haus in der Klosterhospitalgasse dazu erbaut, 1783 erweitert. Am 12. Juni 1851 trat der jetzige Director sein Amt an und nun wurde eifrig reformirt. Nach seinen Plänen wurde ausserhalb der Stadt auf dem Affensteiner Felde die jetzige Anstalt gebaut und am 23. Mai 1864 mit 101 Kr. bezogen.

Früher veröffentlichte das Pflegeamt jährliche Berichte an die Bürgerschaft. „Dr. Hoffmann, Beobachtungen der Seelenstörungen und Epilepsieen in der Irrenanstalt zu Frankfurt a. M. 1851—58." Seitdem erscheint jährlich „Jahresbericht des Medicinalwesens, die Krankenanstalten etc., herausgegeben vom ärztlichen Verein." — „Anstalt für Irre und Epileptische. Vom Geh. Sanitätsrath Dr. Hoffmann" in „Frankfurt in seinen hygienischen Verhältnissen und Einrichtungen (mit 20 Tafeln). Frankfurt 1881."

Gardelegen (Prov. Sachsen).

Idioten-Anstalt, selbständig. Besitzer und Vorsteher: W. Schulze. — Arzt: Dr. Lindenberg. — Station Gardelegen (Berlin-Lehrter Bahn). — Seit 1873. — Pension: 450—1500 M. pro Jahr.

Bestand Anf. 1880: 34 (25 Kn. 9 Mädch.)
Aufgenommen „ 5 (2 Kn. 3 Mädch.)
Entlassen . . . „ 1 Kn.
Gestorben . . . „ 2 (1 Kn. 1 Mädch.).

Geseke (Prov. Westphalen).

Provinzial-Pflegeanstalt für die Provinz Westphalen, zur Pflege unheilbarer körperlich Kranker, vorzüglich solcher, die ihrer Umgebung gefährlich werden. Selbständig.

Dirig. Arzt: Sanitätsrath Dr. A. Schupmann. — Behörde: Ständische Commission zu Münster. — Station Geseke der westphälischen Bahn.

Bestand Anf. 1880: 198 (102 M. 96 W.)
Verpflegt . . . „ 216 (111 M. 105 W.)
Aufgenommen „ 18 (9 M. 9 W.)
Entlassen . . . „ 7 (6 M. 1 W.)
Gestorben . . „ 17 (9 M. 8 W.).

Unter den Verpflegten waren Blödsinnige 99 (54 M. 45 W), davon zugleich epileptisch 45 (26 M. 19 W.), ausserdem Idioten 14 (5 M. 9 W.), und eigentliche Cretins 1 W.

Besteht seit 19. Nov. 1841.

St. Gilgenberg cf. Bayreuth.

M. Gladbach (Prov. Rheinland).

1. **Hephata,** selbständige Privat-Heil- und Pflegeanstalt für blödsinnige Kinder Rheinland und Westphalens.

Director: C. Barthold, Arzt Dr. Wolf in Rheydt, Präses des Verwaltungsraths Pfr. Balke in Rheydt.

Behörde: Der Verwaltungsrath. — Station M. Gladbach.

Bestand Oct. 1881: 150 (103 Kn. 47 M.)
„ 1880: 170 (115 Kn. 55 M.).

Angestellt: Director, 3 Lehrer, 1 Lehrerin, 1 Secretär,

9 Wärter, wovon 6 Hilfswärter, 7 Wärterinnen, 2 Gehilfinnen für Küche und Hauswesen, 2 Handwerksmeister, 1 Oekonomieknecht, 1 Gärtner, 1 Maschinenwärter, 3 Mägde. Der Arzt besucht von Rheydt aus die Anstalt täglich.

Pensionsberechtigt nur der Director.

Kosten: Verpflegungskosten 59788 M., Verwaltungskosten 1302 M., ausserordentliche Ausgaben 9691 M.

Besteht seit Febr. 1859. 3 Jahre in einem kleinen Hause siedelte die Anstalt Nov. 1861 in das jetzige neu erbaute Haus über, das zu verschiedenen Zeiten durch Ausbau der Nebenflügel vergrössert resp. vollendet wurde. Ausserdem 1870 ein eigenes Directionsgebäude erbaut. Das Anstaltsgebäude enthält im Mittelbau die Heilabtheilung, im Nordflügel die Pflegeabtheilung für bildungsunfähige Blödsinnige, im Südflügel das Asyl für ältere, in der Anstalt grossjährig gewordene männliche Blödsinnige, die beschäftigungsunfähig sind. Für letztere ist ein neues grosses Gebäude im Bau begriffen, das etwa für 50—60 Pfleglinge Raum bietet und das 1882 benutzt werden wird. Die Anstalt giebt jährliche Berichte aus, deren bis jetzt 21 erschienen sind. Das Anlage-Capital ist auf 320 000 M. angewachsen, für dessen Begründung der Johanniter-Orden 54000 M. gab. Die Anstalt kann von Cöln und Aachen aus in 1½ Stunde, von Düsseldorf aus in ½ Stunde erreicht werden.

2. **Irrenanstalt des Alexianerordens**, „Alexianer Irrenanstalt", Privatanstalt zur Aufnahme, Pflege und Heilung von Geisteskranken jeder Form, jedoch nur männlichen Geschlechtes. Auch Epileptiker. Bezirk unbegrenzt.

Vorsteher: Rector, Bruder Onirinus Band. — Arzt Dr. Gödecke. — Die weitere ärztliche Verpflegung wird von den zu chirurg. etc. Hilfsleistungen ausgebildeten Brüdern des Ordens ausgeführt.

Behörde: Kgl. Regierung zu Düsseldorf. — Station Gladbach (Rheinische u. Berg.-Märk. Eisenbahn).

Bestand Ende 1880:		144 M.
Aufgenommen .	„	26 M.
Entlassen geh. .	„	14 M.
Gestorben . . .	„	5 M.

Ausgaben 1880: 70000 M. bei 39,648 Verpflegungstagen. Administrationskosten 20000 M., Verpflegungskosten 50000 M.

Angestellt: 17 Brüder incl. des Rectors, 7 Knechte, Arzt, Hausgeistlicher.

Historische Notizen: Besteht seit 1859 und hat angefangen mit 4 Brüdern und 8—10 Kranken; jetzt können 200 Kranke bequem untergebracht werden.

Schloss **Glött** (Kgr. Bayern).

Cretinen-Anstalt, private, selbständig.

Vorstand: Geistl. Rath J. Ev. Wagner in Dillingen a. Donau.

Behörde: Kgl. Reg. von Schwaben u. Neuburg. — Station Dillingen a. Donau bei Augsburg.

Bestand am 30. Sept. 1880:	88	Zöglinge
Ausgetreten	9	„
Gestorben	6	„
Aufgenommen	8	„
Bestand am 30. Sept. 1881:	81	„

Angestellt: Die Anstalt wird von Klosterfrauen aus dem Orden des heil. Franciskus besorgt. Zahl der Dienstboten 8.

Besteht seit 13. Sept. 1869. Vom Vorstande wurden 4 Berichte herausgegeben.

Gmünd (Kgr. Württemberg).

St. Vincenz, Irrenanstalt in Schwäb. Gmünd, ist Privat-Heil- und Pflegeanstalt für männliche und weibliche Geisteskranke aller Formen; zugleich nimmt sie die Geisteskranken des Oberamtsbezirks Gmünd auf, bis über deren Aufnahme in eine Staatsirrenanstalt entschieden ist. Sog. Staatspfleglinge befinden sich seit der Errichtung resp. Eröffnung der neuen Staatsirrenanstalt in Schussenried (1875) nicht mehr in der Anstalt.

Arzt: Dr. Schabel, Oberamtswundarzt. — Behörde: Kgl. Oberamtsphysicat Gmünd; bez. Kgl. Medicinalcollegium Abth. für Staatskrankenanstalten. — Station Schwäb. Gmünd an der Linie Stuttgart-Nördlingen.

Bestand Ende 1880:	95	(37 M. 58 Fr.)
Verpflegt . . . „	123	(47 M. 76 Fr.)

Aufgenommen .	1880:	36 (11 M. 25 Fr.)
Entlassen . . .	„	12 (5 M. 7 Fr.)
Gestorben . . .	„	5 (1 M. 4 Fr.).

Verpflegungstage für Männer 14281, für Frauen 19255.

Seit 1864. Die Anstalt ist neu erbaut und Eigenthum der Congregation der barmherzigen Schwestern. Die Heisswasserheizung darin hat sich seitdem erprobt. 1869 wurden an den Umfassungsmauern sich anlehnend 3 Pavillons nach Art der Amerikanischen Baracken gebaut und zur Aufnahme der verblödeten und unreinlichen Kranken bestimmt. Raum für 115 bis 120 Kranke. Bisher sind 800 Kranke verpflegt. Auf der männlichen Abtheilung sind die Schwestern durch 3 Wärter unterstützt. Seit 1874 beträchtliche Erweiterung des Gartens an der Anstalt. — „Die Heilanstalt zu St. Vincenz in Schwäb. Gmünd in ihren ersten 10 Jahren. Rechenschaftsbericht von Dr. Schabel. Ellwangen 1874. 25 S.“

Godesberg (am Rhein).

Wasser-Heilanstalt, 7 Kil. von Bonn an der linksrheinischen Bahn. Station Godesberg. Arzt: Gerber. Im Orte einige Pensionen für dazu geeignete Psychisch-Kranke unter ärztlicher Behandlung von Geh. Rath Prof. Dr. Finkelnburg.

Göppingen (Kgr. Württemberg).

Christophsbad bei Göppingen, Privat-Heil- und Pflegeanstalt, selbständig.

Besitzer: Medicinalrath Landerer Wwe. Dirigirender Arzt: Dr. G. Landerer. 2. Arzt: Dr. Lutz. Assistenzarzt: Dr. Paulus. Oekonomieinspector: R. Landerer.

Behörde: Königl. Medicinal-Collegium, Abtheilung für die Staatskrankenanstalten. — Station Göppingen, 10 Minuten entfernt, Stuttgart-Ulmer Linie.

Bestand	1. Jan. 1881:	330 (175 M. 155 Fr.)
Verpflegt	1880:	481.
Entlassen und Gestorben	„	152 (90 M. 62 Fr.).

Angestellt: 3 Aerzte, Oberinspector für Verwaltung und Landwirthschaft, Cassirer mit 2 Gehilfen, 2 Oberwärter, 2 Oberwärterinnen, 45 Wärter und Wärterinnen, 45 sonstiges Personal für Küche, Wäsche, Schneiderei, Schreinerei, Schlächterei, Bäckerei etc. Ausserdem ein evangelischer und katholischer Geistlicher und ein Musiklehrer.

Seit 1. Mai 1852. Seit 1853 wird die Anstalt als Hilfsanstalt für die Staatsanstalten derart benutzt, dass eine grössere Zahl von armen Kranken (1. Jan. 1881) theils auf Staats-, theils auf Gemeindekosten in ihr verpflegt werden gegen eine Pension von M. 1,20 täglich. Die Anstalt hat in ihrer nächsten Nähe (10 Min. entfernt) und in administrativer Einheit mit der Anstalt eine landwirthschaftliche Colonie „Freihof", auf welcher 90 Hektar bewirthschaftet werden, und namentlich ausgedehnte Viehzucht betrieben wird. Es befinden sich dort 40 männliche Kranke und die Arbeiterklasse und eine kleine Anzahl von männlichen Kranken höherer Stände. Die Kranken leben dort in völlig freien Verhältnissen und werden, nach Bedürfniss, auf längere oder kürzere Zeit in die geschlossene Anstalt zurückgenommen. Resultate sehr befriedigend. Entweichungen höchst selten. 1881 umfassender Neu- und Umbau der Männerabtheilung. Einführung der Central-Dampfheizung, Einführung der Wasserleitung, Canalisirung etc. „Berichte über den 20jährigen Bestand von Dr. Landerer und Dr. Lutz 1878 Stuttgart bei Wetzlar."

Görlitz (Schlesien).

Privat-Heil- und Pflegeanstalt für Nerven- und Gemüthskranke, Pensionat für Nervenkranke und medicinisches Pädagogium für jugendliche Nerven- und Gemüthskranke. Selbständig.

Besitzer und Director: Dr. Kahlbaum. 2. Arzt: Dr. Jäkel. Assistenzärzte: Dr. Binner, Dr. Curella.

Behörde: Regierung zu Liegnitz. — Station Görlitz.

Bestand Ende 1880:		83 (49 M. 34 Fr.)
Verpflegt . . .	„	152
Aufgenommen .	„	78
Entlassen . . .	„	62.

Angestellt: Ausser den 4 Aerzten, 1 Geistlicher, Ingenieur (zugleich Inspicient der Handfertigkeiten und Werkstätten),

2 akademische Lehrer für geistigen Unterricht, 2 Instructoren für Hand- und Kunstfertigkeiten (Modelliren, Bildschnitzen, Papparbeiten, Drechseln etc.), Rendant, 3 Abtheilungsinspectoren, Oberwärter, 24 Wärter, 3 Oberinnen, 1 Oberwärterin, 15 Wärterinnen, Wirthschaftsinspector, Gärtner, Gärtnerlehrling, Gartenarbeiter, Oberheizer, Heizer, Portier, 2 Hausdiener, 2 Kutscher, Wirthschafterin, 7 Dienstmädchen, Weisszeugbeschliesserin, 3 Stubenmädchen insg. 81.

Gegründet und neugebaut von Dr. H. Reimer 1855, erweitert von dem jetzigen Besitzer, 1882 mit einem „ärztlichen Pädagogium für jugendliche Nerven- und Gemüthskranke" versehen, in welchem eigene Lehrer für die hauptsächlichsten Schulgegenstände — Gymnasial- und Realschulfächer — sowie Handfertigkeits-Instructoren für mechanische und artistische Uebungen angestellt sind.

Göttingen (Prov. Hannover).

Provinzialständische Irrenanstalt (Heil- u. Pflegeanstalt) für die Provinz Hannover.

Aerzte: Professor Dr. L. Meyer, 2. Arzt Dr. Gerstenberg, Assistenzarzt: Dr. Kohn, Hilfsärzte: Dr. Thomsen und cand. med. Landmann. Die letzteren drei sind nur provisorisch angestellt.

Behörde: Landesdirectorium Hannover. — Station Göttingen.

Bestand Ende 1880:	357	(186 M.	171 Fr.)
Bestand Anf. „	351	(176 M.	175 Fr.)
Aufgenommen . „	77	(46 M.	31 Fr.)
Entlassen . . . „	52	(23 M.	29 Fr.)
Gestorben . . . „	19	(13 M.	6 Fr.).

Ausgaben: 228076 M. bei 127753 Verpflegungstagen der Kranken, 26245 der Angestellten. Administrationskosten 124853 M. Verpflegungskosten 103223 M.

Angestellt: 5 Aerzte, Inspector, Geistlicher, Rendant, Büreau-Assistent, Oberwärter, Oberwärterin, 28 Wärter, 27 Wärterinnen, Haushälterin, Oberwäscherin, Gärtner, Maschinist, Heizer, Anstaltsmaurer und -Heizer, Portier, Bote, 4 Knechte, 4 Mägde (82).

Pensionsberechtigt: nur Beamte mit Ausnahme des Assistenzarztes und der Hilfsärzte.

Historische Notizen: Neubau eröffnet 1866. Periodische Berichte.

Asyl Gorze (Lothringen).

Bezirks-Armenanstalt von Lothringen, dient zur Pflege von Alters- und Geistesschwachen so wie für hilfsbedürftige Personen mit Abtheilung für Geistesschwache. Sie gehört dem Bezirke Lothringen und erhält von diesem die Rastmittel, soweit dieselben nicht aus dem eigenen Vermögen noch aus den von den Gemeinden bez. Familien zu zahlenden kleinen Beiträge hervorgehen.

Director: Johann Baptist Haagen, Bürgermeister der Stadt Gorze. Arzt Dr. Bar, Kantonalarzt.

Behörde: Bezirks-Präsident von Lothringen. — Station Novéant auf der Linie Metz- (14 Kilo) Nancy.

Bestand in toto 1880:	260	(142 M. 118 W.)
Aufgenommen . . „	52	
Entlassen . . . . „	15	
Gestorben . . . . „	20	

Ausgaben: 63831 M. (an Gehältern 13799, Büreaukosten 567 M.) pro Person und Tag 61 Pf.

Angestellt: Director, Rechner, Almosenier, 9 Krankenschwestern, Pförtner, Bäcker, Oberaufseher als Angestellte. Arzt, Rasirer, 2 Dienstmägde und Küster beziehen Remuneration. Alle übrige Pflegehilfe wird aus der Anstaltsbevölkerung durch den Director gewählt.

Historische Notizen: Das Vorgebäude war früher ein Schloss des Prinzen Abbé von Gorze und dient heute zu Beamtenwohnungen, Küche, Büreau's und Magazinen. Stammt aus dem 16. Jahrhundert. Die Hintergebäude (Wohnstätte der Armen) wurden dazu 1811 durch Napoleon I. errichtet, später zu einer Kaserne verwendet und seit 1845 wieder zu einem Betteldepot eingerichtet. Seit der deutschen Regierung trägt dasselbe den Namen „Armen- und Pflegeanstalt“.

Gotha (Grossh. Sachsen-Coburg).

Privat-Heil- und Pflegeanstalt des Dr. Ortlep, früherem Arzte der öffentlichen Irrenanstalt. Letztere ist 1872 aufgelöst. — Station Gotha.

Bestand Anf. 1874: 27 (10 M. 17 Fr.).

Grafenberg (bei Düsseldorf).

Rheinische Provinzial-Heil- und Pflegeanstalt für den Regierungsbezirk Düsseldorf, ist vorzugsweise Heil-Anstalt, doch werden nach Massgabe des vorhandenen Raumes auch Geisteskranke zum Zwecke blosser Pflege darin aufgenommen.

Aerzte: Director Sanitätsrath Dr. Pelman, 2. Arzt Dr. Eickholt, und Assistenzärzte von Voigt und Gottlob.

Behörde: Der Landesdirector der Rheinprovinz. — ca. 2 Kilometer entfernt, Station Grafenberg, Berg.-Märk. Eisenbahn; die Station Gerresheim ist über 3 Kilometer entfernt.

	Bestand Anf. 1880:	400	(205 M.	195 Fr.)
	Aufgenommen . „	405	(210 M.	195 Fr.)
	Zahl der Verpflegten:	805	(415 M.	390 Fr.)
Entlassen	genesen	148	(64 M.	84 Fr.)
	gebessert	69	(36 M.	33 Fr.)
	ungeheilt	115	(58 M.	57 Fr.)
	gestorben	51	(33 M.	18 Fr.)
	in Summa	383	(191 M.	192 Fr.)
	Bestand Ende 1880:	422	(224 M.	198 Fr.),

von denen 40 M. und 35 Fr. = 75 in den 3 höheren Pensionsklassen verpflegt wurden.

Die Zahl der Verpflegungstage belief sich auf 152169 für Kranke und auf 39821 für die Angestellten, im Ganzen auf 191990. Hiernach war der Durchschnitt der in der Anstalt verpflegten Beamten 95, der kranken Männer 220, der Frauen 196, in Summa 511 Personen.

Hierfür wurden verausgabt 255918,77 M. oder pro Kopf 615,41 M. und zwar an Gehältern 53048, für Beköstigung 151910 M.

Angestellt sind: 4 Aerzte, Apotheker, Verwalter, Rendant, Beschliesserin, 2 Hilfsschreiber, 2 Geistliche, 1 Oberwärter und

1 Oberwärterin, 61 Wärter und Wärterinnen, und 31 verschiedenes Dienstpersonal, Sa. 106 Personen.

Hiervon sind pensionsberechtigt: Director, 2. Arzt, Verwalter, Rendant, Oberwärter, Oberwärterin, Maschinist, Gärtner.

Grafenberg ist eine der 5 neuen rheinischen Anstalten und wurde am 1. Juli 1876 eröffnet.

Sie ist nach dem Pavillonsystem gebaut und besteht aus 18 einzelnen Gebäuden, die zum Theil durch bedeckte Hallen unter einander verbunden sind. Das Gebiet der Anstalt umfasst etwa 32 ha., von denen 20 ha. als Ackerland benutzt werden. Ursprünglich zur Aufnahme von 300 Kranken bestimmt, ist sie seither durch vielfache Umbauten bedeutend vergrössert worden, so dass sie zur Zeit schon im Stande ist 500 Kranke aufnehmen zu können.

Anfang 1878 wurde die Anstalt in Elberfeld aufgelöst und die frischen Fälle von dort baldigst hierher gebracht.

Graz (Kronland Steyermark).

1. **Beobachtungsabtheilung des allgem. Krankenhauses** und k. k. psychiatrische Klinik der Universität Graz.

Aerzte: Prof. Dr. Freiherr von Krafft-Ebing, zugleich Primararzt der Beobachtungsabtheilung; Dr. Hugo Gugl, Assistent der Klinik, Dr. Aurel v. Zlaturovic, Secundärarzt.

Behörde: Direction des allgem. Krankenhauses bez. Landesausschuss und Universitätsministerium. — Station Graz.

Bestand Ende 1880:	31	(9 M.	23 Fr.)
Verpflegt. . . . „	663	(340 M.	323 Fr.)
Aufgenommen . „	640	(327 M.	313 Fr.)
Entlassen . . . „	606	(314 M.	292 Fr.)
Gestorben . . . „	25	(17 M.	8 Fr.).

Angestellt: 2 Wärter, 2 Wärterinnen, 1 Nachtwache, 1 barmherzige Schwester als Aufseherin.

Verpflegungstage 1880: 13 158.

Die Beobachtungsabtheilung nimmt delirende und psychisch-erregte Kranke aller Art aus den anderen Abtheilungen des Krankenhauses auf und dient als Beobachtungsstation für Individuen im Kronland Steyermark, deren Geisteszustand abnorm erscheint, zugleich als Heilanstalt für acute psychische Krankheitszustände, sofern deren Krankheitsdauer 2 Monate nicht übersteigt. Chronisch-psychisch Kranke werden der Landesirrenanstalt zugeführt.

Die Universitätsklinik ist räumlich und in der Person des Leiters mit der Beobachtungsabtheilung vereinigt. Die Verwerthung der Kranken zu Unterrichtszwecken steht dem Professor anheim. Für die klinisch verwertheten Kranken bietet der Unterrichtsfond dem Landesfond als Pflegekostenbeitrag den Pauschalbetrag von 33 Xr. pro Kopf und Tag. Abtheilung und Klinik wurden 1874 ins Leben gerufen.

2. **Steyermärkische Landes-Irrenanstalt,** öffentliche Heil- und Pflegeanstalt für das Herzogthum Steyermark.

Aerzte: Dr. Joh. Zach, Primarius, derzeit Leiter der Anstalt, Dr. H. Clodi, Dr. E. Payer, Dr. A. Samitz, Assistenzärzte.

Behörde: Landes-Ausschuss für Steyermark. — Station Puntigam.

Bestand Ende	1880:	516	(223 M.	283 Fr.)
Verpflegt. . . .	„	764	(374 M.	390 Fr.)
Aufgenommen .	„	310	(163 M.	147 Fr.)
Entlassen . . .	„	171	(88 M.	83 Fr.)
Gestorben . . .	„	77	(53 M.	24 Fr.).

Ausgaben: 181142 Gulden bei 157 082 Verpflegungstagen der Kranken, 35 770 der Angestellten. Administrationskosten 31 302 Gulden, Verpflegungskosten 149 840 Gulden.

Angestellt: Material- und Hausverwalter, Rechnungsführer, 2 Diurnisten, Portier, Amtsbote, Heizer zugleich Hausmaurer, Maschinist zugleich Hausschlosser, Wäscheaufseherin, Oberwärter, Oberwärterin, Oberköchin, 15 barmherzige Schwestern, 3 Wärter I. Classe, 2 Wärterinnen I. Classe, 4 Wärter II. Classe, 3 Wärterinnen II. Classe, 20 Wärterinnen III. Classe, Magazindiener, Kutscher, Gärtner, Melker und Fütterer, 4 Hausknechte, 4 Küchenmägde, Köchin, Schweinemagd, 3 Wäscherinnen, 2 Näherinnen, Hausschneider, Schuster, 2 Tischler.

Pensionsfähig: die Beamten, 12 von den andern provisionsfähig.

Historische Notizen: Neubau seit 1872. Der Belagraum

in der Anstaltsfiliale Lankowitz wurde auf 86 Betten erhöht. Laut Beschlusses des diesjährigen Landtages wird die Anstalt im Laufe des nächsten Jahres durch Zubau von 2 Tobabtheilungen mit 34 Isolirzellen vergrössert.

Greifswald (Prov. Pommern).

Provinzial-Irrenanstalt zu Heil- und Lehrzwecken, selbständig.

Aerzte: Professor Dr. Arndt, Assistenzarzt Dr. Lehmann. — Behörde: Landesdirector von Pommern. — Station Greifswald.

Bestand . . . . 115 (64 M. 51 Fr.)
Aufgenommen 1. Apr. 1880 bis 1. Apr. 1881: 63
Entlassen . . 1. „ „ „ 1. „ „ 57
Gestorben . . 1. „ „ „ 1. „ „ 8.

Ausgaben: 30900 M. bei 18831 Verpflegungstagen der Kranken, 4405 der Angestellten. Administrationskosten 16900 M., Verpflegungskosten 14000 M.

Angestellt: 2 Aerzte, Inspector, Rendant, Wirthschafterin, 4 Wärter, 4 Wärterinnen, Köchin, Laufbote.

Habelschwerdt (Schlesien).

Krankenhaus eines Comités, seit 1866 in der Pflege der barmherzigen Schwestern (Franziskanerinnen aus St. Moritz bei Münster). Arzt: Physikus Dr. Kuschel. — Station Habelschwerdt. In der Zahl der Kranken Bestand Ende 1881: 6 Irre.

Besteht seit 1862.

Haina (Prov. Hessen).

Landes-Hospital, öffentliche Pflegeanstalt für unheilbare männliche Geisteskranke, Epileptische, hilfslose Blinde und Gelähmte des Reg.-Bezirks Cassel mit einer Seelenzahl am 1. Dec. 1880 von 822431.

Vorsteher: Fr. Quentin. Hospitalarzt Dr. O. Scheel.

Behörde: Communalständischer Verwaltungs-Ausschuss zu Cassel. — Station Kirchhain (Main-Weser-Bahn).

Bestand Anf.	1880:	408	— 1881:	395
Aufgenommen .	„	27	— „	22
Entlassen	„	3	— „	1
Gestorben . . .	„	37	— „	27
Bestand Ende	„	395	— „	389.

Davon in Pflege Körperlich-Kranke 1880: 79, 1881: 70; Epileptische 1880: 27, 1881: 24; Geisteskranke 1880: 248, 1881: 254. In der Heimath Verpflegte 1880: Körperlich-Kranke 19, 1881: 18; Epileptische 1880: 1, Geisteskranke 1880: 21, 1881: 23.

Ausgaben 1880: persönliche: 53532 M.; sächliche 98401, (zur Unterhaltung der Gebäude 23926, für die Forste 35969, insgemein 2021) bei 133 915 Verpflegungstagen für Kranke, 3879 für Wärter und Arbeiter.

Angestellt: Vorsteher, Arzt, Hausverwalter, Rendant, Pfarrer, Organist, Oberwärter, 14 Wärter, Pförtner, Koch und Gehilfe, Gärtner, Schuster, 3 Schneider, 2 Schreinergesellen, Wagenwärter, Polizeiaufseher und Executor. Die technische Verwaltung der Forsten wird von 3 Oberförstern und 12 Unterförstern besorgt.

Pensionsberechtigung.

Geschichtliche Notizen. Seit 1533, „für arme Wahnsinnige und Presshafte" von Landgraf Philipp von Hessen bestimmt, befindet sich zum Theil noch in dem 1858 restaurirten Gebäude eines 1524 säcularisirten Cisterzienserklosters, dessen 3schiffige, Anfang des 13. Jahrh. im frühgothischen Stile erbaute grosse Hallenkirche besonders bemerkenswerth ist, vgl. „Justi, das Hospital Haina, Marburg 1803". Die Anstalt existirt meist aus eigenem Vermögen, welches aus Capitalien, mehreren Landgütern von 580 ha. von Land und Wiesen und aus 6730 ha. Wald besteht. Im Reg.-Bezirk Cassel waren 1871 bei 767 383 Seelen 2287 Blöd- und Irrsinnige.

Hall (Kronland Tirol).

Oeffentliche Landes-Irren-Heil- und Pflegeanstalt, für die gefürstete Grafschaft Tirol. Selbständig.

Aerzte: Director k. k. Sanitätsrath Dr. Anton Nagy, 1. Hilfsarzt Dr. F. Schlangenhausen, Universitäts-Docent, 2. Hilfsarzt Dr. L. Waldhart.

Behörde: Landesausschuss von Tirol. — Station Hall (Südbahn).

Bestand Anfang 1880:	265	(135 M.	130 Fr.)
Verpflegt . . . . . „	355	(179 M.	176 Fr.)
Aufgenommen . . „	90	(44 M.	46 Fr.)
Entlassen . . . . . „	81	(33 M.	48 Fr.)
Davon gestorben . „	19	(8 M.	11 Fr.).

Summa aller Ausgaben 97 653 Fl. Ö.W., der Verpflegstage 96 488. Kosten pro Kopf und Tag 1 Fl. 01 Xr. Ö.W.

Besteht seit 1830. Früher ein Klarissinnenkloster, 1783 aufgehoben, während 1820—30 zu einer Provinzialanstalt für 80 Geisteskranke umgestaltet, 1845 mit einem Bau für 20 Tobende versehen, bis 1865 Staatsanstalt, von da ab Provinzialanstalt als: Tirolische Landes-Irrenanstalt. Ein Neubau 1868 aufgeführt, für die Frauen bestimmt, daher 250 Kranke (125 M. 125 Fr.) dennoch zu klein, deshalb beschloss der Landtag am 12. October 1874, eine zweite Landes-Irrenanstalt zu errichten. Dieselbe ist in Pergine (bei Trient) gebaut, für 200 Kranke bestimmt, und wird im Frühlinge 1882 belegt werden.

Angestellt: 3 Aerzte, Kaplan, Verwalter, Diurnist, Portier, Haus- und Kanzleidiener, Oberwärter, 25 Wärter, 27 barmherzige Schwestern (welche laut Contract vom 1. Jänner 1881 an die Wartung der weiblichen Irren, Materialverwaltung, Wäscherei und Küche besorgen), Hausmaurer und Haustischler; zusammen 63.

Pensionsberechtigt: Aerzte und Beamte, die anderen bis inclusive, männliches Wartpersonal provisionsfähig; die barmherzigen Schwestern, Hausmaurer und Haustischler sind gegen kündbaren Contract angestellt. Beim Wartpersonale beginnt die Provisionsfähigkeit nach Vollendung 10jährigen Dienstes.

Halle (Prov. Sachsen).

1. **Provinzial-Irren-Heil- und Pflegeanstalt** für die Provinz Sachsen zu Nietleben bei Halle a/S.

Aerzte: Director Dr. Hitzig, ord. Professor an der Universität Halle a/S., 2. Arzt Dr. Kröner, Assistenzarzt Dr. Heimann, 1. Volontärarzt Dr. Brückner und 2. Volontärarzt Dr. Peters.

Behörde: Landes-Direction der Provinz Sachsen in Merseburg — vertreten durch den Grafen v. Wintzingerode. — Station Halle a/S. (3/4 Std. entfernt).

Bestand . Ende 1880: 560 (287 M. 273 Fr.)
Verpflegt pro 1880/81: 850 (431 M. 359 Fr.)
Aufgenommen „ 190
Entlassen. . . „ 77
Gestorben . . „ 63.

Ausgaben: bei 212 074 Verpflegungstagen der Kranken und 26 693 der Angestellten an Verpflegungskosten 183 461 M. (darunter für Beköstigung 159 861 M., für Bekleidung III. Cl. 12 718 M., für Arznei 3969 M.), an Administrationskosten 124 086 M. (darunter für Gehälter und Löhne 46 617 M., Beschaffung und Unterhaltung der Utensilien 21 132 M., Heizungsmaterial 14 821 M., Erleuchtungsmaterial 3151 M.), in Summa 307 548 M.

Angestellt: Director und I. Arzt, II. Arzt, Assistenzarzt, 2 Hilfs-(Volontair-)Aerzte, evang. Geistlicher — z. Z. vacant —, Rendant, Oekonom, Hausvater, Secretair, Büreaugehilfe, Oberwärter, 28 Wärter (Etat 31), Oberwärterin, 24 Wärterinnen (Etat 29), 2 Köchinnen, 4 Küchenmädchen, Wäscheaufseherin, 4 Waschmädchen, Maschinenmeister, Hausschlosser, Maschinist, Gärtner, Portier, Nachtwächter, Kutscher; insges. 83 Personen.

Pensionsberechtigt: nur der Director, bisher hat jedoch der Prov.-Landtag Allen, die nach der üblichen Dienstzeit weggingen, dieselbe Pension und noch mehr gewährt wie der Staat.

Historische Notizen: Besteht seit 1844 nach den Plänen des ersten Directors Geheimrath Prof. Damerow, als rel. verbundene Heil- und Pflegeanstalt erbaut. Unter dessen Nachfolger Prof. Koeppe und dem jetzigen Director Prof. Hitzig wesentlich durch Um- und Neubauten erweitert. Die Anstalt, die zu klinischem Unterricht für die Universität Halle a/S. benutzt wird, nimmt Volontärärzte auf.

2. **Heilanstalt und Pension** des Dr. med. Adolph Seeligmüller für Nervenkranke in Halle a/S. Friedrichstr. 17.

Neubau mit 24 Krankenzimmern und Warmwasserheizung (Patent Liebau). Im Hause ein Assistenzarzt, im Nebenhause der Besitzer und Director. Die Anstalt ist für Nervenleidende beiderlei Geschlechts geöffnet, nur unruhige und geistesgestörte Kranke finden keine Aufnahme. Pensionspreis pro Monat von 200 M. ab.

Hamburg (Irrenanstalt Friedrichsberg).

1. **Selbständige öffentliche Heil- und Pflegeanstalt** des Hamburger Staats für alle Krankheitsformen.

Aerzte: Dr. Reye, dirig. Oberarzt, Dr. Gutwasser 2. Arzt, Dr. Stoltenhoff und Lubrecht, Assistenzärzte.

Behörde: Krankenhaus-Collegium. — Station Hamburg (Wandsbeck).

Bestand Ende 1880:	987	(460 M.	527 Fr.)
Verpflegt . . . . „	1470	(744 M.	726 Fr.)
Aufgenommen . „	476	(267 M.	209 Fr.)
Entlassen . . . „	311	(181 M.	130 Fr.)
Gestorben . . . „	149	(89 M.	60 Fr.).

Ausgaben: 629 322 M. rest. nach Abzug des landwirthschaftlichen Betriebs 543 968 M. Verpflegungstage der Kranken 355 777, der Angestellten 60 042. Total-Ausgabe für die Person 1880: 47 879 M. Ausgabe für Lebensmittel 23 936 M.

Angestellt: Oberarzt, zweiter Arzt, 2 Assistenzärzte, Pastor (zugleich für das allg. Krankenhaus), Inspector, zweiter Beamter, Magazinverwalter, Buchhalter (zugleich für das allg. Krankenhaus), Aufnahmebeamten (desgl.), zwei Oberwärter, Bauaufseher, Mechaniker, Gärtner, Bote (zugleich für das allg. Krankenhaus), Maschinist im Waschhause, Beamte (pensionsberechtigt), 3 Schreiber, 2 Oberwärterinnen, Oberköchin, Oberwäscherin, 51 Wärter, 52 Wärterinnen, 42 Dienstboten (26 m. 16 w.) insges. 152.

Historische Notizen: Die 1864 bezogene Anstalt ist seit 1878 durch eine Irren-Siechenanstalt erweitert; die Irrenstation im allg. Krankenhause aufgehoben.

2. **Alsterdorfer Anstalten**: St. Nicolai-Stift (Bewahr-

Anstalt für geistig Gesunde), Kinderheim (für geistig Gesunde, die körperlich gebrechlich sind), Asyl für Schwach- und Blödsinnige (Erziehungs-, Pflege- und Beschäftigungs-Anstalt für Idioten).

Director: Pastor Dr. H. Sengelmann; Arzt: Dr. G. Nevile.

Behörde: ein Vorstand. — Station Hamburg.

Zöglinge:		
	körperlich und geistig gesund	19
	körperlich gesund und geistig gebrechlich . .	108
	körperlich und geistig gebrechlich	172
	körperlich gebrechlich ung geistig gesund . .	16
	*) in Summa	315

Ausgaben: M. 130 000.

Angestellt: 70 Personen.

Gr. Oekonomie, bewirthschaftend 108 ha. — 7 Pferde. 25—30 Kühe. ca. 200 Schaafe.

Die Jahresberichte werden gedruckt; ausserdem erscheinen sporadisch Blätter.

Hasserode (bei Wernigerode, Prov. Sachsen).

„Zum guten Hirten", öffentliche Erziehungsanstalt für schwachsinnige und blödsinnige Mädchen, selbständig, für die Provinz Sachsen und das Herzogthum Anhalt.

Vorsteher: Hausvater W. Schmidt, Arzt: Sanitätsrath Dr. Friederich, Kreisphysikus zu Wernigerode. — Station Wernigerode, ½ Stunde entfernt, Linie Heudeber-Wernigerode.

Die Anstalt steht unter der Oberaufsicht des Gräflich Stolberg-Werniger. Consistoriums zu Wernigerode, unter einem Verwaltungsrath und Vorstand, dessen Vorsitzender der Pastor O. Wackernagel zu Hasserode ist.

Bestand . .	1880:	27	Mädchen
Verpflegt . . .	„	32	„
Entlassen . . .	„	6	„
Aufgenommen	„	5	„
Gestorben . .	„	2	„ .

Ausgaben 1880: M. 10 989 bei 9621 Verpflegungstagen der

*) 1880 aufgenommen 68; abgegangen 55; davon gestorben 20.

Kranken und 1275 der Angestellten (resp. 3100 incl. der Kinder der Angestellten).

Angestellt: Hausvater und Frau, Lehrerin, Magd. Die Anstalt besteht seit 9. Juni 1861, ist seit 1868 in dem gegenwärtigen Anstaltsgebäude. Seit 1878 werden jährliche Berichte veröffentlicht.

Hausen (Gemeinde Bremscheid, Kreis Neuwied, Rheinprovinz).

Irren-Heil- und Pflegeanstalt **„St. Josephs-Haus"** für Männer. Gestiftet am 17. Dec. 1873 von Rector Lorenz Kröll, gen. Bruder Joseph im St. Josephshause.

Eigenthümer und Vorsteher: Lorenz Kröll, gen. Bruder Joseph. — Arzt: Dr. Freudenhammer. — Station Neuwied. Anzahl der möglichen Plätze 55 (1. Cl. 8, 2. Cl. 12, 3. Cl. 35). Anzahl der eingerichteten Plätze 45 (1. Cl. 4, 2. Cl. 6, 3. Cl. 35).

Verpflegt im Jahre 1880: 31 M.
Bestand . . Ende „ 27 M.

Angestellt: 3 zum Orden gehörige Wärter, 1 Verwaltung.

Ausgaben: 9500 M. Pension 30—100 M. pro Monat.

Heidelberg (Baden).

Universitäts-Irrenklinik.

Aerzte: Vorstand Prof. Dr. Fürstner, Assistenzärzte Dr. Zacher, Dr. Greiff.

Behörde: Grossh. Bad. Ministerium des Cultus und Unterrichts. — Station Heidelberg.

Bestand	Anf. 1880:	91
Bestand	Ende „	102
Aufgenommen	„	152
Entlassen und gestorben	„	141.

Angestellt: 3 Aerzte, 1 Verwaltungsassistent, Oberwärter, Oberwärterin, Köchin, Portier, Maschinist, Heizer, 9 Wärter, 9 Wärterinnen.

Kosten: 83 961 M., Verpflegung pro Tag und Kopf 1,77 M.

Besteht seit October 1878. Die Gesammtzahl der Aufnahme bis zum 1. Januar 1881 betrug 361.

Heppenheim (Grossh. Hessen).

Grossh. Hessische Landes-Irrenanstalt. Oeffentliche Heil- und Pflegeanstalt.

Aerzte: Director Geh. Medicinalrath Dr. Ludwig. Assistenzärzte: Medicinalrath Dr. Werlé (seit 1866), Dr. Wittich (seit 1873). Einjährig-freiwilliger Hilfsarzt Dr. Stühlinger.

Behörde: Grossh. Provinzial-Direction Starkenburg in Darmstadt. — Station Heppenheim an der Bergstrasse (Main-Neckar-Bahn).

Bestand Ende des Etatsjahres (1. April 1881)	396	(192 M. 204 Fr.)
Verpflegt pro 1880/81:	524	
Aufgenommen „	128	
Entlassen . . „	81	
Gestorben . . „	41.	

Ausgaben: 275 983 M. bei 145 150 Verpflegungstagen der Kranken, 27 714 der Angestellten. Administrationskosten 42 343 M. Verpflegungskosten 233 641 M.

Angestellt: 1 Director, 2 Assistenzärzte, 1 Verwalter (zugleich Rechen- und Baumeister), 4 Beamte. 2 einj.-freiwillige Hilfsärzte, 1 Oberwärter, 1 Oberwärtergehilfe, 1 Oberwärterin, 1 Oberwärteringehilfin, 26 Wärter, 27 Wärterinnen, 1 Küchenhaushälterin, 1 Köchin, 6 Küchenmädchen, 1 Weisszeugbeschliesserin, 7 Waschmädchen, 1 Kutscher, 2 Hausknechte, 1 Gärtner, 3 Büreaugehilfen — 82 Angestellte und Bedienstete. Die einjährig-freiwilligen Hilfsärzte werden durch das Grossh. Ministerium ernannt, alle übrigen von dem Director angenommen und entlassen.

Pensionsberechtigt und ernannt durch Decret des Grossherzogs sind nur die ersten 4 Beamten.

Historische Notizen. Seit 1866 ein Neubau. 1877/78 und 1881 bauliche Erweiterungen.

Herischdorf (bei Warmbrunn in Schlesien).

Pensionat für Geisteskranke der verw. Frau Hauptmann Natalie Lenz. Arzt Dr. Höhne.

Herrenalp (Schwarzwald).

Wasserheilanstalt im Würtembergischen Schwarzwalde zwischen Karlsruhe, Wildbad und Baden-Baden. Nächste Eisenbahnstation: Ettingen.

Besitzer und Director: Oberstabsarzt Dr. Tüllmann.

Neben anderen Krankheiten werden behandelt: Nervenkrankheiten, Hypochondrie, Hysterie, Neuralgien und Lähmungen.

Herthen (Amt Lörrach, Poststation Rheinfelden).

St. Josephs-Anstalt für Cretinen, Privatanstalt auch für andere Schwach- und Blödsinnige. Pfarrer Rolfus in Herthen und Stadtpfarrer Danner in Säckingen gründeten die Anstalt am 30. Juni 1879, und führen zugleich die Direction. Die Obsorge haben die barmherzigen Schwestern und widmen sie Kindern jeder Confession und jeden Geschlechtes. Auch epileptische werden aufgenommen.

Aerzte: Bezirksarzt Rehmann aus Lörrach und Assistenzarzt Lippert. Bildungsfähige sind nur wenige. Pension 200 M. pro Jahr. Bis jetzt sind 74 Pfleglinge aufgenommen (darunter 2 aus Elsass, 6 aus der Schweiz, 2 aus Bayern, 2 aus Preussen, 1 aus Lothringen).

Hildburghausen (Herzogth. Sachsen-Meiningen).

Irren-Heil- und Pflegeanstalt, Staatsanstalt. Ausser den Inländern finden laut Staatsvertrag vom 8. April 1869 noch 50 Kranke aus dem Herzogthum Coburg-Gotha und 25 Kranke aus dem Fürstenthum Schwarzburg-Rudolstadt Aufnahme. Ende 1880 waren aus Hzth. Coburg-Gotha 65 Kr., mithin 15 über die vertragsmässige Zahl, und aus Fürst. Schwarzburg-Rudolstadt 27 Kranke, mithin 2 über die vertragsmässige Zahl zur Aufnahme gelangt. Ausserdem werden noch geisteskranke Militairpersonen vom 11. Armeecorps nach einer mit der Intendantur getroffenen Vereinbarung aufgenommen.

Aerzte: Director Medicinalrath Dr. Ed. Liebmann. Assistenzarzt Berthold Popper.

Behörde: Hzgl. Staatsministerium, Abth. des Innern, in Meiningen. — Station Hildburghausen der Werra-Bahn.

Bestand Ende 1880: 278 (153 M. 125 Fr.)
Verpflegt . . . „ 349
Aufgenommen . „ 81
Entlassen. . . . „ 46
Gestorben . . . „ 25.

Ausgaben: 116 000 M. bei 101 599 Verpflegungstagen der Kranken, 12743 der Angestellten (Administrationskosten 26 740 M., Verpflegungskosten 94 500 M.).

Angestellt: 2 Aerzte, Verwalter, Buchhalter, Büreaugehilfe. Oberwärter, Oberwärterin, 16 Wärter, 13 Wärterinnen, Hausdiener, Köchin, Oberwäscherin, 5 Dienstmägde, Pferdeknecht.

Pensionsberechtigt: Director, Verwalter, Buchhalter.

Historische Notizen: Seit 1866 wurde die von 1862 an neugebaute Anstalt durch 54 Kranke aus der mitten in der Stadt befindlichen Anstalt bezogen. 1870 wurde sie baulich vollendet, 1873 mit einem nahe gelegenen Oekonomiegebäude und 10 Kranken versehen. Gegenwärtig ist sie überfüllt und ein Erweiterungsbau geplant. Vorläufig wurde ein nahe gelegener, nur 10 Minuten von der Anstalt entfernter Wirthschafts- und Oekonomiehof, die sogenannte Karolinenburg angekauft und dieser als Ackerbaucolonie eingerichtet, mit 20 Pfleglingen und 2 Wärtern besetzt.

Hildesheim (Provinz Hannover).

Provinzialständische Heil- und Pflegeanstalt. Selbständig.

Aerzte: Director Geh. Sanitätsrath Dr. Snell, 2. Arzt Dr. Dittmar, 1. Hilfsarzt Dr. Tannen, 2. Hilfsarzt Dr. te Gempt, 3. Hilfsarzt Dr. Fries, 4. Hilfsarzt Dr. Heise.

Oberbehörde: Landesdirectorium und ständischer Ausschuss. — Station Hildesheim.

Bestand . . . . . am 1. Jan. 1880: 745 (404 M. 341 Fr.)
Aufgenommen im Laufe des Jahres: 128 (80 M. 48 Fr.)
Entlassen . . . . 78 (39 M. 39 Fr.)
Gestorben . . . . 56 (40 M. 16 Fr.)
Bestand . . . . Ende 1880: 739 (405 M. 334 Fr.).

Ausgabe pro 1880: Gesammtausgabe 519 582 M., Besoldungen 38 342 M., Löhne für Wart- und Dienstpersonal 36 300 M.,

Baukosten a. ordinäre 19 472. b. extraordinäre 14 354 M. Für Beköstigung 199 358 M. Die Beköstigung pro Kopf und Tag betrug in der 1. Verpfl.-Classe 170,117 Pf., in der 2. Verpfl.-Classe 123,054 Pf., in der 3. Verpfl.-Classe 53,213 Pf. Die Gesammtkosten betrugen für einen Kranken pro Jahr 517 M., pro Tag 1 M. 41 Pf.

Angestellt sind: 6 Aerzte, 1 Inspector, 1 evangelischer Geistlicher, 1 katholischer Geistlicher, 1 Lehrer, 1 Rendant, 1 Büreauassistent, 3 Hausverwalter, 3 Oberaufseher, 2 Oberaufseherinnen, 52 Wärter, 42 Wärterinnen, 3 Haushälterinnen, 1 Oberwäscherin, 12 Knechte, 18 Mägde, 1 Gärtner.

Pensionsberechtigt: die Anstaltsbeamten. Die Wärter und Wärterinnen erhalten bei Dienstunfähigkeit fortlaufende Unterstützungen.

Die Anstalt besteht seit 1827, Stiftungsfeier den 30. Mai 1877. Dieselbe hat 4 Abtheilungen 1. die Heilanstalt (circa 230 Kranke), 2. die Pflegeanstalt für Männer (220 Kr.), 3. die Pflegeanstalt für Frauen (260 Kr.), 4. die Colonie in Einum (54 Kr.).

Hochweitzschen (Kgr. Sachsen).

Kgl. Irrensiechen-Anstalt, öffentlich, selbständig, für Sieche aller Krankheitsformen, Neubau.

Vorstand: Anstaltsinspector von Germar. Arzt Dr. Matthäs.

Behörde: Kgl. Ministerium des Innern. IV. Abth. Aerztlicher Commissar und Bezirksarzt ist der Director in Colditz Dr. Köhler. — Station Klosterbuch bei Leisnig (Leipzig-Döbeln-Dresdner-Bahn), $^1/_2$ Std. entfernt.

Bestand . . Anfang 1880: 375 (242 M. 133 Fr.)
Aufgenommen 1880 (M. aus
Colditz, Fr. aus Hubertusburg) 108 (92 M. 16 Fr.)
Gestorben . . . . 1880: 104 (92 M. 12 Fr.)
Bestand . . . . Ende 1880: 379 (242 M. 137 Fr.).

Ausgaben: 138 410 Verpflegungstage. 101 204 M. Administrationskosten (incl. Erweiterungsbau), 87 190 M. Verpflegungskosten.

Angestellt: 1 Anstalts-Catechet, 4 Expeditionsbeamte,

1 Küchen- und 1 Waschhaus-Aufseherin, 1 Wundarzt und Hausvater, 1 Aufseher bei den Verpflegten, 1 Oberwärter, 2 Oberwärterinnen, 36 Wärter und 16 Wärterinnen, 1 Thoraufseher, 1 Maschinenwärter, 1 Gehilfe desselben, 2 Hausarbeiter, 1 Bote, 1 Schirrkammerarbeiter, 1 Maurer, 1 Nachtwächter, 15 Küchen- und Waschmädchen.

Eröffnet Dec. 1879.

Hofheim (Grossh. Hessen).

Grossh. hessisches Landeshospital; öffentliche Irren-Heil- und Pflegeanstalt für das Grossherzogthum Hessen.

Aerzte: Dr. Sehrt, Director und erster Arzt. Assistenzarzt Dr. Bieberbach. 2. Assistenzarzt Dr. Jüngst.

Behörde: Grossh. Provinzialdirection Starkenburg. — Post und Station Goddelau-Erfelden (Riedbahn).

Bestand . . . . . . am 1. April 1881:	408	(213 M.	195 Fr.)
Verpflegt v. 1. Apr. 1880 bis 1. Apr. 81:	461	(230 M.	231 Fr.)
Aufgenommen	66	(25 M.	41 Fr.)
Entlassen	32	(8 M.	24 Fr.)
Gestorben	21	(10 M.	11 Fr.).

Ausgaben: 224 496 M. bei 147 968 Verpflegungstagen der Kranken, 24 162 M. des Personals, für Gehälter und Löhne 36 193 M., Verspeisung 112 778 M., Getränke 12 651 M., Mobilien 3972 M., Weisszeug, Kleider und Bettwerke 24 080 M., Heizung und Beleuchtung 14 186 M. Aerztliche Behandlung der Pfleglinge 1797 M. Unterhaltung und Zerstreuung der Pfleglinge 1297 M.

Angestellt: 3 Aerzte, 1 Hausverwalter (zugleich Rechner), 1 Oberwärter, 1 Oberwärterin, 22 Wärter, 22 Wärterinnen, Küchenhaushälterin, Köchin, 5 Küchenmägde, Weisszeugbeschliesserin nebst Gehilfin, 4 Waschmägde, Tischler, Gärtner, Bäcker, Pferdeknecht, 3 Büreaugehilfen, 2 Büreaudiener. Summa 71.

Pensionsberechtigt: die 3 Aerzte und der Verwaltungsbeamte.

Historische Notizen: Seit 1533 von Landgraf Philipp dem Grossmüthigen gegründet, früher zugleich Siechenhaus. Seit mehreren Jahren ist in dem nahen Crumstadt eine Kranken-

Kolonie gegründet, die in stetem Wachsthum begriffen. Sie hat z. Z. 13 Personen (3 M. 10 Fr.), welche in 6 bekannten Familien untergebracht sind. Letztere beziehen aus der Unterstützungskasse in Hofheim jährlich ca. 100 M. und von den Verbänden Kostgeld. Die Aerzte der Anstalt überwachen sie.

Holzkamp (bei Bremen).

Privat-Pflegeanstalt für Irre.

Director Gutsbesitzer Fr. Breithaupt. Arzt (nicht in der Anstalt) der Amtsarzt Dr. v. Harbonn in Delmenhorst (Grossh. Oldenburg).

Behörde: Grossh. Oldenb. Staatsministerium bezw. Landphysikus Dr. Richter als Aufsichtsbehörde. — Station Delmenhorst bei Bremen.

Bestand . Anf. 1880: 15
Entlassen geheilt „ 1
Bestand . Ende „ 17.

Angestellt: Director und seine Familie; ausserdem Wärter und Wärterinnen. Besteht seit 1838.

Hornheim (bei Kiel in Schleswig-Holstein).

Jessen'sche Privat-Heil- und Pflegeanstalt, selbständig, mit 20 Morgen Areal auf einem Plateau mit Aussicht auf den Kieler Hafen.

Director und Besitzer: Dr. W. Jessen, Mitglied des Medicinalcollegii und Privatdocent. — Station Kiel, $^1/_2$ Std. entfernt. Neubau, am 1. Oct. 1845 für 60 Kranke eröffnet.

Schloss **Hoym** (Hzgth. Anhalt).

Landes-Siechenanstalt, altes durch Neubauten erweitertes Schloss mit schönem Park, für körperlich Sieche auf dem einen, für Idioten und Irren-Sieche auf dem andern Flügel bestimmt.

Behörde: Landarmen-Direction in Dessau. Arzt: Dr. Thamhain (wohnhaft in der Stadt). — Station Frose i. Anhalt, $^1/_2$ Meile entfernt.

Bestand der Idioten und Irren ca. 80 Männer und Frauen.

Angestellt: Diaconissen aus Nowawess seit 1881, früher aus Neuendettelsau. Oberin, Wirthschafterinnen, 3—4 Pflegerinnen. Wirthschaftsinspector zugleich Rendant, Maschinist, Heizer, Gärtner, Kutscher, 1—2 Wärter, mehrere Dienstmädchen.

Eröffnet 1877.

Hub (Baden).

Kreis-Pflege-Anstalt der Kreise Baden und Karlsruhe. Selbständig.

Director: Dr. Borell. Assistenzarzt: vacat.

Behörde: Verwaltungsrath. — Station: Ottersweier und Bühl.

Bestand . . . . 1. Januar 1882: 500 (301 M. 199 Fr.)
Secundär Geisteskranke . . . . . . „ 86 (33 M. 53 Fr.)
Idioten, angeb. Schwach- und Blödsinnige: 123 (73 M. 50 Fr.)
Epileptiker mit und ohne Schwachsinn: 39 (25 M. 14 Fr.)
Körperlich Kranke und Gebrechliche . . 252 (171 M. 81 Fr.).

Ausgaben 1881: 173 574 M. bei 179 900 Verpflegungstagen ohne Dienstpersonal.

Angestellt: Director, Verwalter, Buchhalter, Magazinier, Oberwärter, Oberwärterin, Köchin, Bäcker, Weisszeugbeschliesserin, Näherin, Wärter 9, Warterinnen 9, Küchenmagd. Schuster und Schneider sind zugleich Wärter.

Besteht seit 1. Oktober 1874. Der alte Bau war vorher das durch seine Therme bekannte Hubbad. September 1879 kam dazu ein grosser Neubau für Geisteskranke.

Hubertusburg (Königreich Sachsen).

Pflegeanstalt, selbständig im Verbande einer Anzahl Pflegeanstalten, bestimmt für unheilbare weibliche Irre des Königreichs Sachsen und für bildungsunfähige Kinder beiderlei Geschlechts desselben Landes.

Director: Geheim. Medicinalrath Dr. Ehrt, Anstaltsarzt und stellvertretender Director Dr. Felgner, Anstaltsarzt Dr. Lommatsch, Anstaltsarzt Dr. Böhme.

Behörde: Königl. Sächs. Ministerium der Innern. — Station Dahlen (Leipzig-Riesa-Dresden).

	a. im Pfleghaus für weibl. Irre:		b. in der Kinderstation für bildungsfähige Kinder:
Bestand .	Ende 1880:	1139	223 (127 M. 96 W.)
Verpflegt	„	1102	215 (124 M. 91 W.)
Aufgenommen . .	„	165	40 (28 M. 12 W.)
Entlassen	„	20	8 (7 M. 1 W.)
Versetzt in andre Irrenanstalten . .	„	16	— (— M. — W.)
Gestorben	„	62	15 (12 M. 3 W.).

Erziehungsanstalt für bildungsfähige blödsinnige Kinder mit dem Bestande am 1. Jan. 1881 von 82 (56 M. 26 W.).

Zahl der Verpflegungstage in der Irrenversorganstalt 403 395, in der Kinderstation 78 712, der Verpflegungstage des Wartepersonals und der Bediensteten in der Irrenversorganstalt 32 075, in der Kinderstation 1464. — Der Ausgabe-Etat ist betreffs des Irrenversorghauses und der Kinderstation nicht genau zu präcisiren, da Einrichtungen und Verpflegung mit den übrigen Anstalten gemeinschaftlich sind.

Angestellt. Für Irrenversorganstalt und Kinderstation sind allein angestellt: Hausmeister, Hausvater, Oberin, 6 Aufseherinnen, 2 Maschinenwärter, Waschvorgesetzte, Thorwärterin, 3 Oberwärterinnen, 90 Wärterinnen, 4 Wärter, mit den übrigen Anstalten 5 Aerzte und 2 evangelische Geistliche, 1 Organist, 1 Lehrer und 13 Personen im Expeditionsberuf, sowie 28 zum allgem. Aufsichts-Wach-Thordienst, Küchendienst; insgesammt: 160.

Sämmtliche Beamte sind pensionsberechtigt, incl. des Personals der Bediensteten und Wärterinnen. Für das dem Staatspensionsinstitut als Staatsdiener nicht angehörige niedere Beamtenpersonal besteht eine besonders dazu begründete Wärterkasse (für alle Landesanstalten).

Die Anstalt nimmt Volontairärzte als Extraneer auf.

Historische Notizen. Besteht seit 1851. Nachdem nämlich in das mit den Strafanstalten zu Hubertusburg vereinigte Landkrankenhaus schon vorher einige Male Kranke aus der überfüllten Anstalt Colditz versetzt worden waren, darunter unheilbare weibliche Irre, erfolgte 1851 die Ueberführung aller in Colditz befindlichen weiblichen Pfleglinge nach Hubertusburg, das inzwischen grosse Neubauten erhalten hatte. Die Kinderstation wurde 1846 errichtet, um den vielen bildungsunfähigen Kindern, welche bei Gelegenheit der 1845 erfolgten Gründung einer Erziehungsanstalt für bildungsfähige Kinder neben solchen eingeliefert worden waren, ein Asyl zu gründen. Colonie Reckwitz.

Periodische Berichte finden sich im Jahrbuch des Landes-Medicinal-Collegii des Königreichs Sachsen.

Illenau (Grossh. Baden).

Heil- und Pflegeanstalt bei Achern, Staatsanstalt für das Grossh. Baden. Ausgeschlossen Idioten, Blödsinnige höheren Grades, Epileptische.

Aerzte: Director Geheimrath Dr. C. Hergt, 2. Arzt Geh. Hofrath Dr. H. Schüle, Medicinalrath Dr. A. Otto, Hilfsarzt O. Kretz, Hilfsarzt f. M. Dr. Nadler, Hilfsarzt f. M. Dr. Stark.

Behörde: Grossh. Verwaltungshof und Ministerium des Innern. — Station Achern, 20 Min. entfernt.

Bestand Anf.	1881:	482	(238 M.	244 Fr.)
Verpflegt . . .	„	706	(340 M.	366 Fr.)
Aufgenommen	„	224	(102 M.	122 Fr.)
Entlassen . . .	„	197	(94 M.	103 Fr.)
Gestorben . . .	„	23	(10 M.	13 Fr.).

Ausgaben: 627 713 M. (Steuern und Umlagen 925, Betrieb der Oekonomie 222 608, Beschäftigung der Pfleglinge 14 111, Aufwand für Gebäude und Grundstücke 13 151, gegen Feuersgefahr 441, Verpflegungskosten 198 933, Heilkosten 16 875, Kleider 12 134, Betten 9827, Zimmer und Geräthe 5907, Heizung 13 779, Beleuchtung 5751, Reinigung 11 897, Kirchen und Schule 498, Belohnung 2164, Transport und Beerdigung 184, Besoldungen 25 160, Wohnungsgeldzuschüsse 775, Gehälter 69 099, Wohnungszuschüsse 1405, Bureaubedürfnisse 869, Visitations- und Sturzkosten 26, Porto 1027, Insgemein 156 M.) Bei 175 500 Verpflegungstagen der Kranken und 52 308 der Angestellten.

Angestellt: 6 Aerzte, Verwalter, evang. und kath. Geistlicher, Musiklehrer, Directionsgehilfe, Buchhalter, Verwaltungsgehilfe, Actuar, Scribent, Oekonom, Hausmeister. 2 Oberwärter,

28 Wärter, 11 Privatwärter, 3 Oberwärterinnen, 23 Wärterinnen, 24 Privatwärterinnen, Apotheker, Stösser, 5 Werkmeister, Thorwart, Kanzleidiener, Nachtwächter, Gebietswächter und Postbote, Heizer, Brunnenmeister, Bademeister, 2 Gärtner, Köchin, 8 Küchenmädchen, Metzger, 2 Kutscher, 2 Melker, 2 Bäcker, Schreinergehilfe, Schustergehilfe, Schlossergehilfe, Weisszeugbeschliesserin, 12 Waschmädchen, Strassenwart.

Pensionsberechtigt: 3 Aerzte, Verwalter, 2 Geistliche. Von den Bediensteten pensionsfähig erklärt: 45 m. und 34 w. Angestellte. Aerzten (Allg. Ztschr. f. Psych. Bd. X S. 73) ist ein 3 monatl. Aufenthalt gestattet. — „Allg. Ztschr. f. Psych. Bd. I. S. 214.“ „Illenau, Heidelberg, Winter 1852.“ „Illenau, mit Ansichten und Plänen. Karlsruhe, 1865.“

Ilten (bei Hannover).

Privat-Irren-Heil- und Pflegeanstalt, für Kranke beiderlei Geschlechts und ausnahmslos für alle Formen geistiger Störung.

Aerzte: Director und Besitzer Dr. Ferd. Wahrendorff, Geh. Sanitätsrath. 2. Arzt Dr. Herm. Hesse.

Seit 1878 datirt eine Umgestaltung und bedeutende Erweiterung der Anstalt durch Neubauten und Terrainerwerbungen sowie durch vertragsmässige Uebernahme von Kranken aus den provinzialständischen Anstalten der Provinz Hannover.

Seitdem 2 Abtheilungen.

1) Erste Abtheilung bildet das Pensionat der Anstalt bestimmt für Geisteskranke leichteren und schwereren Grades aus den wohlhabenderen Ständen, enthält 60 Plätze resp. Einzel-Wohnungen in dem eigentlichen Anstaltsgebäude, dem ehemaligen Amthause und 4 anderen durch zwischenliegende Parks getrennten Gebäuden.

2) Die eigentliche Pflegeabtheilung gebildet durch einzelne directe Aufnahmen vorzugsweise aber durch Aufnahme von Kranken 3. Classe aus den hannoverschen öffentlichen Anstalten.

Die genannten beiden Abtheilungen enthielten am 1. Nov. d. J. 1881 an Kranken:

1. Das Pensionat = 48 (21 M. 27 Fr.).

2. Das **Pflegehaus** und die **Pflegeabtheilung**, davon 25 der Colonie angehörig. = 132 (107 M. 25 Fr.).

Bestand Anf.	1880:	162
Aufgenommen .	„	77
Entlassen . . .	„	38
Gestorben . . .	„	7.

Zahl der Verpflegungstage für die 1. Abtheilung 17 695, für die 2. Abtheilung 38 005, der Angestellten etc. 20 302.

Zahl der Beamten und des gesammten Dienstpersonals: 2 Aerzte, 1 Inspector, 1 Gehilfe desselben, 1 Oberaufseherin, 1 Gesellschafterin, 1 Wirthschafterin, 2 Gehilfinnen derselben, 2 Wirthschaftselevinnen, 1 Oberwärter, 1 Haushälterin, 17 Wärter, 15 Wärterinnen, 2 Gärtner, 2 Gartenburschen, 6 Kutscher, Knechte und Arbeiter, 9 Mägde. Summa 64 Personen.

Seit einem Jahre wird für Ilten und nächste Umgebung der Anfang mit einer Familien-Irren-Pflege gemacht und sind bislang c. 20 Kranke beiderlei Geschlechts in Familien untergebracht den bisherigen Erfahrungen nach mit günstigem Erfolge.

Inzersdorf vgl. **Wien.**

Jena (Grossh. Sachsen-Weimar).

1. **Grossherzogl. S. Landes-Irren-Heilanstalt.** Dieselbe ist sowohl Landes-Anstalt für das Grossherzogthum Weimar, als auch auf Grund des Staatsvertrags vom März 1858 und Erneuerung desselben vom October 1879 für das Fürstenthum Schwarzburg-Sondershausen.

Aerzte: Director Prof. Dr. F. Siebert. 1. Hilfsarzt: Dr. Helmkampf. 2. Hilfsarzt (Volontairarzt) Cand. med. König.

Behörde: Grossherz. S. Staatsministerium, Departement des Innern. — Station: Jena (der Saalthalbahn).

Bestand . . . . Anfang	1880:	138	(77 M.	61 Fr.)
Zahl der Verpflegten . . .	„	232	(124 M.	108 Fr.)
„ „ Aufgenommenen	„	95	(45 M.	50 Fr.)
„ „ Entlassenen . . .	„	77	(37 M.	40 Fr.)
„ „ Gestorbenen . .	„	17	(10 M.	7 Fr.).

Auslagen: Gesammtzahl der Verpflegungstage: 60 577 im Jahre 1880, und zwar: 366 Tage der Inspector (definitiv angestellt), 732 Tage 2 Assistenzärzte (widerruflich angestellt), 6809 Tage 7 Wärter, 1 Schliesserin, 2 Heizer, 7 Wärterinnen, 1 Kochfrau, 1 Küchenmagd (sämmtlich auf Kündigung angenommen), 52 670 Tage Pfleglinge. Die Administrationskosten betrugen 1880: 40 010 M. (5052 M. Besoldungen excl. dem Kassirer, der für sämmtliche Landesheilanstalten gemeinsam angestellt ist). 5402 M. Löhne, 126 M. Instrumente, 8100 M. Inventar, 12 649 M. Heizung und Beleuchtung, 272 M. Wäsche für selbstzahlende Pfleglinge (die übrige Wäsche wird in der für alle Heilanstalten gemeinschaftlichen Waschanstalt besorgt). 782 M. kleine Baulichkeiten, 467 M. Schreibmaterialien, 7158 M. Insgemein. Die Verpflegungskosten betrugen: 42 393 M. als: 41 640 M. für Beköstigung (Selbstverwaltung), 753 M. für Arzneien, Verbandzeug u. dgl.

Gesammtausgabe: 82 404 M.

Es beträgt (bei 52 670 Verpflegungstagen der Kranken) der Aufwand pro Kopf und Tag für den Pflegling: 1 M. 56 Pf. (incl. Verwaltung) oder 80 Pf. für Beköstigung und Medicamente.

Die Gesammtausgaben wurden für das Jahr 1880 in folgender Weise gedeckt: I. Beitrag der Staatskasse 12 506 M. 52 Pf. II. Zuschuss der Kranken (selbstzahlender und Vergütung für Staatskassenkranken aus Weimar und Sondershausen 68 874 M. III. Abgewährung aus dem Arbeiterverdienst 900 M. IV. Insgemein 123 M. 75 Pf.

Der etatsmässige Zuschuss aus der Staatskasse ist für die dreijährige Finanzperiode auf: 17 355 M. pro anno fixirt, es blieb demnach für das Jahr 1881 ein Ueberschuss (Reservefond) von 4848 M.

Historische Notizen. Die Irren-Heil- und Pflegeanstalt zu Jena wurde gegründet 1804 und war bis 1822 mit dem Landkrankenhause verbunden. Von da ab war sie selbständig. An die Stelle der alten, unzweckmässigen Irren-Heil- und Pflegeanstalt ist seit dem 1. Nov. 1879 die neue Irren-Heilanstalt getreten. Mit diesem Tage hörte die Irren-Kolonie Kapellendorf (Filiale der alten Anstalt) auf und wurde durch die agricole Anlage zu Blankenhain (Karl-Friedrich-Hospital) ersetzt.

Die neue Anstalt, von Gropius und Schmieden (Berlin) erbaut, liegt am Südabhang des Landgrafenberges und besteht bei 130 Meter Frontlänge aus drei Hauptgebäuden, die im Souterrain- und Erdgeschoss durch Zwischenbauten verbunden sind. Der Mittelbau dient der Verwaltung, auch wohnen hier in 2 Etagen die meistzahlenden, ruhigen Kranken (Tarif I). Die beiden Seitengebäude enthalten die Kranken II. und III. Tarifs und zwar das östliche die Männer, das westliche die Frauen. Die Anstalt verfügt über Felder und umfängliche Gärten, die nach Geschlechtern und den Klassen abgetrennt sind (zusammen etwa 900 Ar). Mitten in der Trennungslinie hinter dem Verwaltungsgebäude ist in 33 Met. Entfernung ein kleineres Gebäude errichtet, in welchem sich ausser zwei Versammlungszimmern (Lese- und Billardzimmer) ein reich verzierter, auch für den Gottesdienst benützter Festsaal befindet. Noch weiter zurück liegen mehrere Wirthschaftsgebäude, Remisen, Stallungen, sowie die Wohnräume für 6—8 ruhige, meist reconvalescirende Pfleglinge (Feldarbeiter) enthaltend. Nach Osten zu steht das Wohngebäude für den Dirigenten der Anstalt.

Die Aufnahme-Bedingungen sind, soweit es der Raum gestattet (150—180 Betten) auch für sogen. Ausländer (nicht Staatsangehörige des Grossherzogthums oder des Fürstenthums Schwarzburg-Sondershausen) sehr erleichtert. Die Vergütungssätze betragen täglich 1 M. bis 7 M.

2. Privatanstalt für reine Nervenkranke und leichtere Frauenkrankheiten von Prof. Dr. F. Siebert und Dr. L. Siebert.

Die Anstalt ist bestimmt: 1) für Nervenleidende jeder Art, Hysterismus und in das Bereich der sogen. Spinalneurosen (Spinalirritation und Neurasthenie) fallende Störungen, Neuralgien und Lähmungen,

2) für leichtere Frauenkrankheiten, anämische Zustände und hartnäckige Bleichsucht,

3) für Lungen-Herzkrankheiten und dgl. in überhaupt noch ärztlich bekämpfbaren Formen und Stadien.

Die Anstalt bietet alle Einrichtungen für den Kurapparat der modernen Medizin, Bäder. Kaltwasserbehandlung in den erforderlichen Modificationen, Behandlung mittelst Elektricität, Massage u. dgl.

Da die Anstalt streng den Character des **Familien-Pensionats** zu bewahren strebt und auch auf das gesellige Wohlbefinden grosse Rücksicht genommen ist, so finden nur Kranke, die den besseren Ständen angehören, Aufnahme, wie auch deshalb keine Classen-Unterschiede gemacht werden können. Kranke mit geistiger Störung, vor Allem mit Wahnvorstellungen, krankhaftem Triebleben oder Intelligenzschwäche, sowie Epileptiker werden als die sehr empfindlichen Nervenkranken störend, nicht aufgenommen.

Bestand Ende	1881:	9	(1 M. 8 Fr.)
Anfang	„	8	(2 M. 6 Fr.)
Aufgenommen .	„	27	(4 M. 23 Fr.)
Verpflegt	„	35	(7 M. 28 Fr.)
Entlassen	„	26	(6 M. 20 Fr.).

In früheren Jahren wurde wiederholt der Versuch gemacht, auch leichtere Psychopathieen, bei denen Intelligenzstörung noch nicht offen zu Tage trat, in diesem Pensionat zu behandeln. Es liegt theoretisch die Verwandtschaft der Psychosen und Neuropathieen nahe, wie auch eine scharfe wissenschaftliche Scheidung wegen des häufigen Hereinspielens der Einen in die Andere nicht gelingen will. Wer **praktisch** der Frage nahe getreten ist, wird aus einer Kette von üblen Erfahrungen bald einsehen, dass beide Erkrankungsformen doch anstaltlich streng zu scheiden sind. So wenig ein Geisteskranker in einer somatischen Heilanstalt zu ertragen ist, ebenso wenig — ja wegen der allen Nervenkranken eigenthümlichen Gefühlsirritabilität noch viel weniger — können Neuropathische und „leicht psychisch Gestörte“ gemeinsamer Privat-Anstaltsbehandlung unterworfen werden.

Schon baulich unterscheiden sich Krankenhäuser und Irrenanstalten, letztere müssen unter vielem Anderen **Schutz** für die Kranken und die Möglichkeit der Freiheitsbeschränkung zulassen, denn der Geisteskranke (und dadurch unterscheidet er sich wesentlich von dem Nervenkranken) ist temporär oder constant der freien Selbstbestimmung mehr oder weniger ledig geworden, es muss daher der Wille eines anderen für ihn eintreten. Dazu gehören kostspielige Einrichtungen für den Arzt wie für den

Staat, wenn man in zweckmässiger Weise dieser Aufgabe einer Beschränkung des Eigenwillens gerecht werden will. Privatanstalten für Nervenkranke entsprechen weder baulich, noch nach der Art der Institutsdisciplin und des Beschäftigtwerdens, den Bedürfnissen, auch tritt in der Regel der Mangel an Ueberwachung und an geeignetem Wartepersonal störend entgegen.

Gerade aber die sogenannten leicht psychisch Gestörten, die Melancholiker ohne nachweisbare Wahnvorstellungen, aber mit Paroxysmen von Präcordialangst, Hallucinanten, die gar oft dissimuliren, solche mit Zwangsvorstellungen und Andere, bei denen so oft im Beginn der Krankheit täuschende Intermissionen eintreten, haben die meisten Verlegenheiten bereitet.

Die sogenannten „offenen Anstalten“ stehen nicht im Gegensatz zu den Irrenanstalten, denn auch in den letzteren wird man dem Falle entsprechend die erforderliche Freiheit gestatten, wohl aber enthält ihr Aufstellen eine Concession einem unberechtigten Vorurtheil des Laien-Publikums gegenüber, die um so gefährlicher ist, als die alten Vorstellungen von den Greueln der Irrenanstalten durch die Aerzte selbst in gewisser Weise gebilligt werden. Die Entlastung der überfüllten Irrenanstalten durch solche Zwischenstationen ist illusorisch, meist ist nur Zeit verloren und es ist bekannt, dass die Prozente der Heilung Geisteskranker wachsen und deren Kurdauer sich abkürzt mit der rechtzeitigen Einlieferung und der Güte der Anstalts-Einrichtungen.

Dies und das Postulat psychiatrischer Kenntnisse bei allen Aerzten führt allein zur Abnahme der Pflegebedürftigen und mindert die Ueberfüllung der Irrenanstalten und die kolossalen Aufwände des Staates für die Irrenpflege.

Johannisberg (bei Geisenheim im Rheingau).

Kuranstalt für Nervenleidende, Besitzer und Director Dr. E. Hecker (früher Director der Provinzialanstalt zu Plagwitz). 6 Morgen grosser Park. Eisenbahnstation Geisenheim, 20 Min. entfernt. Pension monatlich 250—500 Mark. Bestimmt für schwere periphere Nervenaffectionen (Paralysen, Neuralgien, Neuritiden, vasamotorische Neurosen, wie Migräne), chron. Gehirn- und Rückenmarkskrankheiten, allgemeine Neurosen, in erster

Reihe Hysterie, Chorea, Hypochondrie, Spinalirritation, Neurasthenia spinalis und cerebralis, allgemeine Nervosität (chron: Kopfschmerz, Schlaflosigkeit, allgem. Reizbarkeit, psychische Unlust, wechselnde Stimmung, Beängstigungen, Platzfurcht, Zwangsvorstellungen), Morphiumsucht und Alcoholismus. Ebenso für Reconvalescenten für Psychosen.

Kaiserswerth (Rheinpreussen).

Privat-Heilanstalt für weibliche Gemüthskranke evang. Confession, ein Zweig der dortigen Diakonissen-Anstalt. Aus den seit 1852 benutzten Räumen innerhalb der Stadt ist die Anstalt im Sommer 1881 in neu errichtete Gebäude auf den Johannisberg, eine frei liegende Anhöhe vor der Stadt, verlegt. Das Hauptgebäude und das Nebenhaus für Unruhige sind von mehreren geschlossenen Gärten umgeben; Pavillon für Reconvalescenten und Leichtverstimmte in weiter Parkanlage.

Vorsteher: Pastor G. Fliedner. Dirig. Arzt Dr. Roller.

Behörde: Staatsanwaltschaft in Düsseldorf. Station Düsseldorf oder Calcum.

Bestand	Anf. 1881:	35 Fr.
Verpflegt	1880:	59 Fr.
Aufgenommen	„	16 Fr.
Entlassen	„	24 Fr.
Gestorben	„	—

Verpflegungstage 14 848.

Angestellt: 1 Geistlicher als Seelsorger und Director, jedoch nicht ausschliesslich für diese Anstalt. 1 Arzt, 19 Diakonissen als Pflegerinnen, 4 Mägde, Hausknecht; insges. 26.

Die Diakonissen haben, wenn sie arbeitsunfähig werden, freien Unterhalt bis zum Tode.

St. Katharinenthal (Canton Thurgau).

Kranken- und Greisenasyl, zunächst für den Canton Thurgau, öffentliche Pflegeanstalt für Greise, unheilbare Körperlich-Kranke und unheilbare Irre und Epileptische beiderlei Geschlechtes. Die Irrenabtheilung ist unter der gleichen Direction und Verwaltung.

Director: Dr. med. Joh. Brunner.

Behörde: Sanitäts-Departement des Regierungsrathes. —

Stationen der Nordostbahn Stammheim und Schaffhausen, 1—2 St. entfernt.

Bestand der Irrenabtheilung Anf. 1880:	174	(69 M. 105 Fr.)
Aufgenommen . . . . „	38	(17 M. 21 Fr.)
Verpflegt . . . . „	212	(68 M. 126 Fr.)
Entlassen . . . . „	10	(5 M. 5 Fr.)
Gestorben . . . . „	23	(12 M. 11 Fr.)
Bestand . . . . Ende „	179	(69 M. 110 Fr.).

Ausgaben: Jeder Pflegling der Irrenabtheilung kostete per Jahr durchschnittlich 406 Fr. 75 Ct. oder per Tag 1 Fr. $11^{45}/_{100}$ Ct.

Angestellt für die ganze Anstalt: Director (Arzt), Verwalter, Hausmutter, Oberwärter, 7 Wärter, 8 Wärterinnen, Portier, Heizer, Hausknecht, Schneider, Köchin, Magd, 2 Näherinnen, 6 Wäscherinnen, insges. 33. Auf der Irrenabtheilung fungiren 4 Wärter und 4 Wärterinnen. Die Stelle einer Oberwärterin ist vorgesehen, aber noch nicht effectuirt.

Historisch. Besteht seit Mai 1871 in einem früheren Nonnenkloster. Jährlicher Bericht an den Regierungsrath.

Kaufbeuren (Bayern).

Der kgl. bayersche Kreis Schwaben und Neuburg besitzt zwei Anstalten zur Heilung und Verpflegung der Geisteskranken.

Die **Hauptanstalt** zu Kaufbeuren dient vorwiegend dem Heil-, die **Nebenanstalt** zu Irsee (4 Kilometer von ersterer entfernt) dem Pflege-Zwecke.

Beide stehen unter einer Direction und Verwaltung, deren Sitz in der Anstalt zu Kaufbeuren sich befindet.

Aerzte: Dr. Kiderle, kgl. Hofrath und Director der Heil- und Pflegeanstalten bei Kaufbeuren. a) Hauptanstalt zu Kaufbeuren: Dr. Fr. Zierl, 1. Assistenzarzt, Dr. K. von Reichert, 2. Assistenzarzt. b) Nebenanstalt zu Irsee: Dr. Fr. X. Julius, Assistenzarzt.

Behörde: Kgl. Regierung von Schwaben und Neuburg. — Station Kaufbeuren.

a. Anstalt zu Kaufbeuren:

Krankenstand . . . . . . Ende 1880:	217	(108 M. 109 Fr.)
Anzahl der Verpflegten während „	387	(208 M. 179 Fr.)

Aufgenommen	1880:	175	(103 M. 72 Fr.)
Entlassen	„	179	(94 M. 65 Fr.)
Gestorben	„	11	(6 M. 5 Fr.).
b. Anstalt zu Irsee:			
Bestand.	Ende 1880:	199	(107 M. 92 Fr.)
Anzahl der Verpflegten während	„	231	(132 M. 99 Fr.)
Aufgenommen d. h. aus der Hauptanstalt in die Nebenanstalt transferirt	„	58	(33 M. 25 Fr.)
Entlassen	„	16	(13 M. 3 Fr.)
Gestorben	„	16	(12 M. 4 Fr.).

Ausgaben. a. Hauptanstalt zu Kaufbeuren: Verpflegungstage der Kranken 79 128 (40 186 bei den Männern, 38 942 bei den Frauen), Verpflegungstage der Bediensteten 22 614. Ausgaben 207 485 M. (Besoldungen und Löhnungen 53977 M., Heizung und Beleuchtung 22 768 M., Inventar 1749 M., Wäsche 1099 M., Ergötzung 1196 M., Unterstützungen 13 548 M., Verpflegung 76 211 M. u. s. w.).

b. Nebenanstalt zu Irsee: Verpflegungstage der Kranken 69 904 (39 273 bei den Männern, 30 631 bei den Frauen), Verpflegungstage der Bediensteten 14 064. Ausgaben 110 012 M. (Besoldungen und Löhnungen 23 177 M., Heizung und Beleuchtung 8896 M., Inventar 1447 M., Wäsche 893 M., Ergötzung 649 M., Unterstützungen sind bei denen in Kaufbeuren inbegriffen. Verpflegung 52 488 M. u. s. w.).

Angestellt. a. Anstalt zu Kaufbeuren: Director, Verwalter, Rechnungsführer, 2 Kanzlisten, katholischer und protestantischer Geistlicher (sämmtliche für beide Anstalten gemeinschaftlich); dann 2 Assistenzärzte, Lehrer, 1 Oberpfleger mit 18 Pflegern, 1 Oberpflegerin mit 18 Pflegerinnen, 1 Schreiner, 1 Schlosser, 1 Schneider, 1 Schuster, 1 Maler, 1 Obergärtner, 1 Gartengehilfe, 1 Hausmaurer, 1 Portier, 1 Hausdiener, 1 Nachtwächter, 1 Heizer, 1 Oekonomie-Knecht, 1 Oberköchin mit 4 Küchenmägden, 1 Beschliesserin mit 5 Waschmägden, 2 Hausmägde. Zus. 74.

Die Werkführer haben auch für die Anstalt Irsee zu arbeiten.

b. Anstalt zu Irsee: Assistenzarzt, Rechnungsführer, 1 Oberpfleger mit 11 Pflegern, 1 Oberpflegerin mit 10 Pflegerinnen, 1

Gärtner, 1 Bäcker mit Bäckergehilfen (welche das Brod auch für die Anstalt Kaufbeuren liefern), 1 Heizer, 1 Portier, 1 Hausdiener, 1 Oberköchin mit 2 Küchenmägden, 1 Oberwäscherin mit 3 Waschmägden, 1 Hausmagd. Zus. 39.

Pensionsberechtigung: Director, Verwalter, 1. Assistenzarzt in Kaufbeuren und Assistenzarzt in Irsee angestellt mit Pensionsberechtigung. Für das gesammte subalterne Personal beider Anstalten besteht eine Sustentations- und Unterstützungskasse mit besondern Statuten. Die Verwaltung der Kasse ist der Anstaltenverwaltung übertragen, welcher ein Ausschuss aus dem betheiligten Personal zur Seite steht, dessen Sitzungen vom Anstalten-Director geleitet werden.

Historische Notizen. Die Anstalt zu Irsee besteht seit 1849. Die Ueberfüllung drängte zum Neubau einer 2. Irrenanstalt bei Kaufbeuren. Letztere, welche ein Areal von ca. 27 Hectaren besitzt, wurde 1876 bezogen, in welchem Jahre auch eine Reorganisation des Irrenwesens stattgefunden hat. In der Nebenanstalt zu Irsee wird zur Zeit ein Umbau ausgeführt.

Kennenburg (Kgr. Württemberg).

Privat-Irren-Heil- und Pflegeanstalt; vorzugsweise Heilanstalt; selbständig; für alle Kategorien von Seelenstörung mit Ausschluss epileptischer.

Director und Besitzer: Dr. Paul Landerer; Hilfsarzt Dr. G. Eichler.

Behörde: Oberamtsphysikat in Esslingen, Medicinalcollegium in Stuttgart. — Station Esslingen a. N. ½ Stunde entfernt, Stuttgart-Ulmer-Linie.

Bestand Ende 1880:	30	(12 M.	18 Fr.)
Verpflegt . . . . „	70	(31 M.	39 Fr.)
Aufgenommen . „	40	(19 M.	21 Fr.)
Entlassen . . . „	36	(18 M.	18 Fr.)
Gestorben . . . „	4	(1 M.	3 Fr.).

Verpflegungstage der Kranken: 13858 (6117 M. 7741 Fr.).

Angestellt: 42 — Anstalt 21, Haushalt 21 — und zwar Anstalt: Assistenzarzt, Oberwärter, 7 Wärter, Oberin, Oberwärterin, 10 Wärterinnen. Haushalt: Buchhalter, Verwalter,

Hausmeister, Hausdiener, Hausknecht, Portier, Postbote zugl. Nachtwächter, Kutscher, Oekonomieknecht, Gärtner, 2 Gartenburschen, Küchenhaushälterin, Köchin, 3 Küchenmädchen, Wäscheverwalterin, Oberwäscherin, Waschmädchen, Putzerin.

Historische Notizen: die Anstalt besteht seit 1845, ist im Besitz des Dr. Paul Landerer seit 1875.

Kessenich (Rheinprovinz) bei Bonn.

Privat-Heil- und Pflegeanstalt für Gemüths- und Nervenkranke, selbständig.

Besitzerin: Frau Dr. Peters. Dirig. Arzt Dr. M. Siebert.

Behörde: Kgl. Reg. zu Cöln. — Station Bonn, 25 Min. entfernt.

Bestand Ende 1880:		17	(7 M.	10 Fr.)	
Verpflegt	„	23	(10 M.	13 Fr.)	
Aufgenommen .	„	7	(2 M.	5 Fr.)	
Abgegangen . .	„	6	(3 M.	3 Fr.),	4 davon genesen.
Gestorben . . .	„	1	(— M.	1 Fr.).	

Verpflegungstage 6295.

Angestellt: Director, 3 Wärter, 2 Wärterinnen, 1 Hilfswärterin und 5 Bedienstete.

Die Anstalt — eröffnet 1862 — besteht aus einer grossen Villa für ruhige Kranke und dem Arzte, sowie einem Seitenbau im Park für unruhige Kranke. Vor Kurzem vergrössert.

Kiel (Prov. Schleswig-Holstein).

Idioten-Anstalt, private Anstalt für Besserung und Pflege, zunächst für Holstein, selbständig.

Director: Johann Meyer. Arzt: Kreisphysikus Sanitätsrath Dr. Joens.

Behörde: Kreisphysikat und Stadtschulcollegium. — Station Kiel.

Bestand Ende 1880:		49	(28 m.	21 w.)
Aufgenommen .	„	9	(5 m.	4 w.)
Entlassen . . .	„	6	(5 m.	1 w.)
Gestorben . . .	„	—		

Ausgaben: 25 527 M. bei 17 326 Verpflegungstagen der Zöglinge (10 376 m. 6950 w.).

Angestellt: 2—3 Lehrer und 6—8 Dienstmädchen resp. Wärterinnen.

Historische Notizen: Seit 1862 von dem jetzigen Vorsteher gegründet und am 11. Juli eröffnet. Sie wird mit einer jährlichen Subvention von 5000 M. aus der ständischen Centralkasse der Provinz unterstützt. — 9 Berichte bis jetzt veröffentlicht. Seit dem 19 j. Bestehen sind verpflegt 175 (93 m. 82 w.), entlassen resp. gestorben 126 (65 m. 61 w.).

Klagenfurt (Kronland Kärnthen).

Kärnthenische Landes-Irrenanstalt. Oeffentl. Heil- und Pflegeanstalt ganz selbständig für alle Krankheitsformen ausser unheilbaren, ungefährlichen Siechen für Angehörige des Landes Kärnthen.

Aerzte: Dr. Carl Birnbacher k. k. Landes-Sanitätsrath. Hilfsarzt Dr. Schimm.

Behörde: Kärnthenischer Landesausschuss. — Station Klagenfurt.

Bestand Ende	1880:	161	(88 M.	73 Fr.)
Verpflegt pro	„	244	(137 M.	107 Fr.)
Aufgenommen .	„	183	(54 M.	29 Fr.)
Entlassen . . .	„	72	(43 M.	29 Fr.)
Gestorben . . .	„	11	(6 M.	5 Fr.).

Ausgaben: 44 560 fl. bei 58 640 Verpflegungstagen der Kranken. Kosten per Kopf den Tag 76 Kr.

Historische Notizen. 1877 vollendet. Ein Jahresbericht erschienen.

Klingenmünster (Rheinpfalz).

Kreisirrenanstalt der bayrischen Pfalz, Heil- und Pflegeanstalt, mit Ausschluss von Idioten und Epileptischen, selbständig.

Aerzte: Director Dr. Löchner, 2. Arzt Dr. Feldkirchner, 1. Hilfsarzt Dr. Eckhard, 2. Hilfsarzt Dr. Zeitler.

Behörde: Kgl. Regierung der Pfalz. — Hauptstation Landau, etwas näher gelegene Nebenstationen Rohrbach und Bergzabern.

Bestand . .	Ende 1880:	528	(263 M. 265 Fr.)
Verpflegt	„	663	(332 M. 331 Fr.)
Aufgenommen . .	„	134	(65 M. 69 Fr.)
Entlassen	„	135	(69 M. 66 Fr.)
Gestorben	„	37	(20 M. 17 Fr.).

Ausgaben: 284 497 M. (Besoldungen, Functionsbezüge, Löhne, Pensionen 55 957 M., Beköstigung 129 497 M., Bekleidung 13 747 M., Beheizung 18 860 M., Beleuchtung 3424 M., Wäschereinigung 5808 M., Bureaubedürfnisse 665 M., Medicinalaufwand 6987 M., Cultus und Unterricht, Assekuranz 4355 M., Belohnung und Ergötzung 1958 M., Wasch- und Bettfourniture 3603 M., Hausfahrnisse 6999 M., Bauunterhaltung 9686 M., Oekonomie 9698 M., Steuern 247 M., Neubauten 13 005 M.). — Zahl der Verpflegungstage der Kranken: 195 325.

Angestellt: 4 Aerzte, Verwalter, Rechnungsführer, Schreiber, evang. und kathol. Geistlicher (Ortsgeistliche der Gemeinde Gäklingen, $\frac{1}{2}$ Stunde entfernt), Rabbiner aus Landau, Hauslehrer, Oberwärter mit 28 Wärtern, Oberwärterin mit 29 Wärterinnen, Hausmeister, Oberköchin und Oberwaschfrau mit je 4 Küchenmägden und Waschmägden, Weisszeugbeschliesserin, Hausmagd, Pförtner, Laufbursche, 2 Stallknechte, Nachtwächter, Kutscher, Schlosser mit Gehilfen, Schuster, Tüncher mit Lehrling, Sattler, 2 Bäcker mit 1 Lehrling, 2 Schneider, 2 Gärtner, Werkmeister, im Ganzen 107 Bedienstete, wovon jedoch nur 90 verpflegt werden. Die Mehrzahl der Handwerkleute wohnt im Dorfe Klingenmünster.

Pensionsberechtigt nur Director und 2. Arzt.

Seit 31. Dec. 1857. Die erste Anregung zur Entstehung gab der ärztliche Verein der Pfalz. Der Bau begann 1853.

Klosterneuburg bei Wien (Nieder-Oesterreich).

Nieder-österr. **Landes-Irrenanstalt** zur Aufnahme heilbarer und unheilbarer gemeinschädlicher Geisteskranker, deren Behandlung, Pflege, und Verwahrung. Oeffentliche Landesanstalt. Heil- und Pflegeanstalt. Abtheilung für Idioten (separates Haus) —

selbstständig — für alle Krankheitsformen des Irrsinns sammt Idiotie — für das Land Nieder-Oesterreich.

Aerzte: Dr. Langwieser, dirig. Primararzt, Dr. von Sradetzky, Secundärarzt.

Behörde: nieder-österr. Landesausschuss. — Station Klosterneuburg (Franz-Josephs-Eisenbahn).

Bestand . . Ende 1880:	311	(142 M.	169 Fr.)
Verpflegt pro . . . „	365	(173 M.	192 Fr.)
Aufgenommen . . . „	120	(44 M.	76 Fr.)
Entlassen . . . . . „	18	(9 M.	9 Fr.)
Gestorben . . . . . „	36	(22 M.	14 Fr.).

Ausgaben: Zahl der Verpflegstage der Kranken 105366, der Wärter 16240. Administrationskosten 26148 Fl., Verpflegungskosten 79243 Fl.

Angestellt: Verwalter, Hilfsbeamter, Oberwärter, Portier, Wäschebesorgerin, Badediener, Hausmaurer, 3 Tagelöhner, 9 Wäscherinnen, 23 Wärter, 23 Wärterinnen.

Pensionsberechtigt: Aerzte, Beamte, Oberwärter, Portier und Wäschebesorgerin.

Historische Notizen: Die Anstalt besteht seit Juli 1870. Anfangs für 250 Kranke. Erweiterungsbau seit 1880 auf 317 Kranke. Die Anstalt hat eine eigene Wasserleitung. Ein separates Gebäude ist bestimmt für 12 Idiotenknaben. Dieses wird noch erweitert werden.

Königsberg i. Pr.

Städtische Krankenanstalt (mit Stationen für Geisteskranke und einem besonderen Gebäude für Tobsüchtige).

Vorstand und Aerzte: Director Dr. Meschede, Docent für Psychiatrie bei der Universität, zugleich dirig. Arzt der inneren Abtheilung. Assistenzarzt der inneren Abtheilung Dr. Joh. Meyer.

Behörde: Magistrat der Haupt- und Residenzstadt Königsberg. — Station Königsberg i. Ostpr.

					innere Abth.	alle Abth.
Bestand . . Anf. 1880:	17 Irre	(7 M.	10 Fr.)	(83	205)
Aufgenommen . . „	93 „	(58 M.	35 Fr.)	(1559	3076)

		innere Abth.	alle Abth.
Entlassen geheilt . 1880:	34 Irre (16 M. 18 Fr.)	(1123	2487)
„ ungeheilt „	47 „ (31 M. 16 Fr.)	(157	257)
(davon in andere Anstalten 25)			
Gestorben . . . . . „	11 „ (8 M. 3 Fr.)	(258	318)
Bestand . . Ende „	18 „ (10 M. 8 Fr.)	(104	219).

Am 31. August 1797 wurde die Anstalt in den ersten Anfängen (Einräumung von 4 Krankenstuben mit Wärterwohnung) mit 10 Kr. eröffnet. 1811 konnten 60 Kranke placirt werden. 1806—7 Militärlazareth. 1832 Erbauung eines Hauses für contagiöse Kranke, 1858 Oekonomiegebäude erbaut, 1879 Haus für Tobsüchtige erbaut. Gedruckte Jahresberichte seit 2 Jahren.

Königsbrunn (bei Königstein, Kgr. Sachsen).

Dr. Putzar's Wasserheilanstalt und Sanatorium. Spec. Pension für Nervenleidende mit 79 grösseren und kleineren Zimmern. Auch für Morphium-Kranke, wenn sie dem Fortgebrauch von Morphium entsagen.

Aerzte und Direction: Dr. Putzar sen. u. jun. — Station Königstein, 1/2 Stunde entfernt.

Besteht seit 37 Jahren.

Königsfelden (Canton Aargau).

Oeffentliche Heil- und Pflegeanstalt des Cantons Aargau, selbständig.

Director: E. Schaufelbuel, Oberarzt, 2. Arzt: A. Weibel, Assistenzarzt: X. Enzler.

Behörde: Regierungsrath des Cantons Aargau. — Station Brugg (7 Minuten entfernt).

Anzahl der Kranken . . . Ende 1880:	385	(168 M.	217 Fr.)
Zahl der Verpflegten im Jahre „	503	(235 M.	268 Fr.)
Aufgenommen . . . . „ „ „	124	(65 M.	59 Fr.)
Entlassen . . . . . . „ „ „	91	(48 M.	43 Fr.)
Gestorben . . . . . . „ „ „	27	(19 M.	8 Fr.).

Zahl der Verpflegungstage der Kranken: 136 732, der Angestellten 19 244. — Administrationskosten (Besoldungen) fr. 41 936. Verpflegungskosten fr. 162 536. Ausgaben zus. fr. 204 472.

Beamte der Anstalt: 3 Aerzte, 1 Verwalter, 2 Verwaltungsgehilfen, 2 Geistliche. Angestellte: 1 Oberwärter und 17 Wärter, 1 Oberwärterin und 19 Wärterinnen, 1 Portier, 1 Gärtner, 1 Maschinist, 1 Heizer, 1 Schneider, 1 Lingère, 1 Wäscherin, 4 Köchinnen, 1 Ausläufer, 1 Knecht, 1 Küher. Die Beamten werden vom Regierungsrathe, die Angestellten von der Direction gewählt.

Geschichtliche Notizen. Das zum Andenken an den erschlagenen König Albrecht gestiftete Kloster Königsfelden wurde Mai 1529 säcularisirt und ein Theil als Armen- und Krankenhaus eingerichtet. Neubau der Irrenanstalt ausserhalb der alten Klostermauern 1866 beschlossen und 1868—1872 durchgeführt. Gesammtkosten incl. Mobiliar 2281 992 Frcs. für 300 Kranke. Verbunden mit einer Gutswirthschaft von 25 Hectaren, zu dessen Betriebe ausschliesslich Kranke verwendet werden. — Jährlich gedruckte Berichte. „Königsfelden, Heil- und Pflegeanstalt des Cantons Aargau (Schweiz). Mit einem Situationsplan, 3 Grundrissen und 6 Holzschnitten. Zürich, Orelli 1876. 19 S.“

Königshof (Provinz Hannover).

Privat-Heil- und Pflegeanstalt bei Hann. Münden, selbständig.

Besitzer und Director: Sanitätsrath Dr. Ad. Seebohm.

Vorgesetzte Behörde: Landdrostei Hildesheim. — Station Hann. Münden ist 25 Minuten entfernt.

Bestand Anfang	1881:	38	(27 M. 11 Fr.)
Verpflegt	1880:	59	(40 M. 19 Fr.)
Aufgenommen . .	„	23	(13 M. 10 Fr.)
Entlassen	„	19	(11 M. 8 Fr.)
Gestorben	„	2	(2 M. — Fr.).

Im Jahre 1880 war höchster Krankenbestand 41, Summe der Verpflegungstage der Kranken 13 987.

Angestellt: Director, Oberin, Inspector, Wirthschafterin, Köchin, 3 Mägde, 6 Wärter, 4 Wärterinnen, Kutscher, Gärtner, Schäfer und 4 Knechte; zusammen 25 Personen.

Gegründet von Dr. Seebohm im Jahre 1868; ein Gut von 250 Morgen Grösse; früher eine Kaltwasserheilanstalt des San.-Rath Dr. Bonhoff und aus dessem Concurse käuflich erworben. Königshof liegt ganz isolirt am Saume des Kauffunger-Waldes, etwa 300 Fuss über der Stadt Münden und 800 Fuss über dem Meeresspiegel. — Die eigentliche Anstalt hat Raum für 30 Pensionäre; die damit verbundene und seit 1869 bestehende kleine Irren-Colonie enthält zur Zeit (Octob. 1881) 10 Männer und 5 Frauen.

Königslutter (Braunschweig).

Herzoglich Braunschweigische Heil- und Pflegeanstalt für das Herzogthum Braunschweig.

Aerzte: Medicinalrath Dr. Hasse, Director; Dr. O. Finkam 1. und Dr. C. Möller 2. Assistenzarzt.

Behörde: Herzogliches Ober-Sanitäts-Collegium zu Braunschweig. — Station Königslutter zwischen Magdeburg und Braunschweig.

Bestand Anfang 1881: 266 Kr. (125 M. 141 Fr.)
Verpflegt 1880: 326
Aufgenommen . . „ 73
Entlassen . . . . . „ 31
Gestorben . . . . „ 28.

Ausgabe-Etat pro 1880: 182 099 M. Verpflegungstage der Kranken und Angestellten 94 491 — Administrationskosten 109 230 M., Verpflegungskosten 72 869 M.

Angestellt: 1 Director, 2 Assistenzärzte, 1 Inspector und Rechnungsführer, 1 Hausverwalter, 1 Schreiber, 1 Oberwärter, 25 Wärter, 1 Oberwärterin, 3 Pflegerinnen, 21 Wärterinnen, 1 Wirthschafterin, 1 Köchin, 5 Küchenmädchen, 1 Weisszeugbeschliesserin, 3 Plätterinnen, 5 Waschfrauen, 1 Näherin, 1 Gärtner, 1 Gartengehilfe, 1 Portier, 1 Schuhmacher, 1 Maschinist und Schlosser, 1 Tischler, 2 Maurer, 1 Hausdiener; insgesammt 83.

Pensionsberechtigt: Director, Assistenzarzt, Inspector, Hausverwalter, Oberwärter, Gärtner, Portier und 1 Wärter.

Eröffnet am 1. December 1865. Jahresberichte werden in der Allgem. Zeitschrift für Psychiatrie veröffentlicht.

Königswartha bei Bautzen (Kgr. Sachsen).

Heil- und Pflegeanstalt für Epileptische.

Vorstand und Anstaltsoberarzt: Dr. Fel. Thierfelder. — Station Bautzen.

Bestand Anfang	1881:	33 M.
Aufgenommen . .	„	14 M.
Entlassen.	„	9 M.
Gestorben	„	4 M.

Eröffnet am 1. Oct. 1877 mit 6 Kranken, bestimmt für 50. Die Anstalt wurde mit ständischer Zustimmung für heilbare oder besserungsfähige Epileptischkranke von der Regierung gegründet, doch werden, soweit der Raum es gestattet, auch solche aufgenommen, welche, obwohl ihre Krankheit weder heilbar noch besserungsfähig zu erkennen ist, doch aber bei mehr oder minder intactem Geisteszustande einer Anstaltspflege bedürftig sind, auf so lange hin einer Irrenanstalt nicht zugewiesen werden können. Die Anstalt wird jetzt laut Landtagsmittheilung eingezogen und die Epileptiker werden in einer anderen Anstalt untergebracht werden. „Verordnung die Errichtung einer Heil- und Pflegeanstalt für Epileptischkranke in Königswartha betreffend; vom 7. August 1877. Dresden, F. Lommatzsch. 15 S."

Kosmanos (Kgr. Böhmen) bei Jungbunzlau.

Irren-Pflegeanstaltsfiliale von Prag, Landesanstalt, unter der Direction von Prag, Leiter der Filiale Dr. C. Kutil, Primararzt. Dr. C. Bayer, Secundärarzt.

Behörde: Landesausschuss des Königreiches Böhmen. — Station: Josefsthal-Kosmanos der Turnau-Kralup-Prager-Eisenbahn.

Bestand Ende	1880:	399	(297 M.	102 Fr.)
Verpflegt	„	512	(376 M.	136 Fr.)
Aufgenommen .	„	138	(101 M.	37 Fr.)
Entlassen	„	18	(11 M.	7 Fr.)
Gestorben . . .	„	95	(68 M.	27 Fr.).

Zahl der Verpflegungstage der Kranken 140 957, des Wartpersonals 14 226. Summe aller Verpflegungskosten der Kranken 42 470 fl., des Wartpersonals 3741 fl. — Besteht seit 27. April 1869, ist durch Umbau der ehemaligen Kosmanos- und Cattunfabrik entstanden und hat eine kleine Colonie.

Angestellt: Primararzt, Secundärarzt, Verwalter, control.

Assistent, kathol. Geistlicher, Portier, Organist, 2 Vorsänger, Traiteure, 25 Wärter und 12 Wärterinnen, insges. 47.

Pensionsberechtigt sind: Primararzt, Verwalter und control. Assistent. Für Portier und Wartpersonal wird event. Provision beantragt.

Kowanówko (Provinz Posen).

Privat-Irren-Heil- und Pflegeanstalt, mit gegenwärtig noch 8 Stellen, welche den Ständen der Provinz Posen bis zum 1. October 1887 zur Disposition stehen.

Besitzer: Geheimer Sanitätsrath Dr. Zelasko; dirigirender Arzt Dr. v. Karczewski.

Behörde: Königl. Regierung resp. Ständische Verwaltungs-Commission für das Irrenwesen der Provinz Posen. — Station: Obornik, 2 Kilometer Chaussee von der Anstalt entfernt.

Bestand Anf.	1880:	33	(19 m.	14 w.)
Verpflegt . . .	„	44	(27 m.	17 w.)
Aufgenommen .	„	11	(8 m.	3 w.)
Entlassen . . .	„	9	(5 m.	4 w.)
Gestorben . . .	„	6	(4 m.	2 w.).

Ausgabe-Etat pro 1880: 62 915 M. Verpflegungstage der Kranken 10 871. Verpflegungstage der unmittelbar Angestellten 6332.

Angestellte: 2 Aerzte, 1 Inspector, 1 Koch, 1 Wirthschafterin, 2 Küchenmägde, 1 Hausdiener, 1 Nachtwächter, 5 Krankenwärter, 2 Oberwärterinnen, 3 Wärterinnen, 2 Waschfrauen.

Historische Notizen: Eröffnet ist die Anstalt am 1. October 1857; erbaut durch Dr. Zelasko und von ihm allein geleitet bis zum 9. Januar 1863; von der Zeit ab stetig 2 Aerzte. Im Jahre 1869 durch den Bau eines Isolirhauses für männliche Kranke, 1871 durch besondere Räumlichkeiten für Reconvalescenten und ruhige Kranke ausserhalb der Anstalt erweitert, seitdem durch alljährliche Abänderungen in der inneren Einrichtung vervollkommnet.

Kreischa (bei Dresden).

Wasserheilanstalt und Pension für Nervenleidende und Reconvalescenten für c. 30 Patienten mit 10 Badezimmern. — Bahnstation Nieder-Sedlitz $^3/_4$ Std. entfernt, vom Bahnhof Dresden mit Droschke in $1^1/_4$ Std. zu erreichen.

Besitzer und Arzt: Dr. Hallbauer.

Behörde: Amtshauptmannschaft Dippoldiswalde.

Die Anstalt wurde März 1881 eröffnet und nahm bis zum 30. Oct. 1881 65 M. und 43 Fr. auf, von denen 91 entlassen wurden, sodass 17 (6 M. und 11 Fr.) in Behandlung blieben.

5238 Verpflegungstage von Kranken, 1034 von Begleitern, 2880 des Personals, Verpflegungskosten ca. 4,50 pro die.

Angestellt 13 Personen.

Zur Aufnahme eignen sich alle Aesthesie- und Tropho-Neurosen und nervöse Mobilitätsstörungen, sowie frische rheumatische Affectionen und Schwächezustände im Gefolge erschöpfender Krankheiten; namentlich Fälle von Neurasthenie, Hysterie, Chorea, Epilepsie, Hypochondrie, frische organische Erkrankungen der Nervencentren.

Kreuzburg (Schlesien).

Provinzial-Irrenanstalt. Heil- und Pflegeanstalt für die Provinz Schlesien.

Aerzte: Director Sanitätsrath Dr. Brückner, 2. Arzt Dr. Wähner. (Die Anstellung eines dritten Arztes ist von der Provinzialbehörde beharrlich abgelehnt worden.)

Behörde: Provinzialständische Verwaltungs-Commission unter Vorsitz des Landeshauptmanns von Schlesien. — Station Kreuzburg. Rechte Oder-Ufer-Bahn. Bahn Kreuzburg-Posen; Bahn Kreuzburg-Tarnowitz.

Etatsmässige Krankenzahl . . .	:	280	(147 M.	133 Fr.)
Aufnahmen	1876:	131	(64 M.	67 Fr.)
Aufnahmen	1877:	233	(136 M.	97 Fr.)
Gesammtzahl der Verpflegten	„	363	(200 M.	163 Fr.)
Aufnahmen	1878:	94	(53 M.	41 Fr.)
Gesammtzahl der Verpflegten	„	370	(198 M.	172 Fr.)
Aufnahmen	1879:	73	(39 M.	34 Fr.)
Gesammtzahl der Verpflegten	„	353	(185 M.	168 Fr.)
Aufnahmen	1880:	62	(39 M.	23 Fr.)
Gesammtzahl der Verpflegten	„	342	(186 M.	156 Fr.)

Aufnahmen . . . . 1881: 69 (36 M. 33 Fr.)
Gesammtzahl der Verpflegten „ 349 (181 M. 168 Fr.).

Der Ausgabe-Etat pro 1880 setzt fest 152 483 M. Es wurden wirklich verausgabt 143 646 M. Davon Administrationskosten 30 221 M. Verpflegungskosten 113 424 M.

Angestellt: Director, 2. Arzt, 1 Hausverwalter und Rendant, Controleur, 1 Registrator und Büreaugehilfe, Maschinist, Heizer, Oberwäscherin, Köchin, 3 Küchenmädchen, 2 Hausknechte, Nachtwächter, Oberwärter, Oberwärterin, 19 Wärter, 18 Wärterinnen. — Der Gottesdienst wird von den Geistlichen der Stadt und einem Organisten, welcher zugleich als Gesanglehrer fungirt, gegen Remuneration versehen.

Historische Notizen: die Anstalt ist in dem 1779 von Friedrich dem Grossen für die Provinz Schlesien erbauten grossen Landarmenhause errichtet worden, welches 1874—76 unter Hinzufügung zweier Häuser für unruhige Kranke, eines Beamtenwohnhauses, eines Leichenhauses, einer Kapelle, sowie zahlreicher Gärten und Arbeitsplätze zu einer Irrenanstalt umgebaut wurde. Die gesammten Erwerbs-, Bau- und Einrichtungskosten betrugen die Summe von 811 707 M., darunter 200 144 M. für Uebernahme der alten, im Besitze der Provinz Schlesien befindlichen Landes-Armenanstalt, welche letztere Summe als eine thatsächlich nicht verausgabte in Abzug zu bringen ist, sodass die wirklichen Bau- und Einrichtungskosten nur 611 563 M. betragen, bei einer Zahl von 280 Kranken mithin pro Kopf nur 2184 M. kommen.

Eröffnet am 12. October 1876.

Kreuzlingen (Canton Thurgau).

Asyl Bellevue bei Konstanz am Bodensee Heil- und Pflegeanstalt für Nerven- und Gemüthskranke mit einer $^1/_2$ Std. entfernten Dependance „Villa Brunegg“ in Emmishofen. Gegründet 1857. Dirig. Arzt: Dr. Robert Binswanger. Für ca. 30 bis 40 Kranke.

Kückenmühle (Provinz Pommern).

Erziehungs-, Pflege- und Beschäftigungsanstalt für Blöd- und Schwachsinnige bei Grünhof vor Stettin.

In die Erziehungs-Abtheilungen werden Zöglinge beiderlei Geschlechts vom 5. bis 16. Lebensjahre, in die Pflege- und Beschäftigungsabtheilungen auch ältere Zöglinge aufgenommen.

Für die seit 4 Jahren eingerichtete Beschäftigungs-Abtheilungen ist im Jahre 1881 ein eigenes Wohnhaus erbaut. Die Beschäftigung findet vorwiegend in Feld- und Gartenarbeit statt. Die Anstalt besitzt 180 Morgen Land, welches sie grösstentheils landwirthschaftlich benutzt, um hierbei den Zöglingen Anleitung in den mannichfachen ländlichen Arbeiten zu geben. Ausserdem ist eine grössere Baumschule eingerichtet und wird Gemüsebau betrieben. Eine Anzahl Zöglinge wird mit einfacher Hausindustrie beschäftigt.

Vorsteher, Special-Dirigent und Anstalts-Seelsorger Pastor Bernhard, dessen Frau als Vorsteherin. Arzt Dr. Sauerhering in Grünhof.

Behörde: Curatorium, dessen Vorsitzender z. Z. der Geh. Regierungs- und Schulrath Dr. Wehrmann in Stettin ist. — Station Stettin.

Zöglinge Dec. 1881 in Erziehungs-Abtheilung	m. 43	w. 40
„ „ „ „ Pflege-Abtheilung	m. 24	w. 17
„ „ „ „ Beschäftigungs-Abtheilung	m. 26	w. 17
Sa. 167	m. 93	w. 74.

Ausgabe-Etat pro 1881: 104 200 M. Die laufenden Ausgaben betrugen nach Abzug der Betriebskosten für die Landwirthschaft und Extrabauten durchschn. pro Zögling (incl. 15 I. Classe) 434 M.

Angestellt: Das Verwaltungs-, Lehr- und Pflegepersonal besteht aus 48 Personen. Es sind: der Vorsteher und seine Frau, 1 Oberhelfer, 3 Lehrer, 9 Wärter, die zum Theil mit unterrichten, 1 Obergärtner, 1 Gärtnergehilfe, 1 Bote, 2 Knechte, 1 Arbeiter, 1 Nachtwächter und Stellmacher, 1 Wäscheverwalterin, 1 Schneiderin, 11 Schwestern aus der Diakonissen-Anstalt „Bethanien“ bei Stettin, 3 andere Wärterinnen, 1 Wirthschafterin, 1 Köchin, 8 Mägde.

Der Vorsteher ist mit Pensionsberechtigung angestellt.

Die Anstalt ist am 14. October 1863 auf Anregung des Pommerschen Provinzial-Vereins für innere Mission durch ein von ihm gewähltes Curatorium aus Sammlung von Liebesgaben gegründet und wird theils aus den Pflegegeldern, theils aus Unterstützungen und Sammlungen unterhalten. Der Provinzial-Landtag von Pommern gewährt eine jährliche Subvention von 3000 M., hat im Jahre 1878 zur Erbauung des III. Wohnhauses der Anstalt 30000 M. geschenkt und im Jahre 1881 zu dem bereits bewohnten IV. Anstaltsgebäude 30000 M. als zinsfreies Darlehn gewährt. Der Pflegegeldsatz für die gewöhnliche Classe beträgt 450 M., wird aber für Angehörige der Provinz bis auf 144 M. ermässigt. Für die I. Classe beträgt derselbe 800 bis 900 M., für Pensionäre mit eigenem Zimmer und Pfleger 1200 bis 1350 M.

Unmittelbar neben der Anstalt Kückenmühle ist am Schluss des Jahres 1881 eine Ackerfläche von 104 Morgen von einem zur Fürsorge für Epileptische erwählten Curatorium erworben, auf welchem dasselbe eine selbständige Anstalt für Epileptische zu errichten und dieselbe im Herbst des Jahres 1882 zu eröffnen gedenkt, wenn die bisher zu diesem Zweck gespendeten Liebesgaben in entsprechender Weise weiter zufliessen. Die Oberleitung ist dem Vorsteher der Anstalt Kückenmühle, Pastor Bernhard übertragen.

Laibach (Kronland Krain).

Landes-Irren-Heil- und Pflegeanstalt mit der neuerbauten Filiale in Studenc. In der sogenannten Mutteranstalt in Laibach, welche zweckmässig adoptirt wurde und mit 4 sog. Beobachtungszimmern versehen ist, werden die unheilbaren Kranken (Geistessiechen) verpflegt, z. Z. 32 M. und 25 Fr., und zwar so lange, bis die neue Irrenanstalt in Studenc vollkommen ausgebaut sein wird, was nach Massgabe der Landesfinanzen allmählich geschehen wird. Jetzt sind in Studenc fertig die Tobhäuser mit je 8 Tobzellen und die 2 Tracte für unruhige heilbare (mit je 2 Isolirzellen) für 48 Kranke. Weiteres sind quasi als Colonisten im alten Herrenhause (in den gewesenen Wirthschaftsgebäuden) sowohl heilbare als unheilbare 28 (10 M. und 18 Fr.) untergebracht. Diese Anstalt wird eine sogenannte geschlossene Irrenanstalt sein resp. werden und befindet sich $^1/_2$ Fahrstunde von Laibach innerhalb einer 38 Joch umfassenden Area von Wiesen, Feldern und Parkanlagen mit fischreichem Teiche und einer Wieseninsel, und ist dieser ganze Complex von einer 7′ hohen soliden Mauer eingeschlossen. (Die Besitzung war zur Zeit der Napoleon'schen Occupation ein dem Herzog Marmont gehöriger Thiergarten.) Dann gehören noch zu der Anstalt 34 Joch Felder und Wald ausserhalb liegend. —

In Studenc sind ferner bereits hergestellt das Küchengebäude, die Badeanstalt, ein Eiskeller und eine Leichenkammer. Alle Anstaltsränme sind mit Luftheizung resp. Ventilation versehen.

Es finden sämmtliche Irre aus Krain rechtliche Aufnahme, jedoch ist die dringliche Aufnahme fremdländischer Geisteskranker nicht ausgeschlossen.

Aerzte: Dr. Alois Valenta, k. Professor der Geburtshilfe und Sanitätsrath, Director der Landes-Wohlthätigkeitsanstalt. a. in der Mutteranstalt: Primararzt Dr. Carl Bleiweiss, Ritter von Trestenisky, und Secundärarzt Dr. Ambr. Klemancic. b. in Studenc: Primararzt Dr. R. v. Bleiweiss, welcher jeden 2. Tag hinausfahren muss, und der definitiv angestellte Assistenzarzt Dr. Paul Preinic, welcher dortselbst wohnt.

Behörde: Der krainische Landesausschuss unter der Oberaufsicht der k. k. Landesregierung. — Station für Laibach die gleichnamige Eisenbahnstation, für Studenc Saloch.

Bestand Anfang	1880:	126	(59 M. 67 Fr.)
Aufgenommen . .	„	184	(114 M. 70 Fr.)
Entlassen	„	150	(89 M. 61 Fr.)
Gestorben	„	24	(19 M. 5 Fr.)
Bestand Ende . .	„	136	(65 M. 71 Fr.).

Ausgaben: 33 564 fl. (Administration 1662, Bespeisung und Regie 31 902 fl.) bei 49 722 Verpflegungstagen. pro Kopf den Tag 72 $^{83}/_{100}$ Kr.

Angestellt: Die Anstalt besteht für sich, hat einen eigenen Fond, jedoch versehen in ihr den Dienst die Aerzte und Beamten der Landeswohlthätigkeitsanstalten, welche das Kranken-Gebäude und Irrenhaus in sich fassen. Es fungiren ausser an oben erwähntem ärztlichem Personale 1 Verwalter, 1 Controleur, 1 Official und 1 Diurnist. Sämmtliche Landeswohlthätigkeitsanstalten sind betreffs der Regie, Pflege und Wartung dem Orden der Töchter der christlichen Liebe von St. Vincenz de Paula übergeben.

Pensionsberechtigt sind: die Beamten wie die Aerzte und zwar ganz nach dem allgemeinen Pensionsnormale für Staatsbeamte.

Historische Notizen: Besteht seit 1786, wo der Convent der barmh. Brüder in Laibach das Recht bekam, ein öffentliches Spital in seinem Kloster zu errichten. Seit jener Zeit dürften auch Geisteskranke dort verpflegt worden sein. Periodische Berichte jährlich an den Krainischen Landesausschuss.

Laichingen (Königr. Württemberg).

Privat-Heil- und Pflegeanstalt für Kranke höherer Stände, selbständig. Aufnahme finden alle Formen von Gehirnkrankheiten mit Ausschluss der Epilepsie.

Director und Besitzer: Dr. med. Emil Majer, Districtsarzt.

Behörde: Kgl. Medizinal-Collegium, Abtheil. für Staatskrankenanstalten. — Station Blaubeuren an der oberen Donaubahn (Ulm-Sigmaringen) 2 Std. entfernt. Stat. Geislingen und Urach, $4^1/_2$ Std. entfernt.

Bestand Ende 1880: 11 (6 M. 5 Fr.).

Angestellt: Zahl nach Bedürfniss.

Besteht seit 1842. October 1877 von Dr. Majer erworben, ganz umgebaut, vergrössert und neu eingerichtet.

Lainz vgl. **Wien.**

Langenhagen (Prov. Hannover).

Privat-Idiotenanstalt, Heil- und Pflegeanstalt, selbständige Anstalt, für alle Formen der Idiotie, zunächst für die Provinz Hannover bestimmt, die aus dem Provinzialfonds jährlich 16000 M. zuschiesst.

Director und Arzt: Dr. Kind. — Behörde: Comité zur Errichtung von Idioten-Anstalten in der Provinz Hannover, in welchem ein Mitglied des Landes-Directoriums Sitz und Stimme hat. — Station Hannover, $^1/_2$ Std. entfernt.

Bestand . Ende	1880:	279	(158 M.	121 W.)
Verpflegt . im J.	„	309	(175 M.	134 W.)
Aufgenommen . .	„	41	(20 M.	21 W.)
Entlassen	„	14	(7 M.	7 W.)
Gestorben (5,2 %)	„	16	(10 M.	6 W.).

Ausgabe-Etat 115 848 M. — 309 Verpflegte zählten 99 484 Verpflegungstage. Jeder Kopf kostet 1 M. 15 Pf. täglich, 420 M. 7 Pf. im Jahr. — Nach Abzug von 22 Zöglingen erster Klasse mit 14 453 M. 92 Pf. und 7012 Tagen kosten 287 Zöglinge mit 92 472 Tagen 99 743 M. Dies beträgt für den Kopf täglich 1 M. 8 Pf., jährlich 394 M. 77 Pf. — Administrations- und Verpflegungskosten lassen sich nicht vollständig trennen.

Angestellt: 1 ärztlicher Director und dessen Frau, 3 Lehrer, 3 Lehrerinnen, 1 Rechnungsführer, 1 Hausverwalter, 2 Aufseher und 7 Wärter, 24 Wärterinnen, 1 Schneiderin, 1 Haushälterin und 4 Küchenmädchen, 1 Wäscheverwalterin und 5 Wäscherinnen, 1 Maschinist, 1 Knecht — insgesammt 57 Personen. — Pensionsberechtigt der Director.

Die Anstalt wurde begründet durch das noch vorstehende Comité und eröffnet am 2. Januar 1862.

Leipzig (Kgr. Sachsen).

1. **Academische Irrenklinik**: (Heil-)Anstalt für alle Krankheitsformen, „welche für den klinischen Unterricht in der Psychiatrie in Betracht kommen," (einschliesslich der wichtigsten „gewöhnlichen" Gehirn-Krankheiten und Neurosen) für das ganze Königreich Sachsen.

Aerzte: Professor Dr. Paul Flechsig der Director. Assistenzärzte: Dr. Kräpelin, Dr. Lehmann.

Behörde: K. Sächs. Cultusministerium. — Station: Leipzig Bayrischer Bahnhof (4 Min.).

Zahl der Kranken: 126.

Ausgaben: 102 000 M. Verpflegungskosten 36 000 M. (Staatszuschuss 66 000 M.) Die Eröffnung erfolgt am 1. März 1882. Baukosten excl. Areal ca. 750 000 M. Areal ca. 390 000 M.

Angestellt: Inspector (gleichzeitig Rendant, Wirthschaftsbeamter), Oberwärter, Oberwärterin, Oberköchin, Wäschevorgesetzte, Maschinist, Gärtner, Heizer, Ausläufer, Portier, 12 Wärter, 11 Wärterinnen, 4 Mägde, in Summa 40 Personen.

Eröffnet 1882.

2. Georgenhaus. Irrenstation des St. Georgenhauses, Straf- und Versorganstalt der Stadt Leipzig. Die Irrenstation ist eine Abtheilung der gesammten Anstalt. Für alle Krankheitsformen des Irrseins. Zweck der Anstalt im Ganzen ist Unterbringung von Personen, männlichen und weiblichen Geschlechtes, sowohl zu dauernder als einstweiliger Versorgung wegen körperlicher und geistiger Gebrechen bei Armuth und Erwerbsunfähigkeit. Ausserdem befindet sich in der Anstalt getrennt von den übrigen Abtheilungen eine Strafabtheilung für Männer und Frauen, welche Seitens der hiesigen Polizei wegen Vergehen gegen Wohlfahrts-Polizeiliche Bestimmungen untergebracht sind.

Der Versorgten-Abtheilung der Anstalt ist die „Irrenstation“ einverleibt, welche den Zweck hat, in Leipzig geistig erkrankte Personen, auch bemittelte Leute einstweilen und aus wohlfahrtspolizeilichen Gründen bis zu ihrer anderweiten Unterbringung in ihrer Heimath oder in den Königl. Landes- oder Privat-Irrenheil- und Versorganstalten aufzunehmen, ärztlich zu beobachten und zu behandeln. Unter besonders beim Rathe der Stadt Leipzig einzuholender Genehmigung werden auch Geisteskranke aus der Umgegend Leipzigs hier aufgenommen.

Aerzte: Oberarzt Geh. Medizinalrath Professor Dr. Sonnenkalb, Anstalts- und Hausarzt Dr. Brückner. Die Administration der gesammten Anstalt führt der Director Lieut. Schiller.

Behörde: Der Rath der Stadt Leipzig, beziehentlich die Königs-Kreishauptmannschaft Leipzig. — Station Leipzig.

Bestand Anf. 1880:	21	(9 M.	12 Fr.)	
Aufgenommen . „	194	(124 M.	70 Fr.)	
Entlassen . . . „	170	(105 M.	65 Fr.)	
Gestorben . . . „	14	(13 M.	1 Fr.).	

Ausgaben pro Kopf im Jahre 535 M., täglich 1 M. 46,591 Pf. Die Beköstigung liefert die Städtische Speise-Anstalt, welche hier im Gegorgenhause eine Filiale eingerichtet hat, in 3 Diäten, die Tagesportionen bestehend aus Frühstück, Mittagsspeise und

Abendsuppe à 42 Pf., à 30 Pf. und à 18 Pf. Sonntags- und Feiertagsportionen à 65 Pf. und 75 Pf. Zukost als Butter, Käse, Semmel, Brod, Milch, Bier und Wein wird extra geliefert und bezahlt.

Historische Notizen: Im Georgenhospital, 1212 gegründet und nach mehrmaliger Zerstörung 1668 neu gebaut, wurden untergebracht: Waisen, Findlinge, verwahrloste Kinder, Pfründtner, Unsinnige, d. h. Geisteskranke, erkrankte Gefangene, Polizeisträflinge, Zuchthäusler, Obdachlose. 1700 am Ostende des Brühl errichtet, siedelten die Insassen 1871 in einem Theil des St. Jakobskrankenhauses im Rosenthale über. Darin blieben 1) die Versorgten (Körper- und Geistessieche), 2) die Geisteskranken bis zur Feststellung, wohin sie kommen. Unheilbare aus Leipzig bleiben. 3) Arrestaten, 4) Obdachlose. Am Brühl lehrte noch Prof. Heinroth. 1. April 1882 wird die Irrenstation aufgelöst. Von dieser Zeit an übernimmt die neuerbaute Staats-Irrenklinik hier in Leipzig die fernere Pflege für die Irren Leipzigs, so bisher dem Georgenhause überwiesen wurden. Die Stadt Leipzig hat mit der neuen Staats-Irrenklinik gegen einen Verpflegbeitrag von 2$^1/_2$ M. à Person pro Tag bei einem Bestande von 25 Personen und darüber gegen 30 Pf. pro Tag, wie in den Königl. Landes-Anstalten, die fernere Uebernahme der Irren vereinbart. Im Georgenhause werden bis auf Weiteres nur noch solche geistesgestörte Personen als Verpflegte verbleiben oder Aufnahme finden, welche als herrenlos und nicht gemeingefährlich zu erachten, weder in der Irrenklinik noch in Landesanstalten unterzubringen sind: Laut Rathsbeschluss sollen für das „Georgenhaus“ als vereinigte Anstalt in der Folgezeit drei neue gesonderte Anstalten 1) Ein Siechen- und Versorgungshaus, 2) Ein Asyl für Obdachlose und 3) Ein Zwangs-Arbeitshaus gebaut werden. — „Die städtische Versorgungs- und Straf-Anstalt zum Georgenhaus in Leipzig vom Georgenhausverwalter R. Schiller 1876.“

3. **H. Witzel's** Erziehungs- und Unterrichtsanstalt für geistig zurückgebliebene Kinder zu Leipzig-Anger.

Zweck dieser (privaten) Anstalt ist, geistig zurückgebliebene — aber noch bildungsfähige Kinder, also nicht blödsinnige höheren

Grades — durch eine besondere pädagogische Einzelbehandlung entsprechend auszubilden resp. zu nützlichen Mitgliedern der menschlichen Gesellschaft zu erziehen.

Inhaber und Director der Anstalt: Huldreich Witzel. Anstaltsarzt Dr. H. Möckel.

Behörde: Das Königl. Sächs. Cultus-Ministerium. — Stat. Leipzig.

Bestand Ende	1880:	16
Aufgenommen .	„	6
Entlassen. . . .	„	4
Gestorben . . .	„	—.

Ausgaben 1880: 20 000 M.

Angestellt: Director, 2 Lehrer, Lehrerin, Kindergärtnerin, Gärtner, Wirthschaftspersonal.

Besteht seit October 1877, früher in Raudnitz bei Leipzig. Anger, Vorort Leipzigs, dessen Centrum in 15 Min. zu erreichen. Garten 15 000 Quadratmeter gross. Jahresberichte.

Lengerich (Prov. Westphalen).

Bethesda, selbständige Irren-Heil- und Pflegeanstalt für evangelische (und jüdische Kranke) der Provinz Westphalen.

Aerzte: Director Sanitätsrath Dr. Vorster, 2. Arzt Dr. Stümcke.

Behörde: Ständische Commission. — Station Lengerich zw. Osnabrück und Münster.

Bestand	31. März 1881:	442	(235 M.	207 Fr.)
Verpflegt . .	pro 1880/81:	448	(239 M.	209 Fr.)
Aufgenommen .	„	114	(57 M.	57 Fr.)
Entlassen	„	73	(34 M.	39 Fr.)
Gestorben	„	36	(23 M.	13 Fr.).

Ausgaben: 328 734 M. bei 161 710 Verpflegungstagen der Kranken, 23 419 der Beamten und des Wartpersonals. Für Gehälter und Löhne 41 928, für Verpflegung 132 521 M.

Angestellt: Director, 2. Arzt, Assistenzarzt, Pastor, Rechenführer, Oekonom, Büreaugehilfe, 2 Oberaufseher, Oberaufseherin, Maschinist, Köchin, Wäscheaufseherin, Pförtner, Gärtner, Schreiner,

Hausknecht, Ackerknecht, 2 Heizer, 1 Nachtwächter, Organist, 2 Küchenmägde, 29 Wärter, 23 Wärterinnen.

Pensionsberechtigung.

Historische Notizen. Unter Leitung der ständischen Commission, deren Vorsitzender Minister von Bodelschwingh war, nach den Angaben von Dr. Heinrich Laehr von Baumeister Nohl entworfen und vom Baumeister Dittmar ausgeführt. Im October 1864 eröffnet, 1874 Colonat für männliche Kranke erbaut. Auf einem benachbarten Colonat soll ein Haus für weibliche ruhige Pfleglinge in der Front der Anstalt errichtet werden.

Leschnitz (in Ober-Schlesien).

Anstalt für schwachsinnige aber bildungsfähige Kinder. Selbständig für Oberschlesien. Vorsteher: Anton Heisig, Oberlehrer.

Arzt: Dr. Willimski.

Vorgesetzte Behörde: Der Verwaltungsrath, bestehend aus 9 Herren. Vorsitzender: Pfarrer Mücke in Gr. Strehlitz. Eisenbahnstation: Leschnitz O/S.

1880 gegründet sind bis Ende 1880 78 Kinder (62 Kn. und 16 M.) aufgenommen, entl. 53 Kinder (42 Kn. und 11 M.), Bestand blieben 25 Kinder (21 Kn. und 4 M.).

Ausser dem Hauptlehrer ist noch eine Lehrerin, Frl. Dabo, angestellt. Ferner 2 Pflegerinnen. Die Verpflegung hat der Hauptlehrer, wofür 1 Köchin und 1 Magd angestellt sind.

Im Reg.-Bez. Oppeln sind 465 schulpflichtige schwachsinnige Kinder.

Leubus (Schlesien).

Prov. Irren-Heil-Anstalt in 2 getrennten Abtheilungen, die sogenannte öffentliche Heilanstalt nur für die Provinz Schlesien in dem Conventsgebäude, die sogenannte Pensions-Anstalt, Heil- und Pflegeanstalt (für Seelengestörte höherer Stände) für In- und Ausländer in der Prälatur des Klosters.

Aerzte: Director Sanitätsrath Dr. Jung, 2. Arzt Dr. Sioli, 3. Arzt Dr. Stöver, Volontairarzt Dr. Dluhosch.

Behörde: Provinzialständische Verwaltungs-Commission in Breslau. — Station Maltsch a/O. (Breslau-Liegnitz) und Wohlau. Telegraph und Post am Orte.

Bestand . Ende 1880:	215	(115 M.	100 Fr.)
in öffentliche Anstalt:	166	(83 M.	83 Fr.)
in Pension	49	(32 H.	17 D.)
Verpflegt 1880:	450	(233 M.	217 Fr.)
in öffentliche Anstalt:	388	(193 M.	195 Fr.)
in Pension	62	(40 H.	22 D.)
Aufgenommen . . 1880:	251	(128 M.	123 Fr.)
in öffentliche Anstalt:	232	(118 M.	114 Fr.)
in Pension	19	(10 H.	9 D.)
Entlassen 1880:	232	(116 M.	116 Fr.)
in öffentliche Anstalt:	222	(110 M.	112 Fr.)
in Pension	10	(6 H.	4 D.)
Gestorben 1880:	26	(16 M.	10 Fr.)
in öffentliche Anstalt:	23	(14 M.	9 Fr.)
in Pension	3	(2 H.	1 D.).

Ausgaben: 194 220 M. (126 275 M. Administration und 67 944 M. Verpflegung) und zwar für öffentliche Anstalt 116 542 M. Admin. 84 301 M. und Verpflegung 32 241 M., und für die Pension 77 677 M. Admin. 41 974 M. und Verpflegung 35 703 M. bei 61 915 Verpflegungstagen der Kranken, 59 602 in öffentl. Anstalt (2313 in Pension) und 16 188 der Angestellten (in öffentlicher Anstalt 9863, in Pension 6325).

Angestellt: 5 Aerzte, darunter 2 Stellen für Volontairärzte, Hausverwalter, evangel. u. kathol. Geistlicher, Controleur, Buchhalter, Registrator, 2 Oberwärter, 2 Oberwärterinnen, 11 Wärter, 11 Wärterinnen, 9 Diener, 9 Dienerinnen, 4 Küchenmägde, Koch, Gärtner, Wäscheaufseherin, 2 Pförtner, Ofenheizer, Nachtwächter; insges. 68.

Pensionsberechtigt die Beamten mit Ausschluss der Volontaire. In den sogenannten grossen Ferien, August, September, October psychiatrischer Cursus für Studirende der Medicin, für welche 3 Freistellen bestehen.

Historische Notizen. Seit 1830 in einem früheren Cisterzienkloster. Jährliche Berichte an die Regierung.

Lichterfelde (bei Berlin).

Privat-Pflegeanstalt für gemüthskranke Frauen in Gross-Lichterfelde bei Berlin, Auguststrasse 2.

Besitzerin und Vorsteherin: Fräulein Mathilde Storbeck. — Arzt: Dr. Dörrenberg in Asyl Schweizerhof.

Behörde: Kgl. Regierung in Potsdam. — Station Lichterfelde, Potsdamer Bahn, 10 Min. entfernt.

Bestand Ende 1880: 6 Fr.
Aufgenommen . „ 2 Fr.
Entlassen . . . „ 1 Fr.

2165 Verpflegungstage der Kranken und 1800 der Angestellten.

Angestellt: Vorsteherin, 2 Pflegerinnen, Köchin, Hausdiener.

Besteht seit 1878 in eigenem Hause mit grossem Garten. Pension pro Monat 150 M.

Schloss Liebenau (Kgr. Württemberg).

„St. Gallushaus“ Pfleg- und Bewahranstalt für Unheilbare. Oberamt Tettnang. Privatanstalt für Blödsinnige, Epileptische und Krebskranke.

Vorstand Kaufmann Bueble in Tettnang, Hausgeistlicher Maier, Hausarzt Dr. Bumüller in Ravensburg.

Behörde: Der Verwaltungsrath bestehend aus 14 Mitgliedern. — Station Meckenbeuren. (Linie Ulm-Friedrichshafen.)

Bestand . . . . . . Ende 1880: 65 (32 M. 33 Fr.)
Aufgenommen vom 1. Apr. 1880
bis . . . . 1. April 1881: 19
Entlassen 3
Gestorben 12

Ausgaben: ca. 18 000 M. Haushaltung ca. 12 000 M. Besoldungen und Löhne 1600 M. Das Uebrige für Reparaturen u. dergl.

Angestellt: Hausgeistlicher, 8 barmherzige Schwestern, 4 Mägde und 1 Krankenwärter.

Historische Notizen: Die Anstalt wurde gegründet 1870 durch Pfarrer Aich, welcher freiwillige Beiträge hier sammelte.

Liebenburg (am Harz).

1. **Privat-Heil- und Pflegeanstalt** für Nerven- und Gemüthskranke, für Kranke beiderlei Geschlechts.

Director und Arzt: Dr. med. Hans Fontheim. — Station: Börssum 1 St., Salzgitter (**Braunschweig-Kreiensen**) $^3/_4$ St., Othfresen (Hildesheim-Bienenburg) $^1/_2$ St. entfernt. Pension 100—150 M. monatlich. Besteht seit 1877.

2. **Privat-Irrenanstalt** für 100 Kranke aus der Provinzialständischen Irrenanstalt der Prov. Hannover, neu erbaut und mit jener Anstalt relativ verbunden. Sie ist am 7. Januar 1882 von den Kranken bezogen worden.

Bad **Liebenstein** (in Thüringen).

Cur- und Wasserheilanstalt für Nervenkranke etc., von Sanitätsrath Dr. Hesse (vorm. Martiny). Pension.

Liestal (Canton Baselland).

Canton-Spital, Irren Abtheilung, öffentliche Anstalt für den Canton Baselland, ursprünglich Heil- und Pflegeanstalt, jetzt nur letzteres.

Arzt: Dr. J. Kunz, Arzt des Canton-Spitals.

Behörde: Verwaltungs-Commission des Landarmengutes. — Station Liestal.

Bestand Anfang	1880:	95	(33 M.	62 Fr.)
Aufgenommen . .	„	11	(7 M.	4 Fr.)
Entlassen	„	10	(4 M.	6 Fr.)
Gestorben	„	7	(4 M.	3 Fr.).

Angestellt: Arzt, Pfleger und auf jeder Irrenabtheilung 2 Wärter, resp. Wärterinnen. Besteht seit 1854.

Lindenberg vgl. **Coeln**.

Lindenhof (Königreich Sachsen).

Privat-Heil- und Pflegeanstalt für alle Krankheitsformen im Bereiche des Nervensystems, in Neu-Coswig bei Meissen.

Aerzte: Besitzer und Director Dr. O. J. B. Wolff.

Behörde: Königl. Amtshauptmannschaft Meissen. — Station Coswig an der Leipzig-Dresdener Eisenbahn (20 Min. von Neu-Coswig entfernt).

Bestand Ende 1880:	17	(8 M.	9 Fr.)
Verpflegt . pro „	45	(29 M.	16 Fr.)
Aufgenommen . „	27	(20 M.	7 Fr.)
Entlassen. . . . „	28	(21 M.	7 Fr.)
Gestorben . . . „	3	(1 M.	2 Fr.).

Verpflegungstage der Kranken 5917.

Angestellt: 1 Arzt, 1 Oberin, Wirthschafterin, 1 Wärterin, 2 Wärter, 3 Haus- und Küchenmädchen, 1 Hausdiener.

Historische Notizen: Gegründet 1845 von Dr. Bräunlich, fortgeführt 1850 von Dr. Mathiae, ging 1867 ein und wurde Sept. 1874 von Dr. Wolff wieder eröffnet.

Lintorf (Rheinpreussen).

a. **Asyl für Männer,** die durch Trunk oder sonst verkommen sind, „Männer-Asyl zu Lintorf“, Anstalt der inneren Mission, unter der Direction der Diakonen-Anstalt zu Duisburg.

b. **Asyl für Trunkfällige aus gebildeten Ständen.**

Vorsteher: Pastor Hirsch. Arzt: Dr. Clarenbach in Ratingen.

Behörde: Direction der Diakonen-Anstalt (Director Engelbert in Duisburg). — Station Lintorf der Rheinischen Bahn auf der Strecke Düsseldorf-Speldorf.

Bestand durchschnittlich ad a. 55, ad b. 15 bei resp. Aufnahme 50 und 45.

Ausgaben bewegen sich in beiden Anstalten um ca. 18000 M. In a. kostet die Administration excl. freie Kost 1050 M., ad b. 750 M. für Vorsteher und Hausvätern zusammen p. Jahr an Gehältern.

Angestellt: a. Hausvater mit Frau und Hilfsdiakon, 1 Knecht, 2 Mägde. b. Hausvater mit Frau und 2 Hilfsdiakonen, 1 Knecht, 3 Mägde, für a. und b. der Vorsteher.

Historische Notizen: 1851 wurde das Männer-Asyl in einem alten Hause gegründet für Männer, welche, wenn sie 1 bis 2 J. dort gewesen sind, wieder in der Welt ihr Brot verdienen können. Das passendste Alter 24—40, höchstens 45 J. 1856 Neubau für 20 Pfleglinge, 1866 Seitenflügel. 1877 wurde ein neues Haus für Trunkfällige gebaut, worin die Pension für

1. Cl. zu 150 M., für 2. Cl. zu 100 M. monatlich festgestellt wurde. Aufnahme für 20 Pfleglinge.

„Sechster Bericht des evangelischen Asyls zu Lintorf. Nebst Nachricht von dem neuerbauten Asyle für Trunkfällige aus gebildeten Ständen. Erstattet von Pfarrer E. Hirsch. Oberhausen, 1879. 24 S.“

Linz a. Rhein (Rheinprovinz).

Privat-Heil- und Pflegeanstalt für Geisteskranke und Fallsüchtige weiblichen Geschlechtes.

Oberin: Schwester Evangelista. Arzt Dr. Vossschulte.

Behörde: Regierung zu Coblenz, Medicinalabtheilung. — Station Linz a. Rhein.

Bestand . . .	1880:	22 Fr.
Aufgenommen	„	4 Fr.
Entlassen . . .	„	3 Fr.

Angestellt: 6 Schwestern vom h. Franziskus, 2 Dienstmädchen, Arzt.

Lübeck (freie Stadt).

1. **Die Irrenanstalt** — Staatsanstalt — ist sowohl Heil- als Pflegeanstalt.

Dir. Arzt: Dr. Eschenburg.

Behörde: eine Vorsteherschaft, die aus einem Senatsmitgliede, dem Hausarzte und vier Deputirten der Bürgerschaft besteht. — Station Lübeck.

Bestand Anf.	1880:	89	(40 M. 49 Fr.)
Aufgenommen .	„	22	(11 M. 11 Fr.)
Verpflegt . . .	„	111	(51 M. 60 Fr.)
Entlassen . . .	„	20	(11 M. 9 Fr.)
Gestorben . . .	„	8	(2 M. 6 Fr.)
Bestand Ende	„	83	(38 M. 45 Fr.).

Ausgaben: Die Einnahmen und Ausgaben haben in den letzten 5 Jahren durchschnittlich circa 40 000 M. betragen; der einzelne Kranke durchschnittlich 445 M. gekostet.

Historische Notizen: Die Anstalt ist 1787 erbaut, 1857 zeitgemäss eingerichtet und mehrere Male erweitert. Auch jetzt ist man in Begriff, sie wieder um 40 Betten zu vergrössern. 1870 ward ein in der Nähe gelegenes Landhaus — Ruhleben — erworben um dort eine Herren-Kolonie, d. h. ein Asyl für ruhige und zuverlässige Unheilbare zu errichten. Bestand 1880: 18 (7 M. 11 Fr.). 1844 ist von Dr. Eschenburg eine Geschichte der Lübecker Irrenanstalt geschrieben und darin ein Bild gegeben worden, wie das 17. und 18. Jahrhundert seine Irren zu betrachten und zu behandeln pflegte.

Seit 1857 wird regelmässig alle 5 Jahr ein ausführlicher ärztlicher und Verwaltungsbericht (in den Lübecker Anzeigen) der Oeffentlichkeit übergeben.

2. **Privat-Pension** für nervenschwache Damen von Fräulein Meta und Fanny Schramm, Vorstadt St. Jürgen, Beckerstr. 7. Selbständig. Arzt: Dr. med. Eschenburg. — Station Lübeck. — Behörde: Senator Dr. Plitt. Bestand Ende 1880: 7 Frauen. Zahl der Verpflegungstage 1880: 3612. Eröffnet den 1. Mai 1874.

Schloss **Marbach** am Bodensee (Baden).

Privatanstalt für chronische Geisteskranke (Pflegeanstalt) mit einer Abtheilung für Entwöhnungskuren (Morphiophagen und Alkoholiker — Heilanstalt). Die früher angenommenen „psychisch Verstimmten“ werden jetzt abgelehnt, da sie meist mit falscher Diagnose ankommen. Dieser Uebelstand verdiente in der allgemein ärztlichen Presse einmal ausführlich besprochen zu werden.

Director und Besitzer: Dr. med. Arno Krücke. — Station Rudolfzell (Kreuzungspunkt der Schwarzwald-, Schaffhausen- und Ulmer Linie) 1½ Stunden entfernt; schweizerische: Stein (1 Stunde), Steckborn (25 Min. per Kahn). Dampfschiffstationen Wangen und Hemmenhofen je ¼ St. von der Anstalt entfernt. In allen diesen Orten Wagen erhältlich.

Krankenbewegung: 5 M. 1 Fr. sämmtlich Morphiophagen, sämmtlich geheilt. 1 Alkoholiker, im Delirium hierher verbracht, gestorben.

Historische Notizen: Früher Wasserheilanstalt einer Kurpfuscherin. 1880 von Dr. Krücke käuflich erworben, Sommer 1881 zum jetzigen Zwecke eingerichtet. Gegen Norden geschützte

Lage, auf sanft ansteigendem Hügel, 150' über dem See, mit 10 Morgen Park, Wiesen, Gärten und Feld. Pensionspreis von 150 M. monatlich an.

Marburg (Prov. Hessen).

Landesirrenheilanstalt, bestimmt für die heilbaren Geisteskranken des Reg.-Bez. Cassel (das frühere Kurhessen), 15 Plätze für Heilbare aus dem Fürstenthum Waldeck. Ausgeschlossen sind irre Verbrecher.

Aerzte: Director Dr. H. Cramer, ord. Professor der Psychiatrie an der Universität Marburg. 2. Arzt Dr. F. Siemens, Assistenzarzt Dr. F. Tuczek.

Behörde: Landesdirector von Hessen zu Cassel. — Station Marburg an der Main-Weser-Bahn.

Bestand	Ende 1880:	184	(89 M.	95 Fr.)
Verpflegt	„	353	(181 M.	172 Fr.)
Aufgenommen	„	159	(83 M.	76 Fr.)
Entlassen als geheilt	„	63	(33 M.	30 Fr.)
„ „ gebessert	„	35	(15 M.	20 Fr.)
„ „ ungeheilt	„	52	(29 M.	23 Fr.)
Gestorben	„	15	(12 M.	3 Fr.)
Nicht-Geisteskrank zur Beobachtung:		3	(2 M.	1 Fr.).

Im laufenden Jahre hat sich der Krankenbestand vermehrt, auf 230 (115 M. 115 Fr.), die Aufnahmeziffer hat 200 erreicht.

Ausgaben 1880: Administrationskosten 166 844 M., davon Verpflegungskosten 93 694 M. Die Speisungs- und Kurkosten betrugen im Durchschnitt pro Kopf und Tag 0,91 M., die Gesammtkosten pro Kopf und Tag 2,51 M. bei 88 050 Verpflegungstagen (für I. Cl. Beamte 1840, Kranke I. Cl. 9520, II. Cl. Personal 19 882, Kranke II. Cl. 56 808 Verpflegungstage).

Angestellt: Director und 2 Aerzte, Inspector (zugleich Cassirer), Secretär (zugleich Controlleur), 2 Schreiber, Portier, 2 Boten, Nachtwächter, Werkmeister, Schreinergesell, Maurer, Schneider, Maschinist, 2 Heizer, Gärtner, Gärtnerbursche, Knecht nebst Frau, Oberköchin, Köchin, 4 Küchenmädchen, Oberwäscherin, 3 Waschmädchen, Oberwärter, 18 Wärter, Oberwärterin, Gehilfin,

18 Wärterinnen. Evang. und kathol. Geistlicher, Lehrer und Organist in Marburg, resp. Cassel wohnend.

Pensionsberechtigt: Director, 2. Arzt und Inspector.

Historische Notizen: Die Anstalt wurde 1842—75 nach dem Programm des Prof. Meyer in Göttingen (Arch. f. Psych. VII, 224) durch den ständischen Baumeister Brüning zu Marburg erbaut. Sie besteht aus je 5 einzelnen Krankenabtheilungen nebst den nöthigen Administrationsgebäuden. Die Krankenhäuser liegen frei in ihren Gärten; Gitter und Mauern sind gespart. Die Anstalt hat grösseren Oekonomiebetrieb. Sie ist canalisirt und hat Rieselfelder, Quellwasserleitung aus dem nahen Walde und einen Brunnen mit Dampfpumpwerk. Der Director ist zugleich Professor und hält klinische Vorlesungen in der Anstalt, zu welchen die Zuhörer mittelst Omnibus von Marburg hinbefördert werden. Die Entfernung der Anstalt von den Thoren der Stadt beträgt 2 Kilometer.

Mariaberg (Kgr. Württemberg).

Privat-Heil-Bewahr- und Beschäftigungsanstalt für Schwachsinnige, im Oberamt Reutlingen. Die Aufnahme ist betreffs Nationalität und relig. Bekenntniss unbeschränkt.

Direction und Aerzte: Kraft Rall, Inspector, Anstaltsdirector. Hausarzt Dr. Schmid, Oberamtsarzt zu Gammertingen.

Behörde: Verwaltungsrath und leitender Ausschuss der Anstalt resp. Ministerium des Innern. — Station Reutlingen, Sigmaringen (Ebingen).

Bestand Anf.	1880:	92	(60 m. 32 w.)
Aufgenommen .	„	13	(7 m. 6 w.)
Verpflegt	„	105	(67 m. 38 w.)
Entlassen . . .	„	6	(2 m. 4 w.)
Gestorben . . .	„	1	(1 m. — w.)
Bestand Ende	„	98.	

Ausgaben: 65 123 M. (Gehälter 11 350, Baukosten 921, Inventar 2 938, Kleidung 1 707, Heizung und Beleuchtung 3 771, Nahrungsmittel 34 620, Steuer und Zins 667, Porto und Taglohn 327, Druckkosten 595, Medikamente 246, Extraord. 685, für Beschäftigung 1 028 M.).

Angestellt: Director und Gattin, als der Hausältere der Anstalt 1) in der Heilanstalt ein evang., ein kathol. Lehrer und eine evang. Lehrerin. Küchenvorsteherin, 3 Nähterinnen, Krankenwärter, 7 Wärterinnen, 2 Hausmägde, 4 Wärter (darunter Schneider, Korbflechter, Bäcker). 2) in der Bewahranstalt Hausvater (zugleich Gärtner) mit seiner Frau, 3 Wärterinnen, Wärter. 3) in Oekonomie: Gutsaufseher, Rossknecht, Schweizer, Hofmagd, insges. 34.

Historische Notizen. Eröffnet den 6. Mai 1847, hervorgegangen aus dem 1835 von dem verst. Stadtpfarrer Haldenwang in Wildberg (Württemberg) für schwachsinnige Kinder gegründeten Institute. Die Anstalt wurde von Dr. Roesch in Schwenningen, später Oberamtsarzt in Urach, der 1864 in St. Louis (America) starb, in Verbindung mit Andern ins Leben gerufen, nachdem derselbe schon 1841 von der Kgl. Regierung mit einer Rundreise in Württemberg behufs einer statist. Untersuchung des im Lande vorkommenden Blödsinnes beauftragt war. Roesch war Vorstand der Anstalt bis Oct. 1850. Von 1850 bis Dec. 1858 war Prof. Autenrieth in Tübingen, für 1859 Prof. Griesinger, 1859 bis 1873 Dekan Bek in Reutlingen Vorstand. Diesem folgte Reg. Director von Schwandner, welcher 1881 starb. Das Anstaltsgebäude ist ein früheres Benedictinerkloster und besteht aus 4 Flügeln, wodurch ein innerer Hof gebildet wird. Der nördl. Flügel ist die Klosterkirche. Die 3 weiteren Flügel sind seit 1847 für die Anstalt eingerichtet; alle Flügel haben 3 Stockwerke. Das Gebäude ist massiv und gut erhalten. Ausser dem Kloster ist noch eine Pächterei-Wohnung und Oekonomiegebäude mit 178 Württ. Morgen Acker und Wiese, welches zusammen eine Staatsdomäne bildet. Diese Oekonomie ist 1875 zur zweckmässigen Erweiterung übergeben. 30 Jahresberichte sind bisher veröffentlicht.

Mariahilf cf. **Habelschwerdt.**

Marienberg (Rheinprovinz) zu Boppard am Rhein.

Wasser-Heilanstalt seit 1839. 7 u. 5 Min. von Bahn- und Dampfschiffahrtsstation entfernt. Mit Erfolg behandelt: die grosse

Klasse der Nervenkrankheiten — Neuralgien — Lähmungen — Hirncongestionen — Blutarmuth — Bleichsucht — Morphismus etc. Dirig. Arzt Dr. Burkart. Pension 5½—12 Mark pro die.

Marienhaus (Rheinprovinz).

Privat-Kranken- und Irrenanstalt bei Waldbreitbach, Kreis Neuwied, zur Pflege von Geistes- und anderen Kranken. Gegründet 1863 von Margarethe Flesch, gen. Schwester M. Rosa, doch datirt die Concession für Irren- und Krankenanstalt von 1874. Die Pflege haben Schwestern (Franziskaner, Tertiarierinnen von Waldbreitbach). Eigenthümerin: Elisabeth Simons gen. Schwester M. Agatha. Vorsteherin: Schwester M. Agatha, Arzt Dr. Freudenhammer. — Station Neuwied. — Pensionssatz 30—90 Mark monatlich. Die Anzahl der möglichen Plätze beträgt 88, der eingerichteten 70.

Verpflegt . . .	1881:	30 Fr.
Bestand Ende	„	26 Fr.

Angestellt: zur Verwaltung 1, zu katholischen Orden gehörige Pflegerinnen 8, andere Pflegerinnen 6. Verpflegungstage des Personales 4370, der Kranken 10 247.

Marienthal (Prov. Westphalen).

Hospiz Marienthal zu Münster i. W., Heil- und Pflegeanstalt der Provinz (sowohl für katholische wie evangelische Kranke) für alle Krankheitsformen des Irrseins.

Aerzte: Director Dr. Gerlach, Assistenzarzt Dr. Farwick.

Behörde: Provinzialständischer Verwaltungs-Ausschuss, Commission für die Irren-Anstalten. — Station Münster i. W.

Bestand Ende	1880:	147	(84 M.	63 Fr.)
Verpflegte . . .	„	158	(89 M.	69 Fr.)
Aufgenommen .	„	12	(4 M.	8 Fr.)
Entlassen . . .	„	6	(2 M.	4 Fr.)
Gestorben . . .	„	5	(3 M.	2 Fr.).

Ausgaben: Bei 53 100 Verpflegungstagen der Kranken und 8531 der Angestellten 48 627 M. (16 438 M. Administrationskosten, 32 189 M. Verpflegungskosten).

Angestellt: 2 Aerzte, Rechnungsführer (Inspector), Oberaufseher, Köchin resp. Wirthschafterin, 8 Wärterinnen, 12 Wärter.

Historische Notizen. Das Hospiz Marienthal wurde am 19. Aug. 1878 mit 46 m. Kranken aus der Provinzial-Anstalt St. Johannes-Hospital zu Marsberg eröffnet, denen sodann bis zum 1. April 1879 von Marsberg aus nochmals 21 m. und 45 w. Kranke, von der Prov.-Anstalt Bethesda zu Lengerich aber 25 m. und 12 w. Kranke folgten. Nov. 1880 wurde das neue Isolirgebäude soweit fertig gestellt, dass von da ab mit freien Aufnahmen vorgegangen werden konnte.

Marsberg (Prov. Westphalen).

1. **St. Johannes-Hospital,** Irren-Heil- und Pflegeanstalt, selbständiges Institut der Prov. Westphalen für alle Formen der Geisteskrankheit katholischer und jüdischer Bewohner der Provinz, mit der Befugniss auch Irre jeder Confession aus anderen Provinzen und dem Auslande aufzunehmen.

Aerzte: Director Sanitätsrath Dr. Friedr. Koster, 2. Arzt Dr. Friedr. Rubarth, Assistenzarzt Victor Haase.

Behörde: Provinzialständische Commission zu Münster i. W. — Station Marsberg.

Bestand Ende	1880:	469	(258 M.	211 Fr.)
Verpflegt	„	607	(324 M.	283 Fr.)
Aufgenommen .	„	173	(89 M.	84 Fr.)
Entlassen . . .	„	107	(45 M.	62 Fr.)
Gestorben . . .	„	31	(19 M.	12 Fr.).

Ausgaben 1880: 281 585 M. (Verpflegungskosten oder sächliche Ausgaben 240 344 M. — im Ordinarium 202 590 M., extraordinär 37 754 M. —, Administrationskosten oder persönliche Ausgaben 41 240 M. — im Ord. 40 448 M., extraord. 791 M. — bei 163 218 (f. M. 89 982, f. Fr. 73 236) Verpflegungstagen der Kranken, 24 009 (f. M. 12 015, f. Fr. 11 994) des Personals.

Angestellt: 3 Aerzte, Rechnungsführer, Secretair, Oekonom, 2 Oberaufseher, 25 barmherzige Schwestern, welche auch Küche und Waschhaus leiten, 24 Wärter, 4 Wärterinnen, Bäcker, Brauer, Gärtner, Maschinist, Heizer, Schlosser, 5 Schreiner, 2 Schuster,

Schneider, 6 Maurer, Tapezirer, 2 Pferdeknechte, Viehknecht, 3 Küchenmädchen, 2 Waschmägde, 1 Hausdiener, insges. 90.

Historische Notizen. Besteht seit 1814. „Geschichte und Statistik der Anstalt von 1814—64 von Dr. Koster und Dr. Tigges. Supplementheft der Allg. Ztschr. f. Psych. XXIV." Berichte werden für jeden Provinzial-Landtag in Druck gegeben.

2. Privat-Idiotenanstalt zur Aufnahme von bildungsfähigen und hilfs- und aufsichtslosen Idioten aller Confessionen zunächst aus Prov. Westphalen.

Vorstand: Vorsitzender des Vorstandes des St. Johannes-Vereins, Sanitätsrath Dr. Friedr. Koster, Hilfsarzt Dr. Ferd. Rubarth. — Station Marsberg.

Bestand Nov. 1881: 18 (9 Kn. und 9 Mädch). — Eröffnet am 26. Febr. 1881.

Angestellt: 4 barmherzige Schwestern, 1 Knecht, 1 Magd. Die Mitglieder des Vorstandes besorgen die Geschäfte und leiten die Anstalt. Neubau.

Marsens (Canton Freiburg).

Marsens (deutsch Marsing) ist eine öffentl., selbständige Heil- und Pflegeanstalt für alle Geisteskranke des Cantons Freiburg und, soweit die Räumlichkeiten es gestatten, für cantonsfremde Irre bestimmt.

Aerzte: Director Dr. med. Johannes Martin, Hilfsarzt Felix Remy in Bulle.

Behörde: Commission von 5 Mitgliedern mit dem Staatsrath-Director des Innern als Vorstand. — Station Bulle.

Bestand	Anf. 1880:	112	(60 M. 52 Fr.)
Aufgenommen	„	58	(33 M. 25 Fr.)
Verpflegt	„	170	(93 M. 77 Fr.)
Entlassen u. gestorben (14)	„	50	(33 M. 17 Fr.)
Bestand	Ende „	120	(60 M. 60 Fr.).

Ausgaben: Administrationskosten 39 145 Frcs.; Verpflegungskosten 60363 Frcs. bei 40631 Verpflegungstagen der Kranken, 13 596 der Angestellten.

Angestellt: Director, Hilfsarzt, Verwalter, Pfarrer, Buchhalter, 12 Ordensschwestern, Oberwärter, 8 Wärter, Portier resp.

Postbeamte und Telegraphist, Gärtner, Schreiner, Schuster, Heizer resp. Schlosser, Kärrner, 2 Kuhhirten, 6 Mägde, insges. 39.

Besteht seit Nov. 1875.

Merxhausen (Prov. Hessen).

Oeffentliche Pflegeanstalt für weibliche Geisteskranke und körperlich Gebrechliche im Regierungsbezirk Cassel. Selbständig.

Vorstand: Hospitals-Inspector Scheffer. Arzt: Sanitätsrath Dr. Führer zu Wolfhagen.

Behörde: Der Landes-Director von Bischoffshausen zu Cassel und die communalständische Verwaltung für den Regierungsbezirk Cassel. — Station Guntershausen und Wabern (Main-Weser-Bahn).

Bestand	Anf. 1881:	315	weibl. Personen.
Verpflegt durchschnittlich	1880:	312	„ „
Aufgenommen	„	23	„ „
Entlassen	„	0	„ „
Gestorben	„	16	„ „

Ausgaben: 96 872 M. (der Administration 28 899 M., der Verpflegung 6792 M. bei 113 949 Verpflegungstagen).

Angestellt: Hospitals-Inspector und Rechnungsführer, Arzt, Gegenschreiber, Pfarrer, Lehrer, Oberwärter und Bader, Koch, 2 Aufseher, 13 Wärterinnen, Oberförster, 2 Unterförster, Nachtwächter, Wegewärter, Executor, insges. 27.

Pensionsberechtigung.

Historische Notizen: Seit 1533. Früher ein Augustinerkloster wurde es 1527 vom Landgrafen Friedrich dem Grossmüthigen aufgehoben und 1533 zur Verpflegung für Geisteskranke und Gebrechliche weiblichen Geschlechts bestimmt. Bisher ist nichts veröffentlicht.

Merzig (Reg.-Bezirk Trier).

Provinzial-Irren-Heil- und Pflegeanstalt für den Regierungsbezirk Trier bei Merzig a. d. Saar.

Aerzte: Director Dr. Jehn. 2. Arzt Dr. Fabricius, Assistenzarzt Dr. Mattissen.

Behörde: Landesdirector der Rheinprovinz zu Düsseldorf.

— Station Merzig, der Trier-Saarbrücker Eisenbahn; 30 Min. entfernt.

Krankenbestand Ende 1880:		358 (179 M. 179 Fr.)
Verpflegt	„	464 Kranke
Aufgenommen	„	170
Entlassen	„	76
Gestorben	„	30.

Die Gesammtausgaben (Administrations-, Verpflegungs- etc. Kosten) beliefen sich auf 189 860 M. bei 122 110 Verpflegungstagen der Kranken und 21 228 der Angestellten (nur Wart- und Dienstpersonal).

Grundsteinlegung 28. April 1872, Eröffnung am 20. Juni 1876.

Angestellt: Director, 2. Arzt, Assistenzarzt, Verwalter, Rendant, katholischer und evangelischer Geistlicher, 1 Oberwärter, 1 Oberwärterin, 1 Maschinist, 1 Gärtner, 2 Hilfsschreiber, 1 Oberköchin, 1 Oberwäscherin, 20 Wärter, 19 Wärterinnen, 3 Küchenmägde, 3 Waschmägde, ferner 1 Schlosser, 2 Kesselheizer, 2 Gasstocher, 1 Tischler, 1 Magazinier, 1 Bote, 1 Schweizer, 1 Pferdeknecht, 1 Nachtwächter, 1 Portier, 2 Hausknechte, 1 Schuster und 1 Schneider.

Krankenbestand am 1. Dez. 1881: 371 Kranke; da noch die Aufnahme einer Reihe von Landarmen aus dem Landarmenhause in Trier bevorsteht, so wird die Anstalt am Schluss des Jahres mit annähernd 200 % der ursprünglichen Bauveranlagung belegt sein.

La Métairie (bei Nyon, Canton Waadt).

Privat-Heil- und Pflegeanstalt, selbständig, für Patienten aus den höheren Ständen eingerichtet.

Dirig. Arzt Dr. Rist.

Aufsicht: Ein Verwaltungsrath von 5 Mitgliedern als Organ der gesammten Actionäre. — Stat. Nyon am Genfer See.

Bestand Ende 1881:		31
Verpflegt	„	45
Aufgenommen .	„	14
Entlassen . . .	„	14
Gestorben . . .	„	4.

Historische Notizen. Besteht seit 1. Jan. 1862. Das Bedürfniss einer guten Privat-Irrenanstalt in der französischen Schweiz wurde längst gefühlt und Dr. Coindet gründete die Actien-Gesellschaft de la Métairie. Die Anstalt ist für höchstens 30 Kranke eingerichtet. Nachfolger von Dr. Coindet war Dr. A. Güder und vor mehreren Jahren Dr. Rist, bis dahin Director der öffentlichen Irrenanstalt Bois de Cery. Ausserhalb des Verwaltungsrathes und der Generalversammlung sind Berichte nicht veröffentlicht.

Metz (Lothringen).

Hospice St. Nicolas in Metz, städtische Pflegeanstalt zur Pflege von Greisen, Armen, Hilfsbedürftigen aller Art. Neben der provisorisch bis zur Aufnahme in die Landesirrenanstalt verwahrten Irren sind da 69 Schwachsinnige, Epileptische, Gelähmte. Listen über die letzteren Kategorien werden nicht aufgestellt, sind auch nicht streng von den übrigen gesondert. Seit 1854 werden, soweit der Platz ausreicht, auch Personen aus dem übrigen Bezirk aufgenommen. Die Pflege haben die barmherzigen Schwestern. — Eisenbahnstation Metz.

Bestand 31. März 1881:	247	(137 M. 110 Fr.) Greise und Sieche
	10	Irre
	120	Idiotische Kinder
Aufgenommen	440	
Entlassen	361	
Gestorben	99.	

Angestellt: 2 Aerzte, Chirurg, Secretär, Oekonom, Meureur, Almosenier, 22 Krankenpflegepersonal, Bäcker, 19 Diener.

Ausgaben: 111 048 M. bei 138 810 Verpflegungstagen der Kranken.

Seit 1100, gègründet durch den Schöffenmeister und die Bürgerschaft von Metz.

Mitau (Ostseeprovinzen).

Mitausches Krankenhaus des Kurländischen Collegii allgemeiner Fürsorge zur Heilnng jeder Krankheit; — in demselben ist eine temporäre Abtheilung für Irre beiden Geschlechts.

Director der Anstalt Staatsrath Germannoff. Bei den Anstalten sind 3 Aerzte angestellt als: Wirklicher Staatsrath Dr. Gramnau, Collegienrath Dr. Chumse und Collegienrath Dr. Stephany.

Behörde: Das Kurländische Collegium allgemeiner Fürsorge. — Station Mitau (1 Werst entfernt).

Bestand Anf.	1880:	140 (90 M. 50 Fr.)
darunter Irre:		68
Aufgenommen .	„	492
Entlassen . . .	„	431
Gestorben . . .	„	83
Bestand Ende	„	118.

Der Ausgabe-Etat beziffert sich auf 43 493 Rbl. Zahl der Verpflegungstage 44 166. Administrationskosten 20 537 Rbl. Verpflegungskosten 22 956 Rbl.

Angestellt: Aufseher: Hofrath von Bugien, 2 Unteraufseher, Buchhalter, 2 Schreiber, Oekonom, Kastellanin, 2 Feldscherer, 12 Wärter und 4 Wärterinnen.

Historische Notizen: Seit 1869 besteht die Irrenabtheilung des Krankenhauses. In früheren Jahren wurden nur hin und wieder einzelne Irre im allgemeinen Krankenhause verpflegt. Seit 1869 aber wurde eine besondere Irrenabtheilung nothwendig.

Möckern (Kgr. Sachsen).

Kern'sche Anstalt, Privatanstalt, selbständig, zur Bildung und Pflege jugendlicher Idioten. Nur die in der Anstalt gross gewordenen Idioten verbleiben in ihr ohne Rücksicht auf das Alter, während für die Aufnahme das Alter von 15 Jahren nur ausnahmsweise überschritten wird.

Besitzerin der Anstalt: verwittwete Frau Dr. Kern. Dirig. Arzt Dr. Kern.

Behörde: Amtshauptmannschaft zu Leipzig. — Station Leipzig.

Bestand Ende	1880:	49 (36 Kn. 13 M.)
Verpflegte . . .	„	53
Aufgenommen .	„	4

Entlassen . . . 1880: 4
Gestorben . . . „ 0.

Angestellt: Vorsteherin, Arzt, 2 Lehrer, Kindergärtnerin, Gärtner, 3 Wärter, Oberwärterin, 9 Wärterinnen, insges. 19.

Ohne Pensionsberechtigung, nur der 1. Lehrer der Anstalt erhält nach 17 Dienstjahren ein bestimmtes Capital ausgezahlt.

Historisches. Besteht seit 1839, zuerst in Eisenach. 1847 Uebersiedelung nach Leipzig. Berichte veröffentlicht in der „Allg. Ztsch. f. Psychiatrie".

Mosbach (Baden).

Anstalt für schwachsinnige Kinder.

Hausvater: Bergner. Arzt: Bezirksarzt Medicinalrath Dr. Wolf in Mosbach.

Behörde: Verwaltungsrath in Karlsruhe und Aufsichtsrath in Mosbach bestehend aus 11 Personen unter Vorsitz von Dekan Nüssle. — Station Mosbach (Odenwalder Bahn zw. Heidelberg und Würzburg).

Begonnen mit 14 Zöglingen, im Laufe des Jahres aufgenommen 24, gestorben 1, entlassen 7, am Ende des Jahres Bestand 30.

Angestellt: Hausvater und Hausmutter, 2 Wärter, 1 Wärterin, 1 Magd.

Besteht seit 1. Juli 1880.

München (Kreis Oberbayern).

Kreisirrenanstalt, Heil- und Pflegeanstalt für den Regierungsbezirk (Kreis) Oberbayern.

Aerzte: Director und 1. Oberarzt Obermedizinalrath Professor Dr. Bernhard von Gudden, 2. Oberarzt Dr. Melch. Bandorf, Assistenzärzte: Dr. Aug. Solbig, Dr. P. Mayser, Dr. Siegb. Ganser, Dr. Em. Kraepelin.

Behörde: Königl. Regierung von Oberbayern. — Station Ostbahnhof München.

Bestand Ende 1880: 596 (298 M. 298 Fr.)
Verpflegt . pro „ 809 (415 M. 394 Fr.)
I. Cl. 53. — II. Cl. 101. — III. Cl. 655.

Aufgenommen . 1880: 253 (136 M. 117 Fr.)
Entlassen . . . „ 160 (86 M. 74 Fr.)
Gestorben . . . „ 53 (31 M. 22 Fr.).

Ausgaben: 411 870 M. bei 210 018 Verpflegungstagen der Kranken, 40 283 der Angestellten. Administrationskosten 125 317 M., Verpflegungskosten 271 618 M., Bekleidungskosten für die III. Cl. 14 934 M.

Angestellt: 6 Aerzte, Verwalter, Kassirer, Verwaltungsgehilfen, katholischer und protestantischer Geistlicher, Lehrer, 2 Oberwärter, 2 Oberwärterinnen, 39 Wärter, 37 Wärterinnen, Küchenaufseherin mit 2 Köchinnen, 2 Küchenmädchen, Wäscheaufseherin mit 2 Büglerinnen, 2 Waschmädchen, 2 Maschinisten, Obergärtner, 2 Gartengehilfen, Schneider, Schuster, Schreiner, Anstreicher, Tapezirer und Maurer.

Pensionsberechtigt: die Beamten (Director, Oberarzt, Verwalter, Kassirer). Für das übrige Personal besteht seit 1874 eine Pensionskasse mit einem gegenwärtigen Vermögensstand von 35 066 M.

Historische Notizen: Die 1859 eröffnete Anstalt wurde von 1874—77 erweitert und umgebaut mit einem Gesammtkostenaufwand von 1 634 525 M. Von der früher projectirten Einrichtung einer eigenen psychiatrischen Klinik in der Nähe der übrigen klinischen Anstalten wurde zunächst Umgang genommen, da durch die inzwischen angelegte Pferdebahn die Abhaltung der Klinik in der Anstalt selbst ermöglicht wurde. — Die Errichtung einer zweiten Kreisirrenanstalt mit landwirthschaftlichem Betrieb und möglichst freien Verpflegungsformen ist in Aussicht genommen. — Bericht im Generalbericht über die Sanitätsverwaltung in Bayern im ärztlichen Intelligenzblatt und in der „Allg. Zeitschrift für Psychiatrie“.

Münchenbuchsee (Canton Bern).

Privatirrenanstalt Straub in Münchenbuchsee, selbständige Privat-Heil- und Pflegeanstalt zur Aufnahme von Gemüthskranken aller Art sowie auch von dem Alkoholismus ergebenen Personen.

Vorsteherin: Frau Wittwe Dr. Straub; Anstaltsarzt: Dr. med. G. Glaser.

Behörde: Regierungsrath des Cantons Bern. — Station Münchenbuchsee, 10 Minuten entfernt.

Bestand Anfangs November 1881: 78 (35 M. 43 Fr.)
Verpflegt ..... im Jahre 1880: 101
Aufgenommen .... „ 41
Entlassen .... „ 39
Gestorben .... „ 8 (2 M. 6 Fr.).

Verpflegungstage der Kranken im Jahre 1880: 23 145, der Angestellten 4380. Die durchschnittliche jährliche Ausgabe für einen Patienten beträgt 750, für einen Angestellten 900 Franken.

Angestellt: Vorsteherin, Arzt, 4 Wärter, 7 Wärterinnen und Mägde.

Historische Notizen. Die Anstalt besteht seit 1847, wo sie durch Herrn Dr. med. Straubsel gegründet wurde. Dieselbe war im Anfang nur für 10 Patienten bestimmt und wurde erst allmälig den Bedürfnissen gemäss erweitert. Dieselbe ist gegenwärtig im Stande Geisteskranke jeder Art und jeden Standes zu beherbergen; sie hat eigene ausgedehnte Landwirthschaft und werden demzufolge die Pfleglinge besonders mit Land- und Gartenwirthschaft beschäftigt.

Münsterlingen (Canton Thurgau).

Oeffentl. Irren-Heilanstalt für den Canton Thurgau, Abth. des Cantonspitales.

Arzt: Dr. Walter.

Behörde: Sanitätsdepartement des Cantons Thurgau. — Station Münsterlingen bei Constanz.

Bestand Ende 1880: 147 (67 M. 80 Fr.)
Verpflegt .... „ 244 (104 M. 140 Fr.)
Aufgenommen . „ 105 (44 M. 61 Fr.)
Entlassen ... „ 97 (34 M. 63 Fr.)
Gestorben ... „ 5 (4 M. 1 Fr.).

Ausgaben: 53 598 Verpflegungstage. Der einzelne Kranke kostet 2 Frcs. 22 Cent. per Tag. Krankenanstalt und Irrenanstalt Münsterlingen werden gemeinschaftlich verwaltet.

Angestellt: Arzt, Verwalter, Gehilfe, Oberwärter, 6 Wärter, Oberwärterin, 7 Wärterinnen; insges. 18.

Die Beamten müssen sich alle 6 Jahre einer Neuwahl durch den Regierungsrath unterziehen.

Historische Notizen. Eröffnet 1. Jan. 1839 in den Räumen eines Nonnenklosters, 1871 durch Gründung der Siechenanstalt St. Katharinenthal in etwas von Ueberfüllung befreit. Erweiterung der Anstalt resp. Neubau geplant. Die Anstalt liegt auf einer Halbinsel am Bodensee, besitzt ein Areal von 100 Juchert, auf dem die Kranken beschäftigt werden.

Neuendettelsau (Kreis Mittelfranken).

1. **Blödenanstalt,** Privatpflegeanstalt für weibliche Blöde und Epileptische. Eigenthum der Diakonissenanstalt, zunächst für Baiern, doch sind Ausnahmen nicht ausgeschlossen.

Vorsteher: Fr. Meyer, Rector der Diakonissenanstalt. Arzt: Dr. Dietlen.

Behörde: Kgl. Reg. von Mittelfranken zu Ansbach. — Station Heilsbronn (zw. Nürnberg und Crailsheim).

Bestand Anf.	1880:	86	darunter Epileptische 24
Aufgenommen	„	15	
Entlassen . . .	„	1	
Gestorben . . .	„	3.	

Ausgaben: 29 866 M.

Angestellt: Ausser dem Rector und Arzte 10 Schwestern (Diakonissen). Für die Küche noch 2 Gehilfinnen, insgesammt 14. Die Diakonissen haben Anspruch auf lebenslängliche Versorgung von Seiten des Mutterhauses.

Seit 1854. Die Anstalt befand sich zuerst in einem kleinen Hause mitten im Pfarrdorfe Neuendettelsau. Seit 1864 wurde ein grosser Neubau innerhalb des Arealcomplexes der Diakonissenanstalt aufgeführt. Periodische Berichte in den jährlich veröffentlichten Jahresberichten der Diakonissenanstalt, der 27. im Jahre 1881.

2. **Polsingen,** Filiale von Neuendettelsau. Privat-Pflegeanstalt für blöde und epileptische Männer.

Vorstand: Fr. Meyer, Rector der Diakonissenanstalt Neuendettelsau. Arzt Dr. Permanne.

Behörde: Reg. von **Mittelfranken** zu Ansbach. — Station Oettingen (Pleinfeld-Lindau).

Bestand Anf.	1880:	73 M.
Aufgenommen	„	15 M.
Entlassen . . .	„	3 M.
Gestorben . . .	„	5 M.
Bestand Ende	„	80 M.

Ausgaben: 27 789 M.

Angestellt: Ausser dem Rector, dem Ortsgeistlichen und dem Arzte 8 Diakonissen, 3 männl. Pfleger und noch einige Gehilfen im Haushalte, ca. 17.

Seit 1866, in welchem die Mutteranstalt die männlichen Blöden von der Anstalt trennte und in einem gemietheten kleinen Schlosse in dem Dorfe Polsingen bei Oettingen, 8 Stunden von Neuendettelsau, unterbrachte.

Neuenstadt (Canton Neuchâtel).

„Asyl Bellevue", Privat-Asyl für Gemüths- und Geisteskranke, im Bezirke Landeron, autorisirt und überwacht vom Staate Neuenburg.

Arzt und Director: Dr. med. Eugen Scherer. — Behörde: Departement des Innern des Canton Neuenburg. — Station Neuenstadt (Neuveville), 10 Min., Station Landeron 15 Min. entfernt.

Bestand 15 Männer und Frauen.

Es können bis 25 aufgenommen werden. Pension von 5 Frcs. per Tag an.

Angestellt: Arzt, 2 Wärter, 2 Wärterinnen, Gärtner, Köchin.

Historische Notizen. Die Anstalt wurde von Dr. E. Scherer 1876 gegründet, nachdem er 10 Jahre die Anstalt in Mett dirigirt hatte. Einzige Privat-Anstalt für Gemüthskranke im Canton Neuenburg.

Die **Neinstedt'**er Anstalten (Prov. Sachsen).

Das **Elisabethstift** in Neinstedt mit seinen Filialanstalten Gottessorge, Kreuzhilfe in Detzel und Thale ist eine Privatanstalt. Sie pflegt Schwach- und Blödsinnige jeden Alters und

Geschlechts und bietet seit 2 Jahren auch vollsinnigen Epileptischen einen Aufenthalt. Sie ist Heil-, Pflege- und Erziehungsanstalt und besteht aus 3 grossen Häusern in Neinstedt, Detzel und Thale. Vorzugsweise will sie der Provinz Sachsen und dem Herzogthum Anhalt dienen.

Director: Pastor Kobelt. Aerzte: Dr. Schlaeger und Dr. Zernial.

Behörde: Der Verwaltungsrath resp. der Vorstand, bestehend aus einer Anzahl christlicher Männer in der Provinz Sachsen. Die Geschäfte werden geführt von dem Rittergutsbesitzer von Nathusius aus Meyerndorf bei Seehausen (Kreis Wanzleben) und dem Pastor Kobelt auf dem Lindenhofe in Neinstedt. Vorsitzender des Verwaltungsrathes, welcher den Vorstand controllirt, ist Pastor von Nathusius in Quedlinburg. — Station Neinstedt für Neinstedt und Kreuzhilfe in Thale, Neuhaldensleben für Schloss Detzel.

Bestand Ende 1880: 334 (174 M. 160 Fr.).

Ausgaben: ca. 100 000 M. für alle 3 Anstalten.

Angestellt: Director, 2 Aerzte, 2 Oberinnen, 3 Hausväter mit ihren Frauen, 10 Pfleger, 25 Pflegerinnen, 20 Mägde.

Historische Notizen: Begründet 2. Januar 1861 unter hervorragender Mithilfe von Fräulein Johanna Nathusius. Die Leitung des Innern erhielt der Inspector des Lindenhofes in Neinstedt, eines Bruder- und Knabenhauses, jetzt Pastor Kobelt, das Wachsthum der Anstalten geschah dem steigenden Bedürfnisse entsprechend. Näheres im letzten, 1877 erschienenen, Berichte. Es sollen noch 2 Häuser für vollsinnige Epileptische gebaut werden.

Neusandhorst (bei Aurich in Ostfriesland Prov. Hannover).

1. **Privat-Pflegeanstalt** der Herrn H. H. de Buhr zur Aufnahme unheilbarer, nicht gemeingefährlicher Geisteskranke. Die Anstalt bildet eine Haushaltung unter Aufsicht des Besitzers, dessen Frau und 2 erwachsenen Kindern. Ohne fremde Bedienung. Aufsicht führender Arzt: Sanitätsrath Dr. Lüning, vorgesetzte Behörde Kön. Landdrostei Aurich. Die Pfleglinge beschäftigen sich nach Umständen in Garten und Feld, leben Tags

über zusammen, sind Nachts und beim Essen Jeder in seiner Zelle. Anzahl der Kranken November 1881: 13 (7 M. 6 Fr.). Das Kostgeld beträgt durchschnittlich monatlich 24 M. Mehrere als unheilbar Aufgenommene sind während des Bestehens der Anstalt genesen.

Besteht seit 1853 als Anstalt, nachdem den Eltern des jetzigen Besitzers 1833 zwei tobsüchtige Kranke übergeben waren, um sie nach Gutdünken zu pflegen und zu beschäftigen. Der Aufenthalt trug wesentlich zur Beruhigung bei und in Folge dessen kamen auch andere Kranke.

2. Pflegeanstalt des Landwirths H. H. Coordes in Neusandhorst, der seine Pfleglinge in der ihm gehörigen Landwirthschaft beschäftigt.

Die vorgesetzte Behörde ist das Königliche Amt Aurich als Aufsichtsbehörde.

Ende 1880 beträgt die Anzahl der Kranken (Männer und Frauen) 15 (6 M. 9 Fr.).

Während des vergangenen Jahres sind keine aufgenommen, entlassen oder verstorben.

Bemerkt wird, dass die gegenwärtigen Anstaltsgebäude neu erbaut und im Mai 1876 bezogen sind.

Besteht seit 1844.

Neuss (Rheinprovinz).

1. Privat-Heil- und Pflegeanstalt der Alexianer-Brüder zu Neuss. Selbständige Anstalt für alle Krankheitsformen des Irrsinns. Nur für Männer. In ihrer Aufnahme in Bezug auf einen Bezirk nicht beschränkt.

Vorsteher Böcker. Anstaltsarzt Kreisphysikus Dr. Schruff. — Station Neuss.

Bestand Ende 1880:		81
Verpflegt . pro	„	100
Aufgenommen .	„	13
Entlassen . . .	„	12
Gestorben . . .	„	7.

Ausgaben 1880: 55 153 M. bei 33 423 Verpflegungstagen der Kranken. 4026 der Angestellten.

Angestellt: 9 Brüder, 2 Knechte.

Historische Notizen: Besteht seit 1497. Sie ist direct für Irre seit über 100 J. eingerichtet. Der Neubau der Anstalt, den jetzigen Anforderungen in Allem entsprechend, geschah 1869.

2. Privat-Irren-Heil- und Pflegeanstalt „zum heiligen Joseph", vor dem Oderthore, Eigenthum des Ordens der barmherzigen Schwestern, bestimmt für weibliche Geisteskranke.

Arzt: Dr. Esser. — Station Neuss.

Bestand Anfang	1881:	99 Fr.
Aufgenommen . .	„	11 Fr.
Entlassen	„	4 Fr.
Gestorben	„	6 Fr.
Bestand . . Ende	„	100 Fr.

Besteht seit 1846.

Neustadt (in Westpreussen).

Westpreussische Provinzial-Irren-Heil- und Pflegeanstalt, selbständig, für alle Krankheitsformen und für die Regierungsbezirke Danzig und Marienwerder.

Im Bau begriffen, soll im Herbst 1883 eröffnet werden.

Pavillonbau in schöner Lage an der Stargard-Danziger Bahn, 1 Kilometer vom Bahnhof gelegen. 400 Morgen Land, darunter 25 Morgen Wald. Auf 400 Kranke berechnet.

Niedernhart (Kronland Ober-Oesterreich).

Oeffentl., selbständige Irren-Heil- und Pflegeanstalt des Erzherzogthums Ober-Oesterreich.

Aerzte: Dirig. Primararzt Dr. Fr. Schnopfhagen, Privatdocent für Psychiatrie und Gehirnanatomie an der Univ. Insbruck (Primararzt und Verwalter sind nach dem Statute coordinirt. Die Direction hat sich der Landesausschuss des Kronlandes vorbehalten.) 1. Hausarzt Dr. M. Keppelmayr, 2. Hausarzt Dr. C. Wagner. — Behörde: Ober-Oesterr. Landesausschuss. — Station Linz a. d. Donau.

Bestand Ende	1880:	341	(179 M.	162 Fr.)
Bestand Anf.	„	334	(170 M.	164 Fr.)
Aufgenommen	„	118	(67 M.	51 Fr.)

Summe der Verpflegten 1880: 452 (237 M. 215 Fr.)
Entlassen . . . . „ 64 (29 M. 35 Fr.)
Gestorben . . . . „ 48 (29 M. 19 Fr.).

Ausgaben: 97 091 fl. ö. W. bei 118 121 Verpflegungstagen. Administrationskosten 38 871 fl., Verpflegungskosten 58 219 fl.

Angestellt: 3 Aerzte, Verwalter, Portier, Amtsdiener, Maschinist, Obergärtner (provis.), Wäschebesorgerin sind angestellt mit Pensionsfähigkeit. Bedienstet: 24 Wärter, 24 Wärterinnen, Maurer, Tischler, Schuster, Hausknecht.

Historische Notizen. Seit 1867 als Neubau. Jahresberichte an die Behörde. „M. Schasching, die Ober-Oesterr. Landes-Irrenanstalt zu Niedernhart bei Linz. 1873. 170 S." In ihm die lehrreiche geschichtliche Entwicklung einer Anstalt, ehe ein Neubau entstand. Noch stand in der Speiseordnung des 3. Decenniums: „Für einen gewöhnlichen Narren genügt zum Frühstück trockenes Brot", während die neue Anstalt mit einem Aufwande von über $^1/_2$ Million den Anforderungen der Jetztzeit entspricht. 1880 wurde der Ankauf eines angrenzenden Gütchens mit ca. 5 ha. Terrain beschlossen und wird von 20 Pfleglingen bewohnt, unter Leitung eines Obergärtners zu Gemüsecultur und Obstbau bewirthschaftet. Der Vorschlag des Primararztes, Beköstigung sowohl wie Wäschereinigung in eigene Regie zu nehmen, wurde vorläufig nicht angenommen.

Niederzündorf (Rheinprovinz).

Privat-Pflegeanstalt für weibliche Kranke „zum h. Joseph" zu Niederzündorf bei Cöln.

Arzt: Dr. Mönning.

Behörde: Die Anstalt steht unter der Oberleitung der Vorsteherin der Klostergemeinde im Bürgerhospital zu Cöln. — Station Wahn, $^3/_4$ Std. entfernt.

Bestand Anf. 1880: 10 Frauen.

Angestellt: 4 barmherzige Schwestern mit 2 Mägden.

Historische Notizen. Seit 1864. Diese klösterliche Anstalt ist eine private für die im städtischen Hospital zu Cöln der Krankenpflege obliegenden barmherzigen Schwestern und hat zunächst den Zweck, ein Erholungshaus für die Schwestern zu sein, welche in Folge der aufreibenden Krankenpflege in dem grossen Hospital ausserhalb der dortigen Krankenluft einer kürzeren oder längeren Erholung bedürftig werden. Der dirig. Arzt des Hospitals hatte längst ein solches Haus für die Schwestern gewünscht. Damit es die materielle Existenz habe, suchte man alte oder kränkliche oder reconvalescente, auch als unheilbar aus den Irrenanstalten entlassene Damen gegen Entgelt in Kost und Pflege zu nehmen. Das Haus war ursprünglich ein kaufmännisches und hat viele Räume. Von den beiden übereinander liegenden grossen Kellern ist der obere zur Küche, Kapelle und zum Speisesaale der Schwestern umgebaut.

Nietleben cf. **Halle.**

Oberhoffen (Elsass).

Evangelische Blöden-Anstalt, private Heil- und Pflegeanstalt, selbständig.

Director Heinr. Haag. Arzt Dr. Rapp, Cantonalarzt in Bischweiler.

Behörde: Verwaltungsrath. — Station Bischweiler.

Bestand Anf.	1880:	26 (15 Kn. 11 M.)
Aufgenommen .	„	7
Entlassen . . .	„	8.

Angestellt: Ohne Hauseltern 6 Personen. Der Director fungirt zugleich als Hausvater.

Ausgaben: 16 230 M. — Jährliches Kostgeld 400 M.

Seit 1876 und ist die einzige Anstalt in Elsass-Lothringen.

Obernigk (bei Breslau).

Privat-Heil- und Pflegeanstalt für Nerven- und Gemüthskranke incl. Epileptische.

Besitzer und Director: Dr. W. Kleudgen. — Station Obernigk.

Eröffnet 1881.

Olbersdorf (Oesterr. Schlesien).

Oeffentliche schles. Landes-Irren-Pflege-Anstalt für Oesterr. Schlesien.

Director: Md. Dr. Josef Friedrich.

Behörde: Schles. Landesausschuss. — Station Olbersdorf der mähr.-schles. Central-Bahn.

Bestand Ende	1880:	63 (40 M. 23 Fr.)
Verpflegt	„	90 (57 M. 33 Fr.)
Aufgenommen .	„	30 (20 M. 10 Fr.)
Entlassen	„	16 (9 M. 7 Fr.)
Gestorben . . .	„	11 (8 M. 3 Fr.).

Ausgaben: 20 854 Fl. bei 23 192 Verpflegungstagen der Kranken. Administrationskosten 5187 Fl. Verpflegungskosten 10 100 Fl.

Angestellt: Director, 1 Manipulant, 4 Wärter, 2 Wärterinnen und 2 Hausdiener.

Historische Notizen. Die Anstalt früher in Troppau ist am 1. Juli 1873 nach Olbersdorf verlegt.

Osnabrück (Prov. Hannover).

Provinzialständische Heil- und Pflege-Anstalt für die Provinz Hannover.

Aerzte: Director Sanitätsrath Dr. Meyer, 2. Arzt Dr. Ed. Meyer, 1. Assistenzarzt Dr. Rath, 2. Assistenzarzt Dr. Dieckmann.

Behörde: Landesdirectorium zu Hannover. — Station Osnabrück, zw. Münster und Bremen.

Bestand . . Anf.	1880:	447 (163 M. 284 Fr.)
Aufgenommen . . .	„	133 (59 M. 74 Fr.)
Verpflegt	„	580 (222 M. 358 Fr.)
Entlassen	„	93 (44 M. 49 Fr.)
Gestorben	„	44 (17 M. 27 Fr.)
Bestand . . Ende	„	443 (161 M. 282 Fr.)
Höchster Bestand	„	471 (172 M. 299 Fr.).

Ausgaben: 1880: 322 387 M. (Administration 39 866 M.). Verpflegungstage der Kranken 165 779 und zwar I. Cl. 3089, II. Cl. 12 770, III. Cl. 149 920, der Angestellten 26 519. — Beköstigung pro Tag und Kopf: I. Cl. 173,283 Pf., II. Cl. 122,398 Pf., III. Cl. 56,385 Pf.

Angestellt: Director, Inspector, 2. Arzt, 2 Assistenzärzte,

Rendant, luth. Geistlicher, kathol. Geistlicher, Organist, Oberwärter, 2 Oberwärterinnen, Bureau-Assistent, Schreiber, Haushälterin, Oberwäscherin, Maschinist, Gärtner, Heizer, Köchin, Ackerknecht, 22 Wärter, 35 Wärterinnen, 2 Hausknechte, 6 Mägde. Bote, Portier, Laufbursche, insgesammt 89.

Pensionsberechtigt: Aerzte, Inspector, Rendant, Oberwärter und Oberwärterinnen, Bureau-Assistent.

Eröffnet am 1. April 1868. Bau beschlossen 1862. Die im Werke von Funk und Rasch veröffentlichten Pläne sind ganz umgearbeitet und daher nicht mehr zutreffend. Wie Hildesheim und Göttingen nimmt auch Osnabrück Kranke aus allen Theilen der Provinz auf. 1876 wurde die an die hintere Frauenstation sich anschliessende 2stöckig im Pavillon-Stile erbaute, für 60 sieche und unruhige Frauen berechnete Abtheilung bezogen, 1876 das neben der Anstalt belegene Ackergut von 19½ Hectaren erworben, wo 1 Knecht, 2 Wärter und 15 Kranke beschäftigt sind. 1878 das Gertrudenkloster hinter der Anstalt umgebaut und darin 100 Frauen aufgenommen.

Owinsk (Prov. Posen).

Provinzial-Irrenanstalt, öffentliche selbständige Heil- und Pflegeanstalt, mit Ausschluss der Idioten und Cretins, für die Provinz Posen. Auf 400 Kranke beiderlei Geschlechts eingerichtet.

Aerzte: Oscar Weyert, Dr. med. Königl. Sanitätsrath. Assistenzarzt Dr. med. Louis Wendt. Wundarzt August Schreiber.

Behörde: Provinzialständische Verwaltungs-Commission. Station Posen — 15 Kilometer entfernt — durch Chaussee, Post, Telegraph und Omnibus verbunden.

Bestand Ende	1880:	329	(177 M.	152 Fr.)
Verpflegt	„	397	(215 M.	182 Fr.)
Aufgenommen .	„	88	(43 M.	45 Fr.)
Entlassen . . .	„	44	(23 M.	21 Fr.)
Gestorben . . .	„	24	(15 M.	9 Fr.).

Ausgaben: 269 196 M. bei vollzähliger Besetzung der Anstalt. pro 1880 waren Verpflegungstage für Kranke 115 709 (62 816 M. 52 893 Fr.), für Angestellte 23 830 (11 371 M. 12 459 Fr.).

Die Gesammt-Ausgaben betrugen pro Etatsjahr 1880/81: 100790 M. an Verpflegungskosten (für Beköstigung, Feuerung, Erleuchtung, Bekleidung, Bereinigung und Arznei), 67 046 M. an Administrationskosten.

Angestellte: Nach dem laufenden Verwaltungs-Etat können bei vollzähliger Besetzung beider Anstalten mit Kranken angestellt werden: 1 Director und erster Arzt, 1 zweiter Arzt (z. Z. unbesetzt), 1 erster Assistenzarzt, 1 zweiter Assistenzarzt (z. Z. unbesetzt), 1 Volontärarzt (z. Z. unbesetzt), 1 Wundarzt und Apotheker, 1 Oekonomie-Inspector, 1 Rendant, 1 Secretair, 1 Hausvater, 1 Hausschlosser und Maschinenführer (z. Z. unbesetzt), 3 Maschinenheizer, 1 Gärtner, 1 Gartengehilfe (z. Z. unbesetzt), 1 Meier, 1 Meierin, 2 Köchinnen, 4 Küchenmägde, 1 Wäscheaufseherin, 2 Wäsche-Hilfsaufseherinnen (davon 1 z. Z. unbesetzt), 1 Wäscherin, 2 Hilfswäscherinnen, 4 Hausdiener (davon 2 z. Z. unbesetzt), 2 Portiers, 2 Nachtwächter, 1 Kutscher, 2 Oberwärter, 1 Hilfs-Oberwärter, 2 Oberwärterinnen, 30 Wärter (davon z. Z. 12 unbesetzt) und 30 Wärterinnen (davon z. Z. 14 unbesetzt).

Pensionsberechtigt: Von den gegenwärtigen Beamten und Dienstpersonen sind angestellt: der Director von Sr. Majestät dem Könige; der Rendant vom Provinzial-Landtage; der 1. Assistenzarzt, der Wundarzt, der Oekonomie-Inspector, der Secretair, der Hausvater, der Gärtner, eine Köchin, die Wäscherin, 1 Pförtner, 1 Oberwärter und 1 Oberwärterin von der provinzialständischen Verwaltungs-Commission; das gesammte übrige Personal vom Director.

Wenngleich auch hier als Grundsatz gilt, so weit als möglich civilversorgungsberechtigte Militairpersonen in die geeigneten Stellen anzunehmen, so gehören gegenwärtig doch nur der Oekonomie-Inspector, der Hausvater und 1 Pförtner dieser Categorie an. Die Pensionsberechtigung ist z. Z. nur ausgesprochen beim Rendanten, Oekonomie-Inspector und Hausvater. Bezüglich aller übrigen Angestellten hat die provinzialständische Verwaltungs-Commission sich für jeden einzelnen Fall besondere Entscheidung vorbehalten und dementsprechend auch bereits einer früheren Wäscheaufseherin nach 41jähriger und einem Wärter nach 30jähriger treuer Dienstzeit lebenslängliche Pensionen nach Maassgabe der für Staatsbeamte geltenden Grundsätze in hochherzigster Weise gewährt.

Historische Notizen. Die Anstalt wurde aus einem früheren Cystercienser-Nonnenkloster in den Jahren 1835—1837 zu einer Irren-Heil-Anstalt umgebaut und eingerichtet und am 18. Januar 1838 der erste Geisteskranke in dieselbe aufgenommen. Anfänglich nur für 100 Kranke eingerichtet, wurden 1856 die Stellen auf 120 vermehrt und war die Anzahl der verpflegten Männer fast immer um 15 der der Frauen höher.

Nachdem schon gleich bei der Errichtung der Heil-Anstalt die spätere Errichtung einer Bewahr-Anstalt in Aussicht genommen war, wurde seit dem Jahre 1845 die Nothwendigkeit einer Vergrösserung resp. Erweiterung der Anstalt als dringendes Bedürfniss anerkannt und dementsprechend verschiedene Pläne entworfen, von denen im Jahre 1848 einer grosse Aussicht hatte, ausgeführt zu werden. Aber erst der 15. Provinzial-Landtag im Jahre 1868 beschloss endlich, ein Areal von 25 Hektar in unmittelbarer Nähe der bestehenden Anstalt, von dem Garten derselben nur durch die von Posen nach Wongrowitz führende Chaussee getrennt, anzukaufen und auf demselben eine neue Anstalt im Pavillon-System zu erbauen und nach Fertigstellung derselben die alte Anstalt umzubauen und durch Aufsetzen eines neuen Stockwerks zu vergrössern. Die neue Anstalt, ein Rohbau, wurde hierauf in den Jahren 1870—73 errichtet, 1874 fertig gestellt und ausgestattet für vorläufig 200 Kranke und am 9. September desselben Jahres mit den sämmtlichen 133 Kranken aus der alten Anstalt belegt. Dieser Bau wurde 1876 auf der internationalen Ausstellung für Gesundheitspflege und Rettungswesen zu Brüssel mit der grossen goldenen Preismedaille gekrönt. In den Jahren 1875—77 wurde darauf die alte Anstalt um- und aufgebaut resp. gründlich total renovirt, 1878 ausgestattet und am 21. October desselben Jahres wieder mit Kranken belegt. Auch sie ist für 200 Kranke eingerichtet. Beide räumlich getrennten Anstalten stehen unter einer Direction, ergänzen sich gegenseitig und führen nach dem vom Königlichen Ministerium bestätigten neuen Reglement vom 11. März 1881 die Bezeichnung: „Provinzial-Irren-Anstalt der Provinz Posen“.

Ausser den Räumlichkeiten für die in beiden Anstalten hierselbst unterzubringenden je 100 männlichen und 100 weiblichen = 400 Kranken und dem erforderlichen Warte- und Dienstpersonal befinden sich: a. in der alten Anstalt: die Bureaus und die Kasse, sowie die Familienwohnungen für den Director, Rendanten, Oberwärter, Maschinenführer, Pförtner und die Garçonwohnungen für den 1. Assistenzarzt, Nachtwächter, Maschinenheizer, Köchin und Küchenmägde und b. in der neuen Anstalt: ein Commissions-Sitzungszimmer, ein Geschäftszimmer für den Director, die Apotheke, ein Wartezimmer für Fremde und die Familienwohnungen für den 2. Arzt, Inspector, Secretair, Hausvater, Oberwärter, Gärtner, sowie die Garçonwohnungen für den Volontärarzt, Wundarzt und Apotheker, Köchin, Portier und Nachtwächter. In unmittelbarer Nähe der neuen Anstalt ist eine Meierei erbaut, in der der Meier mit seiner Frau und 8 Kranke wohnen. Beide Anstalten haben Dampfküchen, Wasserleitung und Gasbeleuchtung. Die Waschküche ist in der neuen Anstalt und neben dem Dampfbetrieb auch zum Handbetrieb eingerichtet.

Pankow (Provinz Brandenburg).

1. **Selbständige Privat-Heil- und Pflegeanstalt** zu Pankow bei Berlin, Breite Strasse 18, für sämmtliche Formen des Irreseins, besteht seit dem 1. Nov. 1868.

Director Dr. Richter, 2. Arzt Dr. Stenger, 3. Arzt Dr. Friedlaender.

Behörde: Königliche Regierung zu Potsdam. — Station Berlin; für die Stettiner- und Nordbahn Haltestelle Pankow. Ausserdem Station der Pferdebahn.

ca. 95 Aufnahmen im Durchschnitt in den letzten Jahren, davon $^2/_3$ Herren, $^1/_3$ Damen. Raum für 56 Herren und 22 Damen in 6 Häusern. Von December d. J. an in einem 7ten Hause ca. 30—40 Communalkranke der Stadt Berlin.

Angestellt: 1 Verwalter, 1 Oberin, 1 Oberwärterin, 3 Oberwärter, 13 Wärter, 9 Wärterinnen, 1 Wirthin, 4 Küchenmädchen, 2 Portiers, 2 Hausdiener, 1 Tapezier, 1 Kutscher, 1 Gärtner.

Die Pensionssätze bewegen sich zwischen 180—300 M. pro Monat incl. aller Bedürfnisse.

Die Anstalt steht seit dem 1. Mai 1881 unter dem jetzigen Director.

2. Privat-Pflegeanstalt für unheilbare weibliche Gemüthskranke.

Besitzerin und Vorsteherin Fräulein Philippine Welczeck. Arzt: Dr. Schaefer.

Behörde: Kgl. Regier. zu Potsdam. — Station Berlin und Station Pankow der Stettiner Eisenbahn.

Bestand Ende	1880:	24 Fr.
Verpflegt	„	34 Fr.
Aufgenommen .	„	2 Fr.
Entlassen	„	11 Fr.
Gestorben . . .	„	1 Fr.

Personal: Vorsteherin, 3 Wärterinnen, 2 Waschfrauen etc. Besteht seit 1865.

3. Privat-Pflegeanstalt für männliche Geisteskranke des Gustav Reyer. Arzt: Dr. Schaefer.

Behörde: Kgl. Reg. zu Potsdam. — Station Berlin.

Bestand Anfang	1881:	44 M.
Verpflegt.	1880:	69 M.
Aufgenommen . .	„	16 M.
Entlassen	„	38 M.
Gestorben	„	3 M.

Angestellt: Vorsteher, 4 Wärter, 2 in der Küche. Besteht seit 1866.

4. Privat-Pflegeanstalt für unheilbare Geisteskranke der Frau Th. Feyh, geb. Lambelet, gegründet 1862. Berliner Strasse 5.

Bestand Anfang	1881:	20 Fr.
Aufgenommen . .	„	6 Fr.
Entlassen	„	1 Fr.
Gestorben	„	3 Fr.

5. Privatanstalt für idiotische und epileptische Kinder. Pension monatlich 100 M. Besitzer Zuther, pens. Polizei-Lieutenant, Mühlenstr. 1.

Pforzheim (Baden).

Oeffentliche und selbständige Heil- und Pflegeanstalt für Grossh. Baden.

Aerzte: Director Medicinalrath Dr. Walther. Assistenzärzte: Dr. Fischer, Dr. Feldbausch, Dr. Fauler; Volontairarzt: Dr. Walther.

Behörde: Gr. Verwaltungshof. — Station Pforzheim.

Bestand Anf. 1880:	543	(263 M.	280 W.)
Aufgenommen. „	100	(45 M.	55 W.)
Entlassen . . . „	42	(21 M.	21 W.)
Gestorben . . . „	44	(20 M.	24 W.).

Zahl der Angestellten: 95. — Verpflegungstage 202 184. Verpflegungskosten 117 375. Gesammtausgabe 389 021 M.

Seit 1322 als Spital für „elende und arme Siechen“ von Frau Markgräfin Luitgard gegründet. Es fanden nach Acten auch Seelengestörte dort Aufnahme. 1699 durch die Franzosen eingeäschert, wurde die Anstalt wieder aufgebaut als Landeswaisenhaus, das auch Pfründner, Kranke, Geisteskranke und Sträflinge aufnahm. 1758 wurde verordnet, dass nur Waisen, Wahnsinnige und Abscheu erregende Kranke, wie Epileptische, Krebsige u. s. w. Aufnahme fänden. Das Waisenhaus wurde 1804 aufgelöst und die Waisen einzelnen Familien übergeben. Der nunmehrige erste eigene Arzt wurde Dr. J. Ch. Roller, dem 1814 Dr. Groos folgte. Neugebaut: 2 Zellen und schönes Sectionshaus. Beschreibung cf. Fischer, Zeitschr. für Psych. Bd. 33 und Bd. 34.

Pfullingen (Kgr. Württemberg).

Selbständige Privat-Heil- und Pflegeanstalt im Oberamt Reutlingen.

Besitzer und Director Hofrath Dr. Flamm, Assistenzarzt Dr. H. Steinbrück, Institut der Volontairärzte. — Behörde: Kgl. Medicinal-Collegium, Abth. f. d. Staatskrankenanstalten. — Station Reutlingen, 3 Kilometer, Stuttgart-Tübinger Linie.

Bestand . . . . . . am 28 Oct. 1881:	325		
Staatspfleglinge . . . . „	232	(114 M.	118 Fr.)
Privatpfleglinge . . . . „	93	(60 M.	33 Fr.)
Hierzu kommen: Colonie Alteburg mit 264 pr. Morgen seit 1. Febr. 1881	22	(18 M.	4 Fr.)
Summa	347 Kranke.		

Angestellt: 2 Aerzte, Oberwärter mit 16 Wärtern, Oberwärterin mit 15 Wärterinnen. In Colonie Alteburg: Oekonom mit 7 Fuhrknechten, 2 Melkern und 3 ständigen Tagelöhnern. Practikant. Wirthschafterin mit 3 Mädchen für Küche und Weisszeug. 1 ständiger Wärter. Aerztlicher Besuch 3 Mal wöchentlich. Der evangelische Diaconus hält Sonntags regelmässige Gottesdienste in der Schlosskirche und betheiligt sich wöchentlich einmal von 8—12 Uhr am Umgange durch die ganze Anstalt — Dienstags. Der kath. Geistliche von Reutlingen kommt je am ersten Montag des Monats zu Gottesdienst und Messe und betheiligt sich einmal im Monat am Umgange. Beide Geistliche sind mit der Seelsorge für Kranke und Gesunde betraut. Lehrer für Singen, Zeichnen und Unterricht; zugleich Organist. Buchhalter d. h. Rechnungsführer, Küchenverwalter, dessen Frau Oberköchin mit 6 Mädchen für die Küche ist; 2 Gärtner, Kutscher, Bäcker, Metzger, 2 Knechte für den Schweinestall. Ausserdem Maurer, 2 Sattler, 2 Schuhmacher, 2 Schneider, Mechaniker, Schlosser, 2 Maler, 3 Schreiner mit entsprechend zugetheilten Kranken, Portier. Weisszeug: 1 Weisszeugverwalterin und 1 Oberwäscherin mit entsprechendem Personal. 1 Maschinist für Motor und Locomobil, Nachtwächter, Lampist.

Historisches. Seit 1843 von dem Vater des jetzigen Vorstandes im Schlosse von Pfullingen gegründet, das 1563 von Herzog Christof auf dem Grunde der alten Remp'schen Burg erbaut wurde, mit 30 Morgen Feld und Garten, 5 Minuten von Pfullingen entfernt. Der Schlossgarten ist mit Mauer umgeben. Reorganisation durch den jetzigen Besitzer. „Die Heil- und Pflegeanstalt Pfullingen in ihren ersten 10 Jahren. Ein Bild äusserer und innerer Verhältnisse, herausgeg. von Director Dr. Otto Flamm. Mit Abbild. Reutlingen, 1880. 94 S.“

St. Pirminsberg (Canton St. Gallen).

Oeffentliche selbständige Heil- und Pflegeanstalt für den Canton St. Gallen.

Aerzte: Director Dr. Otto Weller, Assistenzarzt Dr. von Monakow.

Behörde: Regierungsrath (Polizeidepartement) des Canton St. Gallen. — Station Ragaz.

Bestand Ende 1880:	281	(143 M.	138 Fr.)
Aufgenommen . „	167	(87 M.	80 Fr.)
Entlassen . . . „	152	(85 M.	67 Fr.)
Gestorben . . . „	29	(17 M.	12 Fr.)
Verpflegt. . . . „	433	(228 M.	205 Fr.).

Ausgaben: 187 347 Frcs. (Beköstigung 108 411, Administration 78 935 Frcs.) bei 98 276 Verpflegungstagen der Kranken, 19 957 der Angestellten.

Angestellt. Als Beamte: Director, Assistenzarzt, Verwalter, 2 Geistliche (kath. u. evang.). Personal: Oberwärter, Oberwärterin, Hausmeister, 13 Wärter, 13 Wärterinnen, 1 Privatwärterin, Köchin, 2 Küchenmägde, Wäscherin, 2 Waschmägde, 2 Heizer, Gasmacher, 2 Portiers, Werkmeister, Gärtner, 4 Viehknechte, Schweinemagd, 2 Tagelöhner.

Historische Notizen. Besteht seit 1847. 1867—69 wurde die Anstalt im Innern gänzlich umgebaut und vergrössert, mit einem Kostenaufwand von 720 000 Frcs.

Pirna (Königr. Sachsen).

Privat-Heil- und Pflegeanstalt, selbständig.

Besitzer und Director Dr. Lehmann, k. Bezirksarzt a. D. Dr. Struck, 2. Arzt.

Behörde: K. Kreishauptmannschaft zu Dresden. — Station Pirna zw. Dresden und Bodenbach.

Bestand Ende 1880:	51	Personen	(27 M. 24 W.)
Verpflegt. . . . 1879:	86	„	
Aufgenommen . „	42	„	
Entlassen . . . „	36	„	
Gestorben . . . „	6	„	

Angestellt: 2 Aerzte, Gesellschafterin, 9 Wärter, 7 Wärterinnen, Köchin, 2 Küchenmädchen, 2 Stubenmädchen, Portier.

Besteht seit 1830 durch Pienitz gegründet. 2 Berichte sind veröffentlicht.

Plagwitz (Provinz Schlesien).

Oeffentliche selbständige Provinzial-Irren-(Pflege-)Anstalt für die Provinz Schlesien.

Director Dr. von Ludwiger.

Behörde: Provinzial-Verwaltungs-Commission zu Breslau unter Vorsitz des Landeshauptmanns von Schlesien. — Stationen: Stadt Greiffenberg (2 Stunden); Stadt Bunzlau ($2\frac{1}{2}$ Stunden).

Bestand Ende	1880:	224	(120 M.	104 Fr.)
Verpflegt . i. J.	„	263	(143 M.	120 Fr.)
Aufgenommen .	„	38	(21 M.	17 Fr.)
Entlassen . . .	„	10	(2 M.	8 Fr.)
Gestorben . . .	„	29	(21 M.	8 Fr.).

Ausgabe-Etat pro 1880: 92 541 M. — Administrationskosten: 31 136 M.; Beköstigungskosten: 40 269 M. Uebrige Kosten: 21 135 M. — Verpflegungstage der Kranken: 81 158; der Angestellten: 10 803.

Angestellt: 1 Arzt als Director, 1 Hausverwalter und Rendant, 1 Controleur, 1 Bureaugehilfe, 1 Oberwärter, 1 Oberwärterin, 13 Wärter, 10 Wärterinnen, 1 Pförtner, 1 Gärtner, 1 Stadtbote, 1 Köchin, 2 Küchengehilfinnen, 1 Wäscheaufseherin, 1 Waschgehilfin = Sa. 37 Personen. — Den Gottesdienst versehen 1 evang. und 1 kathol. Geistlicher aus der 20 Minut. von Plagwitz entfernten Stadt Löwenberg.

Director, Hausverwalter und Controleur sind lebenslänglich, das übrige Personal ist gegen Kündigung angestellt. Alle Angestellten sind pensionsberechtigt.

Historische Notizen. Die Anstalt ist 1826 als Irren-Pflegeanstalt von den Ständen übernommen, nachdem dieselbe vorher von der Regierung zu Liegnitz für ein allgem. Irren- und Siechenhaus angekauft war. Bei Eröffnung der neuen Anstalt zu Bunzlau 1863 wurde sie geschlossen, aber 1868 wieder eröffnet.

In den Jahren 1874—1876 wurde die Anstalt durch Aufführung eines besonderen Beamtenhauses und eines Krankenhauses für 120 männl. Kranke vergrössert, so dass seit 1877 120 männliche und 102 weibliche Kranke in ihr untergebracht werden können.

Aerztliche Verwaltungsberichte werden alljährlich an die Verwaltungs-Commission zu Breslau eingereicht.

Pöpelwitz (bei Breslau).

Privat-Heil- und Pflegeanstalt für Gemüthskranke.

Besitzer und Director: Dr. Eicke. Assistenzarzt Dr. Jaeschke.

Behörde: Kgl. Reg. zu Breslau. — Station Breslau, 1/2 Std. entfernt.

Bestand Anf.	1881:	24
Aufgenommen .	„	44
Entlassen . . .	„	31
Gestorben . . .	„	7
Bestand Ende	„	30.

Besteht seit 1852, gegründet durch Professor Dr. Neumann, übernommen und neu eingerichtet Oct. 1881 von Dr. Eicke. Bericht über die ersten 10 Jahre ist gedruckt.

Posen (Prov. Posen).

Irren-Abtheilung des städtischen Krankenhauses, öffentl. Heil- und Pflegeanstalt für den Stadtbezirk, ausnahmsweise auch für den Landbezirk.

Die Direction der Magistrat. Dirig. Arzt San.-Rath Dr. v. Kaczorowski.

Behörde: Kgl. Regierung. Station Posen.

Bestand Anf.	1881:	35	(11 M. 24 Fr.)
Aufgenommen	„	78	(50 M. 28 Fr.)
Entlassen . . .	„	51	(32 M. 19 Fr.)
Gestorben . . .	„	19	(13 M. 6 Fr.).

Histor. Notizen. Besteht seit 1849. Die Anstalt befindet sich in dem früheren Franziskanerkloster in einem Neubau, welcher früher die Brauerei des Klosters gebildet haben soll. Ursprünglich wurden nur unheilbare Kranke zur Verpflegung untergebracht. Gegenwärtig werden stadtarme Kranke auch in ihr behandelt. Patienten aus den besseren Ständen werden zuweilen interimistisch bis zu ihrer Unterbringung in der Provinzialanstalt zu Owinsk aufgenommen.

Potsdam (Prov. Brandenburg).

1. **Abtheilung des städtischen Krankenhauses** für Unheilbare der Stadt Potsdam.

Aerzte: Reg. Med.-Rath Dr. Kanzow, dirig. Arzt. Hilfsarzt Dr. Körbin.

Bestand ca. 20.

Eröffnet am 14. Oct. 1774.

2. **Wilhelmsstift,** Erziehungsanstalt für bildungsfähige blödsinnige Kinder der Prov. Brandenburg, selbständige Privatanstalt.

Inspector Grossmann, Arzt: Stabsarzt Dr. Dominik.

Behörde: Vorstand von 12 Mitgliedern, dessen Vorsitzender Pfarrer Coulon in Potsdam ist.

Bestand October	1881:	91	(63 Kn.	28 Mädch.)
Aufgenommen . .	„	9	(4 Kn.	5 Mädch.)
Entlassen	„	7	(4 Kn.	3 Mädch.)
Gestorben	„	2	(2 Kn.	0 Mädch.).

Ausgaben 1880: 44 037 M. (4118 Verwaltung, Inventar 1468, Beköstigung, Kleidung, Wäsche 27 177, Garten und Viehwirthschaft 936 M. u. s. w.)

Angestellt: Inspector und Frau, 3 Gehilfen, die zugleich Lehrer und Wärter sind, Lehrerin, Oberwärterin, 3 Hilfswärterinnen, 5 Dienstmädchen (2 für die Küche, 1 für die Wäsche, 2 für Handarbeit), Mann für die Hausarbeit und Dampfkessel, Knecht, Korbmacher, Bote, insges. 19.

Historische Notizen. Oct. 1865 gegründet in einem von einer verstorbenen Wohlthäterin dem auch verstorbenen Superintendent Schultz dazu geschenkten Hause mit grossem Garten. 1869 in einem daneben neu erbauten Anstaltsgebäude. — Berichte von Zeit zu Zeit im evang. Gemeindeboten, das zum besten des Wilhelmsstiftes durch Hofprediger Rogge herausgegeben wird.

Prag (Kgr. Böhmen).

1. **Oeffentliche Landes-Irren-Heil- und Pflege-Anstalt** für den politischen Bezirk Prag. Anzahl der Betten: 1369.

Aerzte: Director Dr. J. Fischel. Primärärzte: Dr. J. Kratochvil, Dr. B. Czumpelikt, Dr. L. Stransky. Secundärärzte: Dr. E. Viertl, Dr. Klucina, Dr. Zastera. 2 Volontärärzte.

Behörde: Königl. Böhm. Landesausschuss.

Bestand Anf. 1881: 1115 (627 M. 488 Fr.)
Aufgenommen „ 762 (419 M. 343 Fr.).

Entl. geheilt 90 (48 M. 42 Fr.) = 8,61 %, geb. entl. 245 (124 M. 121 Fr.) = 23,48 %, ungeh. entl. 41 (22 M. 19 Fr.) = 3,9 %, transferirt nach Dobian, Brünn und Tyrnan 55 (34 M. 21 Fr.), entwichen 7 (5 M. 2 Fr.), Selbstmord 1 Fr., gestorben 355 (219 M. 136 Fr.) = 33,93 %.

Bestand Ende 1881: 1083 (594 M. 489 Fr.).

Ausgabe-Etat. Anzahl der Verpflegungstage 409 698. Beköstigung pro Kopf und Tag 38,90. Gesammtkosten pro Kopf und Tag 67,44.

Angestellt: 7 Aerzte, Verwalter, Controleur, Rechnungsführer, Official, Amtsdiener, 2 Portiers, Wäschebesorgerin. Schlosser, Maurer, Tischler, Töpfer, Kesselheizer, 3 Hausdiener, 138 Wartindividuen. Insges. 128—30.

Pensionsberechtigung besteht. Die Anstalt nimmt als Volontärärzte gleichzeitig 3 Dr. med. auf, welche durch 3 Monate für Wohnung, Heizung und Beleuchtung als ärztliche Practikanten Dienste leisten.

Historische Notizen. Seit 1792, ursprünglich Josefinische Institution von 1790, allmähliche Weiterentwicklung durch das St. Katharinen-Klostergebäude in den zwanziger Jahren, durch das Neugebäude in den vierziger Jahren, vor 5 Jahren durch Oekonomie Slup (Baracke für 40 arbeitende Kranke) mit seiner theilweise colonieartigen Einrichtung in den fünfziger Jahren. „Die k. k. Irrenanstalt von Dr. J. Fischel. Erlangen, Enke 1853“.

2. **Privat-Idiotenanstalt**, vom St. Annen-Frauenverein unter Leitung der Fr. Amealing in Prag 1872 gegründet. Kranken-

bestand 1880: 48 (32 m. 16 w.). In Böhmen sind statistisch über 2000 Idioten nachgewiesen.

Préfargier (Canton Neuchâtel).

Heilanstalt, öffentliche und doch vom Staate unabhängige, da die Anstalt eine milde Stiftung ist (des Herrn von Meuron aus Neuchâtel). Selbständig und am Ufer des Neuenburger Seees gelegen. Da der Canton keine Anstalt für Unheilbare besitzt, behält sie immer eine grössere Zahl solcher Kranken. Bestimmt für den Canton nimmt die Anstalt auch auswärtige Kranke in der 2. und 1. Kl. auf (es bestehen nur diese beiden Verpflegungsklassen).

Aerzte: Director Dr. Châtelain, Assistenzarzt Dr. Marthe.

Behörde: Eine eigene Aufsicht-Commission, die ursprünglich vom Stifter ernannt, sich selbst aus freier Wahl recrutirt, nur muss die Familie von Meuron immer durch 2 Mitglieder vertreten sein und der Cantonal-Stadtrath durch eins. Gesammtzahl 9. — Station St. Blaise bei Neuchâtel

Bestand Anf.	1880:	128	(62 M. 66 Fr.)
Verpflegt. . . .	„	184	(91 M. 93 Fr.)
Aufgenommen .	„	56	(29 M. 27 Fr.)
Entlassen. . . .	„	53	(30 M. 23 Fr.)
Gestorben . . .	„	7	(5 M. 2 Fr.)
Bestand Ende	„	124	(56 M. 68 Fr.).

Seit 1849 sind aufgenommen 2359 (1175 M. 2184 Fr.) mit 1 262 277 Verpflegungstagen, entl. genesen 841 (403 M. 438 Fr.), gebessert und ungebessert 1127 (543 M. 584 Fr.), gestorben 263 (166 M. 97 Fr.).

Verpflegungstage 1880: 45 372, Kosten 1880: 141 582 Frcs. Verpflegung 78 815, Heizung und Licht 7 678, Repar. von Gebäuden und Inventar 15 234, Leibwäsche und Bettzeug 2 325, Gehälter und Löhne 31 265, Verschiedenes (Bücher 884) 3 088, Wäsche 2 323, Medicamente 852). Einnahme der Pensionen 134 047 Frcs. — Persönliche Kosten pro Tag 1,22, sachliche 1,89 Frcs.

Angestellt: 2 Aerzte, Verwalter, Kaplan (ausserhalb), 2 Haushälterinnen, Oberwärter, Oberwärterin, Weisszeughalterin,

Gesellschafterin, 14 Wärterinnen, 14 Wärter, 2 Diener, 2 Gärtner, Kutscher, 2 Wäscherinnen, 5 Küchenmädchen, 1 Heizer, Hausdiener, Nachtwächter.

Préfargier genügt weit nicht mehr dem Bedürfnisse; es sollte eine Anstalt für Unheilbare errichtet werden.

Karthaus **Prüll** (Kreis Oberpfalz).

Königl. Kreis-Irrenanstalt; selbständige und zwar Heil- und Pflegeanstalt für den Regierungsbezirk der Oberpfalz und von Regensburg.

Aerzte: Director Dr. Eugen Lachner; Assistenzarzt mit pragmat. Rechten Dr. Joh. B. Vornheim, 2. Assistenzarzt Dr. Jos. Ellmann.

Behörde: k. b. Kreisregierung Kammer des Innern der Oberpfalz und von Regensburg. — Station Regensburg (2 km. entfernt).

Bestand . . . . Ende 1880:	226	(117 M.	109 Fr.)
Aufgenommen im Jan. „	74	(37 M.	37 Fr.)
Entlassen . . . . „	61	(35 M.	26 Fr.)
Gestorben . . . . „	18	(6 M.	12 Fr.).

Bemerk.: Die geringe Zahl der Neueintritte erklärt sich daraus, dass in der 2. Hälfte des Jahres des in Ausführung begriffenen Neu- und Umbaues der Anstalt wegen die Aufnahmen für geraume Zeit ganz sistirt und endlich auf dringliche Fälle beschränkt werden mussten.

Finanzen: Die Einnahmen der Anstalt betrugen 95 311 M., die Ausgaben 132 596 M., sodass von Seiten der Kreisvertretung 37 284 M. Verpflegungszuschuss zu leisten waren bei 82 413 Krankenverpflegungstagen, und zwar 2178 der Officianten und 17 299 des Wart- und Dienstpersonals. Administrationskosten 36 506 M., Verpflegungskosten 96 089 M.

Angestellt: Director und Oberarzt, Verwalter, 1. Assistenzarzt, 2. Assistenzarzt, katholischer und protestantischer Seelsorger, Rechnungsführer, Lehrer, Kanzleigehilfe, Oberwärter, Oberwärterin, Gärtner, Oberköchin, 2 Küchenmägde, Hausmagd, Waschfrau, 5 Waschmägde, 2 Portiers, 2 Laufburschen, Oekonomieknecht,

Stallmagd; ferner zum ärztlichen Dienstressort 16 Wärter und 16 Wärterinnen.

Pensionsberechtigt: Die ersten 3 Persönlichkeiten sind als k. b. Staatsdiener mit pragmatischen Rechten und Pensionsberechtigung zu betrachten. Die nächsten 9 Bediensteten werden auf Vorschlag der Anstaltsverwaltung von der k. Kreisregierung auf Ruf und Widerruf ernannt, endlich die übrigen namhaft gemachten Personen von der k. Verwaltung in eigner Competenz als Dienstboten — das Wartepersonal jedoch unter Dienstvertrag — angenommen.

Historische Notizen: Besteht seit 1852. Ehemaliges Karthäuserkloster, später Benedictinerstift, dann Kreisbeschäftigungsanstalt. Von 1850 an zur Irrenanstalt adoptirt, 1863. 1866 und 1872 durch Erweiterungsbauten vergrössert. Die wegen Raummangels und anhaltender Ueberfüllung der Anstalt von der k. Regierung gestellten Anträge auf Erweiterung resp. Umbau der Anstalt wurden in den Sitzungen der Kreisvertretung vom Dezember 1878 prinzipiell angenommen und ebenso von derselben in der Session 1879 die vom Kreisbaurath Freiherrn von Stengel im Einvernehmen mit Director Dr. Lachner ausgearbeiteten Spezialpläne genehmigt, sowie zur Ausführung derselben die successive Aufnahme eines Kreisanlehens bis zum Maximalbetrage von 800 000 M. beschlossen. Die Ausführung begann im Frühjahr 1880; die Anstalt wird künftig bis zu 300 Pfleglinge fassen können.

Pützchen (Rheinprovinz).

Selbständige Privat-Heil- und Pflegeanstalt bei Bonn.
Director und Besitzer Dr. Leop. Besser.
Behörde: Kgl. Regierung. — Station Bonn, ½ Std. entfernt.

Bestand Ende	1880:	24	(22 M.	2 Fr.)
Aufgenommen .	„	12	(8 M.	4 Fr.)
Entlassen. . . .	„	9	(7 M.	2 Fr.)
Gestorben . . .	„	1	(1 M.	— Fr.).

Angestellt: Arzt, Hausmann, Oberwärter, 2 Wärter, Oberwärterin, 2 Wärterinnen, 5 Dienstleute. Insges. 13.

Besteht seit 1. Sept. 1866, ist von einem 12 Morgen grossen Garten umgeben, liegt am rechten Rheinufer.

Rastenburg (Prov. Ostpreussen).

Idioten-Anstalt. Privaterziehungsanstalt, selbständig und mit Corporationsrechten versehen, für Ost- und Westpreussen, doch werden auch aus anderen Gegenden Pensionäre aufgenommen. — Stat. Rastenburg an der Ostbahn. — Vorsteher: von Saltzwedell, Reg.-Präsident a. D.

Bestand Anf. 1880:	13	(5 Kn.	8 Mädch.)
Aufgenommen „	7	(5 Kn.	2 Mädch.)
Entlassen . . . „	7	(5 Kn.	2 Mädch.)
Gestorben . . . „	1	(— Kn.	1 Mädch.).

Ausgaben: 14 280,40 M. — Zahl der Angestellten 10. Jahresberichte sind seit 1872 nicht veröffentlicht. Die Zahl der Zöglinge ist gewachsen und Anmeldungen liegen so viele vor, dass im Herbste 1881 ein beträchtlicher Erweiterungsbau begonnen ist, welcher im Frühjahr 1882 bezogen wird. Vermuthlich wird die Zahl der Zöglinge 80 übersteigen. Besteht seit April 1865, wurde erweitert 1869.

Realta (Canton Graubünden) bei Catjis.

Verwahrungsanstalt für unheilbare Irre, cantonale Pflegeanstalt. Verbunden damit ist eine Correctionsanstalt für den Canton Graubünden.

Direction: Ant. Lietha. Arzt Dr. P. Buol in Thusis. — Behörde: Kleiner Rath. — Station Chur.

Bestand . . . . . . Ende 1880:	33	(22 M.	11 Fr.)
Verpflegt . . . . „	35	(22 M.	13 Fr.)
Aufgenommen . . . . „	5	(2 M.	3 Fr.)
Ausgetreten resp. gestorben „	2	(— M.	2 Fr.).

Ausgaben: Die sämmtlichen Ausgaben für beide Anstalten belaufen sich 1880 auf 30 254 Frcs. bei 10 940 Verpflegungstagen der Irren, bei der Gesammtanstalt sammt Angestellten 25 447, der Angestellten allein 3582. — Administration: Direction und Haushälterin 2500 Frcs., übrige Angestellte incl. Oekonomie

4225 Frcs. Verpflegungskosten beider Angestellten 15 851 Frcs. Die Irren sind in gleichem Verhältniss vertreten.

Angestellt: Director und Frau als Haushälterin, Arzt, Pfarrer für beide Confessionen, 4 angestellte sog. Aufseher, Aufseherin, Köchin und 2 Angestellte für die Oekonomie (Landjäger durch Aufseher ersetzt).

Historische Notizen. Von 1839 bis 1855 in Fürstenau, seitdem in Realta. Jährliche Berichte an den kleinen Rath.

Rellingen (Prov. Schleswig).

Schroeder's Landsitz in Rellingen (im Anfange des Jahrhunderts Villeggiatur von Fr. Ludwig Schroeder), von ausgedehnten Parkanlagen umgeben, ist zur Aufnahme nervenschwacher Herren aus höheren Ständen am 1. Oct. 1881 eröffnet und von der kön. Regierung in Schleswig concessionirt. — Besitzer A. Löwy. Arzt: Kreisphysikus Dr. Wenck. Pension von 180 bis 300 M. monatlich. — Station Pinneberg (Altona-Kieler Bahn), $^1/_4$ Std. entfernt.

Reval (Ostseeprovinzen).

1. **Hospital des Esthländischen Kollegii allgemeiner Fürsorge** mit 150—200 Betten hat eine kleine, wenig zweckentsprechende Abtheilung für Geisteskranke mit 2 Wärtern und 1 Wärterin. Sie soll Heil- und Pflegeanstalt sein. Sie ist in einem einstöckigen hölzernen Gebäude in einer Vorstadt Revals ca. $1^1/_4$ Werst von der Stadt und einige 100 Schritte von dem übrigen Hospitalgebäude, enthält 16 Zellen, darunter 2 grössere. Ende 1881 wurden darin gepflegt 17 (12 M. 5 Fr.), während in anderen Abtheilungen des Hospitales noch 5 geisteskranke Männer und 4 Frauen untergebracht waren. Arzt: Staatsrath Dr. Haller, Oberarzt der Anstalten.

2. **Diaconissenanstalt in Reval** hat neben einem Hospitale mit einem Asyle für Sieche eine Abtheilung für weibliche unheilbare ruhige Geisteskranke ausserhalb der Stadt in freundlichen Gärten.

Diaconissen theilen mit den Kranken Tisch und Zimmer.

Bestand Ende 1881: 5 Frauen. Arzt Dr. Adelheim.

Besteht seit 1867.

Rheinau (Canton Zürich).

Oeffentliche Irrenpflegeanstalt, selbständig, für den Canton Zürich.

Aerzte: Director Dr. med. Heinr. Naegeli, Hilfsarzt Dr. Greppin.

Behörde: Regierungsrath des Cantons durch den Director des Sanitätswesens, der Präsident einer aus 4 Mitgliedern bestehenden Aufsichts-Commission ist, in welcher der Anstaltsdirector und Verwalter berathende Stimmen haben. — Station Marthalen an Linie Zürich-Schaffhausen.

Bestand Ende	1880:	603	(291 M.	312 Fr.)
Verpflegt	„	666	(323 M.	343 Fr.)
Aufgenommen .	„	63	(36 M.	27 Fr.)
Entlassen . . .	„	19	(11 M.	8 Fr.)
Gestorben . . .	„	44	(22 M.	22 Fr.).

Ausgaben: 295 414 Frcs. (für Administration 43 780 Frcs., für Verpflegung 251 633 Frcs. bei 219 230 Verpflegungstagen der Kranken, 26 645 der Angestellten.

Angestellt: 2 Aerzte, Oberwärter, 2 Oberwärterinnen, 19 Wärter, 22 Wärterinnen, Verwalter, landw. Werkführer, Gärtner, Metzger, Schneider, Küfer, Speisenmeister, Schlosser, Portier, 3 Köchinnen, 1 Lingère, 6 Wäscherinnen, 2 Mägde, 11 Knechte, 1 Gärtnerlehrling, 1 Schlosserlehrling, in Summa 80.

Ohne Pensionsberechtigung.

Historische Notizen. Seit 1867. Die Anstalt befindet sich in der $1^1/_2$ Stunden unterhalb Schaffhausen auf einer Insel des Rheines gelegenen Gebäulichkeiten der ehemaligen Benedictiner Abtei Rheinau. Letztere wurde Anfang der sechziger Jahre vom Staate aufgehoben und zum Zwecke der Verlegung der im sogen. Alten Spital in Zürich befindlichen unheilbaren Geistes- und Körperkranke entsprechend umgebaut, da diese letztere seit dem 12. Jahrh. bestehende, zur Reformationszeit durch Klosteraufhebungen und besonders im Laufe des vorigen Jahrhunderts durch Neubauten allmählich erweiterte, im Anfange dieses Jahrhunderts administrativ wesentlich umgestaltete Anstalt den immer grösser werdenden Ansprüchen nicht mehr genügte. Nachdem

Sept. 1864 mit dem Umbau des Klosters Rheinau begonnen worden, konnten die für ca. 600 Kranke eingerichteten Räumlichkeiten mit Ende Juli 1867 von den 451 Versorgten des alten Spitals nach und nach bezogen werden. Die baldige Ueberfüllung drängte zu weiteren Neubauten, in denen 60 Kr. (30 M. 30 Fr.) aufgenommen werden konnten.

Veröffentlichungen in den jährlichen Berichten des Züricher Regierungsrathes. „Ueber Zweck und Einrichtung der Anstalt Rheinau. Von Dr. Wille in Allg. Ztschr. f. Psych. Bd. XXVI. Heft 1 und 2."

Riga (Ostseeprovinzen).

1. **Rothenberg,** städtische Irren-Heil- und Pflege-Anstalt bei Riga, selbständig, zunächst für die Stadt Riga, aber gegen Zahlung werden auch Auswärtige aufgenommen mit Ausnahme epileptischer Kranken.

Aerzte: Director Dr. Gregor Brutzer, 2. Arzt: Dr. A. Mercklin, Volontairarzt Dr. Ch. v. Schröder.

Behörde: Administration zur Verpflegung der mittellosen Geisteskranken der Riga'schen Stadtgemeinde, d. i. eine ständische Delegation des Riga'schen Armendirectorii. In med.-technischer und med.-polizeilicher Beziehung die Medicinal-Abtheilung der k. Livl. Gouvernements-Verwaltung. — Station: Riga und Haltestelle Kriegshospital.

Bestand Ende	1880:	106	(52 M. 54 Fr.)
Verpflegt	„	144	(70 M. 74 Fr.)
Aufgenommen .	„	49	(27 M. 22 Fr.)
Entlassen . . .	„	30	(13 M. 17 Fr.)
Gestorben . . .	„	8	(5 M. 3 Fr.).

Ausgaben-Etat im Jahre 1880: 45 651 Rbl. (nicht gerechnet die Kosten eines Neubaus an der Isolir-Abtheilung und die dem Director zukommende Tantième von den Zahlungen der Pensionäre) bei 36 490 Verpflegungstagen der Kranken und 20 170 der Angestellten. Die Beköstigung einer Person kostete durchschnittlich 35½ Cop. täglich.

Angestellt: Director, 2. Arzt, Volontairarzt, Verwalter, Gehilfe des Verwalters für Kanzleigeschäfte, Oberwärter, 4 Oberwärterinnen, Wäscheverwalterin, Wirthin für zweites Frühstück und Mittagessen, 1 Café- und Theewirthin, 1 Badewärter, 1 Badewärterin, 6 Abtheilungswärter, 4 Abtheilungswärterinnen, 11 Hilfswärter, 8 Hilfswärterinnen, 1 Nachtwächter und Briefbote, 1 Gärtner, Tischler, Pferdeknecht, 4 Hausknechte, 2 Köchinnen, 3 Küchenmägde, Viehpflegerin, 1 Wäscherin.

Für das Asyl Waldheim: Inspector, Oberin, 1 Wärter, 1 Wärterin, 1 Knecht, 1 Magd. Im Ganzen 65 Personen, 35 männliche und 30 weibliche.

Pensionsberechtigt sind bis jetzt nur die Wärter und Wärterinnen — und zwar nach 15jährigem Dienst.

Historische Notizen. Besteht seit 1862. Die Anstalt ist gegründet von Dr. G. Brutzer als Privatanstalt zunächst nur für 16 m. Kranke. 1864 wurde die Frauenabtheilung gebaut und die Männerabtheilung erweitert, daher Raum für 60 Kranke. Zu diesen Bauten gab die Stadt Riga ein unkündbares Darlehn von 23000 Rbl. S. unter der Bedingung her, dass für die Zinsen dieses Kapitals zur Zeit 6 städtische, von dem Armendirectorium der Anstalt zuzuweisende Kranke verpflegt und behandelt werden sollten.

1872 kaufte die Stadt Riga die Anstalt, machte sie zu einer communalen für die heilbaren Kranken und übernahm die Verwaltung am 1. Dec. 1872, während die Unheilbaren auf Kosten der Stadt in die Staatsanstalt zu Alexandershöhe untergebracht wurden. Durch einen 1873 unternommenen Bau ist die Zahl der Betten auf 88 (48 M. 40 Fr.) gestiegen. 1881 ist eine neuerrichtete, mit der Anstalt relativ verbundene Pflege-Abtheilung: das Asyl Waldheim für 40 Pfleglinge (20 M. und 20 Fr.) eröffnet worden. — Dadurch ist die Zahl der Krankenplätze überhaupt auf 152 gestiegen. — „Dr. Klöpfel, Erster med. stat. Bericht über die Irrenheil- und Pflegeanstalt Riga-Rothenberg von 1862 bis 72. Riga, Brutzer. 1872." — Seit Besitz der Stadt jährlich Berichte im „Rechenschaftsbericht des Rigaischen Armendirectors".

2. Alexandershöhe (bei Riga). Die „wohlthätigen Anstalten" bestehen aus 1. Irrenhaus, 2. Lazareth für somatische Kranke und 3. Siechenhaus. Das Irrenhaus liegt separirt und ist für die Provinz Livland bestimmt. Alexandershöhe ist Eisenbahnstation.

Die Anstalt mit ca. 80 Irren versehen besteht seit 1824. Das Areal wurde vom Kaiser Alexander I. geschenkt. Zuschüsse wurden von der Stadt Riga und der Ritterschaft gemacht. Die Irrenanstalt umfasst 92 Betten, das Krankenhaus 130 Betten, das Siechenhaus 80 Betten. Das Areal ist 17 Pr. Morgen gross, auf welchem sich 20 einzelne Gebäude befinden. Pläne zu einem Neubau einer Irren-Heilanstalt für 80 Patienten und zum Umbau der alten Gebäude als Irren-Pflegeanstalt für 200 Kranke waren 1874 in Petersburg schon bestätigt und das Geld zum Bau, ca. 150 000 Rbl., zugesichert.

Jetzt beabsichtigt die Stadt Riga nach Vollendung eines Neubaus bei Rothenberg seine Kranken dorthin zu nehmen.

Rockwinkel vgl. **Bremen.**

Roda (Sachsen-Altenburg).

„Genesungshaus“ — Irren-Heil- und Pflegeanstalt für das Herzogthum Sachsen-Altenburg, und durch Staatsconvention für die Fürstenthümer Reuss jüngerer und älterer Linie. 240 Betten.

In Verbindung damit — aber isolirt — ein Kreiskrankenhaus mit 50 Betten.

Aerzte: Director: Geh. Medic.-Rath Dr. Maeder. II. Arzt: Medic.-Rath Dr. Wagner. — Station Roda der Weimar-Geraer Bahn.

Behörde: Herzogliches Ministerium des Innern zu Altenburg.

Bestand Anfang 1880:	238	(117 M.	121 Fr.)
Verpflegt	„	310	(160 M.	150 Fr.)
Aufgenommen . .	„	72	(43 M.	29 Fr.)
Entlassen	„	29	(14 M.	15 Fr.)
Gestorben	„	34	(19 M.	5 Fr.).

Ausgaben: Beamtengehalte und Remunerationen: 11 400 M., Löhne für Dienst- und Wartpersonal: 7128 M., Beköstigung: 47 158 M. Verpflegungstage der Irren: 87 477 Tage, der Angestellten: 8962 Tage.

Angestellt: 2 Aerzte, Geistlicher, Controleur, Oberaufseherin, Aufseher und Heildiener, Lehrer und Organist, Barbier,

2 Oberwärter, 10 Wärter, 2 Oberwärterinnen, 9 Wärterinnen, Hausmann, Köchin; insges. 33.

Pensionsberechtigung der Beamteten.

Eröffnet 1848. Seit 1848 Berichte in der Allgem. Zeitschrift für Psychiatrie. Ausführliche Nachrichten bei Gelegenheit des 25jähr. Jubiläums der Anstalt. Roda 1873. 24 S.

Landgut **Rode-Horst.**

Pensionat für Nervenkranke. Besitzerin Frau Wittwe Hermanny, nimmt Kranke auf, welche für ein formaliter unbeschränktes ländliches Familienleben geeignet sind. Dirigirender Arzt Dr. August Meyer in Isselburg, früher in Eitorf. Pension monatlich 115—125 M. Nächste Eisenbahnstation Empel an der rechtsrheinischen Bahn zwischen Wesel und Emmerich.

Rosegg (Canton Solothurn).

Oeffentliche Heil- und Pflegeanstalt zur Unterbringung heilbarer und unheilbarer Geisteskranken für den Canton Solothurn. Es finden auch Nichtcantonsbürger und Ausländer Aufnahme.

Director: Dr. Ackermann.

Behörde: Regierungsrath. — Station Solothurn, 1/2 Std. entfernt.

Bestand Ende 1880:	179	(91 M. 88 Fr.)
Verpflegt. . . . „	223	(113 M. 110 Fr.)
Aufgenommen . „	39	
Entlassen . . . „	32	
Gestorben . . . „	12.	

Kosten: Haushaltungskosten: fr. 114 632 (inclusive Gehalte fr. 16 659), Verpflegungstage der Kranken 65 024, der Angestellten 13 016.

Angestellt: Director, Verwalter und dessen Gehilfe, Oberwärter, Oberwärterin, 10 Wärter, 9 Wärterinnen, 3 Köchinnen, 1 Portier, 1 Gärtner und 2 Knechte. Katholischer und protestantischer Geistlicher wohnen in der nahen Stadt; insges. 33.

Ohne Pensionsberechtigung.

Seit 1860. Jährliche Berichte an den Regierungsrath.

Rostock (Mekl.-Schwerin).

St. Catharinen-Stiftung, Irren-Heil- und Pflegeanstalt der Stadt Rostock, nimmt auch auswärtige heilbare und unheilbare Geisteskranke auf, wenn selbige nicht zugleich mit solchen chronischen körperlichen Leiden behaftet sind, die dauernd chirurgischer Behandlung bedürfen.

Director: Senator Dr. Fr. Witte, Arzt: Dr. med. W. Passow, zu chirurgischen Dienstleistungen W. Laube. — Station Rostock i/M.

Bestand Johannis	1881:	146 (67 M. 79 Fr.)
Verpflegt	„	176
Aufgenommen . . .	„	39
Entlassen	„	23
Gestorben	„	9.

Ausgabe-Etat 1880/81 62 200 M. (excl. nöthig gewordene Baukosten etc. von über 10 000 M.) bei 51 960 Verpflegungstagen der Kranken, 11 680 der Angestellten. Administrationskosten: 10 190 M., Verpflegungskosten 41 162 M.

Angestellt: Aerztliches Personal: 2 Personen, Inspector, Inspectorin, 1 Schreibhilfe für Canzleigeschäfte, Oberwärter, 3 Wärter, Oberwärterin, 3 Wärterinnen, 1 Arbeitsaufseher und Statthalter, Wäscherin, 2 Wirthschafterinnen, 7 Mädchen, Heizer, 2 Knechte und Nachtwächter, insges. 28.

Ohne Pensionsberechtigung.

Historische Notizen: Besteht seit 1825, reorganisirt 1855, erweitert und verbessert 1864 und 1880. Berichte in der Rostocker Zeitung.

Rothenberg cf. **Riga.**

Rügenwalde (Prov. Pommern).

Provinzial-Irren-Anstalt, Heil- und Pflegeanstalt für alle Irrseinsformen.

Arzt: Director Sanitätsrath Dr. H. Seiffert.

Behörde: Landesdirector von Pommern, Frhr. v. d. Goltz in Stettin; Station Rügenwalde.

Bestand am 1. April 1880
(Etatsjahr 1880/81) . . . 118 (79 M. 39 Fr.)
Verpflegt bis 1. April 1881: 152
Aufgenommen . . . . „ 34 (23 M. 11 Fr.)
Entlassen . . . . „ 16 (11 M. 5 Fr.)
Gestorben . . . . . . „ 15 (9 M. 6 Fr.).

Ausgaben: 51 279 M., à Kopf 427 M. jährlich, 1,17 M. täglich bei 43 964 Verpflegungstagen der Kranken, 9125 der Angestellten, Generalkosten 27 233 M., Specialkosten 24 046 M.

Angestellt: Director, Inspector, Rendant, Secretair, Geistlicher, Oberwärter, 10 Wärter, 5 Wärterinnen, Portier, Nachtwächter, Bote, Ackerknecht, Köchin, Wäscherin, 3 Hausmädchen, insges. 30.

Pensionsberechtigt: nur der Director, Inspector und Oberwärter.

Historische Notizen: Eröffnet am 1. April 1841. Bestimmt für 60 Kranke. 1850 erweitert für 120 und 1869 durch Erbauung eines besonderen Lazarethes für körperlich erkrankte Irre für 124 Kranke.

Saargemünd (Lothringen).

Irren-Heil- und Pflegeanstalt für den Bezirk Lothringen.

Aerzte: Director Dr. Freusberg, 2. Arzt Dr. Köllner, 3. Arzt Dr. Schlossberger.

Behörde: Bezirkspräsidium in Metz. — Station Saargemünd, 2 km. entfernt, zw. Saarburg und Saarbrücken.

Bestand . . . . . 1. Oct. 1881: 384 (157 M. 227 Fr.)
Aufgenommen . . Sommer 1880: 299 (122 M. 177 Fr.)
Aufgenommen bis 1. Apr. 1881: 85 (45 M. 40 Fr.)
Entlassen bis dahin . . . . „ 23 (15 M. 8 Fr.)
Gestorben . . . . „ 11 (7 M. 4 Fr.).

Ausgaben: Ueber die Betriebskosten sind in dem ersten Betriebsjahre noch keine massgebenden Erfahrungen zu machen gewesen.

Angestellt: 3 Aerzte, Oekonom, Rendant, 2 Secretaire, Oberwärter, Viceoberwärter, 18 Wärter, 12 barmherzige Schwestern, wovon 4 in ökonomischen Betriebszweigen in der Krankenpflege thätig, 15 Wärterinnen; ausserdem Maschinenmeister, landwirthschaftlicher Aufseher, Gärtner, 5 Handwerker und 16 Dienstpersonal des ökonomischen Betriebes.

Pensionsberechtigung nicht vorhanden.

Historische Notizen: 1875—1880 mit einem Aufwande von 2 900 000 M. für 400 Kranke im Pavillonsystem gebaut. Areal 47 ha., wovon 7 auf die Gebäude und Höfe fallen. Dem umfangreichen landwirthschaftlichen Betrieb dienen die nahe der Anstalt liegenden Gebäude des ehemaligen Hofgutes, in denen auch für eine Anzahl arbeitender Kranken Wohnung zu schaffen beabsichtigt ist. Die Anstalt ist im Mai 1880 eröffnet. Für die Aufnahmen galten die Bestimmungen des französischen Irrengesetzes. Als Pensionaire werden auch nicht Nichtlothringer aufgenommen.

Sachsenberg (Grossh. Meckl.-Schwerin).

Heil- und Pflegeanstalt bei Schwerin, Staatsanstalt, selbständig, für das Grossh. Meckl.-Schwerin.

Aerzte: Director und dirig. Arzt Ober-Medicinalrath Dr. Tigges, 1. Hilfsarzt Dr. Claus, 2. Hilfsarzt Dr. Bernhard.

Behörde: Curatorium der Heilanstalt Sachsenberg, besondere Abtheilung des Ministeriums der Justiz, geistl. und Medicinalangelegenheiten. — Station Schwerin, 1/2 Std. entfernt.

Bestand	Ende 1880:	464	(258 M.	206 Fr.)
Verpflegt	„	572	(321 M.	251 Fr.)
Aufgenommen	„	256	(130 M.	126 Fr.)
darunter von Dömitz aufgenommen	„	136	(69 M.	67 Fr.)
Entlassen	„	80	(45 M.	35 Fr.)
Gestorben	„	28	(18 M.	10 Fr.).

Ausgaben: 202 826 M. (darunter Administration 40 272 M., Verpflegung 160 047 M.) bei 158 028 Verpflegungstagen der Kranken, 26 722 der Angestellten.

Angestellt: 3 Aerzte, Geistlicher (nicht in der Anstalt wohnend), Kassier, Hausverwalter, Lehrer und Organist, 2 Aufseher, 2 Aufseherinnen, 2 Büreauschreiber (nicht in der Anstalt wohnend), Thorwärter (zugleich Tischler und Kirchendiener), Maschinist, Gärtner, Oberköchin, Oberwäscherin, 26 Krankenwärter, 23 Krankenwärterinnen, Nachtwächter (nicht in der Anstalt wohnend), Postbote, 2 Hausknechte, Waschknecht, Portier, 2 Pferdeknechte, 2 Knechte, 5 Wasch- 5 Küchenmädchen; insges. 87.

Pensionsberechtigt: Dirig. Arzt, Kassier, Hausverwalter, Lehrer, Wärter.

Historische Notizen: Seit 1830. Erster Neubau einer Irrenheilanstalt in Deutschland unter Leitung des von Sachsen hinberufenen ersten Directors Flemming, dessen Nachfolger Nasse, Loewenhardt, Reimer, Tigges waren. Die Anstalt wurde nach einem Neubau einer Pflegeanstalt am 1. Oct. 1880 mit der bisherigen Pflegeanstalt in Dömitz vereint und dadurch officiell Heil- und Pflegeanstalt. Der Neubau einer landwirthschaftlichen Colonie war schon 5 Jahre vorher für 50 Pfleglinge mit 2 Wärtern und einem Vogte erfolgt. „Flemming, die Heilanstalt Sachsenberg, Schwerin 1852.“ „Nasse, Stat. Mittheilungen über die Grossh. Irrenanstalten von 1856—60“ in „Beiträgen zur Statistik Mecklenburgs.“ „Loewenhardt, die Zählung der Geisteskranken im Grossh. Mecklenburg-Schwerin im Jahre 1865. Allg. Zeitschr. für Psych. 1866.“ „Loewenhardt, die Statistik der Selbstmorde in der Heilanstalt Sachsenberg. Allg. Zeitschr. für Psych. 1867.“

Saffig (Rheinprovinz).

Privat-Irren-Heil- und Krankenpflegeanstalt der barmherzigen Brüder in Saffig, Kreis Mayen, Reg.-Bez. Coblenz.

Vorsteher Rüssel. Arzt Dr. Brunswicker in Bassenheim. — Station Andernach.

Bestand	Anf. 1880:	26 —	Anfang	1881:	28
Aufgenommen .	„	6 —	im J.	„	8
Entlassen . . .	„	4 —	„	„	2
Gestorben . . .	„	— —	„	„	4.

Seit 1869. 1 Rector und 6 Brüder haben die Pflege.

Salzburg (Kronland Salzburg).

Salzburgische Landesirrenanstalt, selbständige Heil- und Pflegeanstalt für das Herzogthum Salzburg.

Dirig. Arzt: Sanitätsrath Dr. Zillner.

Behörde: Landtag und Landesausschuss. — Station Salzburg.

Bestand Ende	1881:	44	(19 M. 25 Fr.)
Verpflegt	„	61	(28 M. 33 Fr.)
Aufgenommen .	„	22	(8 M. 14 Fr.)
Entlassen . . .	„	12	(5 M. 7 Fr.)
Gestorben . . .	„	5	(4 M. 1 Fr.).

Ausgaben: 12 600 Gulden Verpflegskosten bei 17 000 Verpflegstagen.

Angestellt: In der Anstalt ist kein Beamter angestellt. Die Rechnungsführung besorgt die Verwaltung der salzburgischen Landesanstalten, die Correspondenz theils diese, theils der Landesausschuss und der leitende Arzt; der innere Betrieb ist barmherzigen Schwestern übergeben (6 Schwestern, 2 Wärter, 3 Mägde). Zur Anstalt gehört der anstossende Oekonomiehof mit 8 Kühen und entsprechendem Wiesgrund.

Pensionsberechtigt ist nur der Arzt.

Historische Notizen. Gestiftet 1772 vom Erzbischof Hieron. Grafen Colloredo. Ausserdem finden Geisteskranke Aufnahme und Pflege im St. Johannspitale zu Salzburg (jährlich zwischen 30—40) und in der Krankenanstalt Schernberg der barmherzigen Schwestern, endlich Blödsinnige, Geisteskranke mit Fallsucht oder Lähmung, Idioten (15—20 Kranke) in dem einen Gesammtkrankenstand von 55 Kranken umfassenden Leprosenhause zu Salzburg.

Sassenhof bei Riga (Ostsee-Provinzen).

Idioten- und heilpädagogische Anstalt für geistig Zurückgebliebene und Abnorme. Sie ist eine private mit theilweiser Unterstützung der Commune und durch Collecten, selbständig, für alle Formen und Stufen des Idiotismus, auch Erwachsener.

Vorsteherin: Frau Therese Platz, Wittwe des Taubstummenlehrers Fr. Platz in Riga. Arzt: Coll.-Rath Dr. med. Erich Wichert.

Behörde: Medic.-Verwaltung und der Gouvern. Schuldirector wirkl. Staatsrath von Krannhals. — Station Riga.

Bestand Ende	1880:	24
Aufgenommen .	„	10
Entlassen . . .	„	1
Gestorben . . .	„	1.

Ausgaben: 8248 Rubel (Verpflegung 4947, Gehälter und Löhne 2087, Hausrente 974, Verschiedenes 340 Rubel).

Historisches. Die Anstalt, von Pastor A. Fehrmann in St. Petersburg vor 27 J. gegründet, war bis 1881 die einzige Anstalt für Idioten im Russischen Reiche, ist seit 1878 im eigenen Hause. „Heilpflege und Erziehung zurückgebliebener schwachsinniger und idiotischer Kinder, unter Mithülfe von Dr. J. D. Georgens, herausgegeben von Therese Platz. Leipzig, Richter. 1880. 2 Briefe.“ „Berichte 1873 und 1878.“ „Zur Gedenkfeier des 25jährigen Bestehens der heilpädagogischen Anstalt der Frau Therese Platz am 6. August 1879 im Reg.-Stadtbl. No. 33. 1879.“ „Was ist Idiotie, welches sind ihre Ursachen und die Grenzen der Heilbarkeit, und was kann und muss geschehen, um das überhaupt Mögliche zu erreichen? Von Frau Therese Platz. Riga 1876.“

Sayn (Rheinprovinz).

1. **Privatheilanstalt** des Dr. Brosius cf. Bendorf.

2. **Heil- und Pflegeanstalt** für israelitische Nerven- und Gemüthskranke zu Sayn (Bürgermeisterei Bendorf) bei Coblenz.

Eigenthümer und ökonomischer Leiter der Anstalt M. Jacoby; Arzt Dr. Behrendt.

Behörde: Preussische Regierung zu Coblenz. — Station Bendorf und Engers (rechtsrheinische Bahn) ca. 20 Minuten entfernt.

Bestand Ende	1880:	25	(14 M.	11 Fr.)
Verpflegt . pro	„	31	(16 M.	15 Fr.)
Aufgenommen .	„	12	(5 M.	7 Fr.)
Entlassen . . .	„	6	(2 M.	4 Fr.)
Gestorben . . .	„	—	(— M.	— Fr.).

Angestellt: 1 Arzt, für die Verwaltung 2 M. und 2 Fr. Wartpersonal 6 (2 M. 4 Fr.), Arbeitspersonal 2 (1 M. 1 Fr.).

Historische Notizen. Die Anstalt ist 1870 gegründet, 1874/75 wesentlich erweitert durch den Erwerb einer von der Anstalt getrennten und ca. 3 Minuten entfernten Villa zur Aufnahme von leicht Verstimmten und Reconvalescenten.

Schaffhausen (Schweiz).

Städtisches Krankenhaus, hat keine selbständig abgezweigte Abtheilung für Irre, doch sind 7 Zimmer für diese bestimmt und eingerichtet für alle Krankheitsformen des Irrseins, Blödsinn ausgenommen. Kranke der Stadt und des Cantons sind zur Aufnahme berechtigt. Ausserdem besitzt die Stadt in 2 Pflegeanstalten Abtheilungen für ruhige unheilbare Geisteskranke.

Behörde: Krankenhaus-Commission, deren Präsident ein Mitglied des Stadtrathes ist. — Aerzte: am Krankenhause Dr. von Mandach sen.; an den Pflegeanstalten Dr. Sturter, Volontärarzt Dr. von Mandach jun. — Station Schaffhausen.

Bestand	Ende 1880:	3	(1 M.	2 Fr.)
Aufgenommen	„	21	(9 M.	12 Fr.)
Nicht einberechnet mit del. trem.	„	6	(5 M.	1 Fr.)
Entlassen	„	19		
Gestorben	„	1.		

Ausgaben: für die Irren kein besonderer Etat. Für das Krankenhaus mit 596 verpflegten Kranken bei 12 336 Verpflegungstagen, incl. 3650 für Angestellte, Administrationskosten (incl. Baureparaturen) 12 356 Frcs., Verpflegungskosten 30 973 Frcs. Ein Kranker kostet daher pro Tag 2 Frcs. 5 Ct., mit Administration 3 Frcs. 5 Ct. Ein Kranker im Mittel 20,5 Tage, ein Psychisch-Kranker im Mittel 31 Tage.

Historische Notizen. Seit dem 15. Jahrh. hatten 2 kleine Lazarethe für kranke Dienstboten und Reisende bestanden, die immer unzulänglicher wurden. An deren Stelle trat mit erweitertem Programme 1849 das städtische Krankenhaus, „das so lange nicht anderweitig dafür gesorgt wurde, auch Psychisch-Erkrankte aufnehmen könne.“ Vorher war für solche von Seiten des Gemeinwesens gar nicht gesorgt. Die Kranken werden nun bis zur Genesung behalten oder die Anstalt dient als Uebergangsstation. Das Verbringen eines Kranken in eine Anstalt ausserhalb des Cantons hatte früher mehr Schwierigkeiten und war zeitraubender als jetzt. Der Canton trägt sich seit 1845 mit dem Plane, eine eigene selbständige Anstalt zu errichten, hat auch bereits ein Kapital von $^1/_2$ Million Frcs. dazu gesammelt.

Scheibe (bei Glatz in Schlesien).

Privat-Irren-Heil- und Pflegeanstalt, mit Corporationsrechten ausgestattet, zunächst für die Grafschaft Glatz, doch werden auch andere Kranke aufgenommen. Abtheilung eines allgemeinen Krankenhauses in selbständigen Gebäuden für 80 Kranke.

Vorsteher: Curator und Anstalts-Curatus Fürstbisch. Notarius Conrad, dirig. und in der Anstalt wohnender Arzt Dr. Kolbe.

Behörde: Regier. zu Breslau. — Station Glatz.

Bestand	Anfang 1881:	78 (32 M. 46 Fr.)
Verpflegt	„	119
Aufgenommen . .	„	51
Entlassen	„	31
Gestorben	„	9.

Angestellt: Arzt, Curatus, Vorsteherin der barmherzigen Schwestern, welcher die Aufsicht über die Pflegerinnen und die Oekonomie des Hauses obliegt, 10 Pflegeschwestern, 4 männliche Wärter, 4 Schwestern zur Besorgung von Küche und Wäsche.

Verpflegungstage der Geisteskranken 26 067, der Angestellten 5740.

Scheuern (Prov. Sachsen).

Idiotenanstalt, Erziehungs- und Pflegeanstalt für Schwach- und Blödsinnige der Provinz Hessen-Nassau, selbständig.

Vorsteher: M. D. Horny. Hausarzt Dr. Minor in Nassau.

Behörde: Kgl. Reg. zu Wiesbaden und die Schulinspection zu Nassau. — Station Nassau an der Lahn, 10 Min. entfernt.

Bestand	Ende 1880:	116 (64 m. 52 w.)
Verpflegt	„	135
Aufgenommen .	„	18

Entlassen . . . 1880: 18
Gestorben . . . „ 3.

Ausgaben: 38 000 M. (Administration 4000 M., Verpflegungskosten 34 000 M.) bei 32 308 (23 343 m. 18 965 w.) Verpflegungstagen der Kranken, 7665 der Angestellten.

Angestellt: Director und seine Frau. Arzt, 2 Lehrer, 1 Lehrerin, 9 Pflegerinnen, 6 Pfleger, 3 Mädchen, 1 Knecht, insges. 21 Personen. — Director ist pensionsberechtigt.

Historische Notizen: Die Anstalt war früher Erziehungsanstalt für gesunde Kinder resp. Waisen und wurde 1870 in eine Idiotenanstalt umgewandelt. Sie erhält sich aus der freien Liebesthätigkeit wohlwollender Menschen. Sie war ein ehemaliges Schlösschen, liegt am Fusse des Burgberges (Burg Nassau) in Scheuern, einem kleinen Flecken im Lahnthal, hat 17 Morgen Land. Der Mühlbach fliesst vorbei. Pension 150—390 M. 30 Kinder bilden die Pflegeabtheilung (Bildungsunfähige), 20 die „Vorschule“ (Unterrichtsversuche) 40 die „Schule“. Die Pension für die Kinder bringt ca. 22 000 M., wozu ein Zuschuss von 13 000 M. nöthig ist. Der Communallandtag der Provinz zahlt 2800 M. Von 70 Meldungen 1880 konnten wegen Mangels an Raum nur 18 berücksichtigt werden. In der Provinz sind ca. 2000 Blödsinnige. Bis jetzt erschienen 10 Berichte.

Schleswig (Prov. Schleswig-Holstein).

1. **Irrenanstalt bei Schleswig,** öffentliche Heil- und Pflegeanstalt für die Provinz Schleswig-Holstein. Alle Krankheitsformen finden Aufnahme.

Aerzte: Director Dr. Hansen, 2. Arzt Dr. Henningsen, 3. Arzt Dr. Adler, 4. Arzt Dr. Kirchhoff, 5. Arzt Dr. Kurr.

Behörde: Ständischer Verwaltungsausschuss resp. Landesdirectorat der Provinz Schleswig-Holstein. — Station: Schleswig.

Bestand am 31. Decbr. 1879: 792 (394 M. 398 Fr.)
Aufgenommen . . . . . . 1880: 214 (108 M. 106 Fr.)
Verpflegt . . . . „ . 1006 (502 M. 504 Fr.)
Entlassen . . . . „ 131 (70 M. 61 Fr.)
Gestorben . . . . „ 63 (26 M. 37 Fr.)
Bestand am 31. Decbr. „ 812 (406 M. 406 Fr.).

Ausgabe-Etat: Verpflegungstage. a. Kranke: 293 927. b. Angestellte: 51 177. Gesammtausgabe: 415 600 M. 29 Pf. Hiervon Verpflegungskosten: 205 818 M. 92 Pf., Administrationskosten: 101 154 M. 97 Pf.

Angestellt: 5 Aerzte, Prediger, Organist, Secretair, Inspector, Materialverwalter, Comptoirgehilfe, Kassirer, Revisor, Barbier, Gärtner, 2 Oberaufseher, Oberaufsehergehilfe, 2 Oberaufseherinnen, 2 Gehilfinnen, Beschliesserin, Gehilfin, 2 Haushälterinnen, Gehilfin, Oberwäscherin, 51 Wärter, 47 Wärterinnen, 3 Maschinenwärter, 2 Maurer, 2 Tischler, Hausknecht, Kutscher, 2 Bauknechte, Kuhknecht, Stadtbote, Nachtwächter, 15 Küchenmädchen, 3 Waschmädchen, Schneiderin, 2 Nähmädchen.

Pensionsberechtigt sind die Beamten und das der ersten Klasse angehörige Wart- und Dienstpersonal, erstere Seitens der Provinz, letzteres aus einer von dem verstorbenen Director Dr. Rüppell gegründeten Pensions-Kasse.

Volontärärzte werden aufgenommen, erhalten freie Station und finden bei Besetzung der Physikaten eine vorzugsweise Berücksichtigung.

Historisches. 1820 eröffnet. „Summarischer Bericht über die Irrenanstalt bei Schleswig den Zeitraum von 1820 bis 1870 umfassend, von Sanitätsrath Dr. Rüppell. Mit 14 lith. Tafeln. Hamburg, Handke 1872.“ Die Unmöglichkeit, 2 Anstalten für die Provinz zu erreichen und die berechtigte Forderung, die unbemittelten und die der Fürsorge der Provinz anheimfallenden Irren baldthunlichst in eine öffentliche Anstalt untergebracht zu sehen, führte zu der Vergrösserung der Anstalt, zu welcher wie zur Vergrösserung der Ländereien nur allein die erforderlichen Mittel bewilligt wurden. Die zweckentsprechenden baulichen Dispositionen haben die Nachtheile der grossen Anstalten soweit thunlich zu vermeiden gesucht. Zur Vermeidung der Ueberfüllung der öffentlichen Anstalt sind mehrere Privatpflegeanstalten ins Leben gerufen.

2. Stender'sche Anstalt. Privatanstalt für blöd- und schwachsinnige Kinder, zunächst aus dem Herzogthum Schleswig mit 500 000 Seelen, selbständig unter Staatsaufsicht und mit Subvention der Provinz.

Vorsteher: Fr. L. Stender, Arzt Dr. med. F. Sager.

Behörde: Physikat, Medizinalinspectant und Königl. Regierung. — Station Schleswig.

Bestand Anfang 1880:	61	(47 Kn.	14 Mädch.)
Verpflegt . . . . . „	73		
Aufgenommen . . „	12	(7 Kn.	5 Mädch.)
Entlassen . . . . . „	8	(7 Kn.	1 Mädch.)
Gestorben . . . . „	1	(1 Kn.	— Mädch.)
Bestand . Ende „	64	(46 Kn.	18 Mädch.).

Angestellt: Vorsteher, Arzt, Lehrer, Stundenlehrer, Lehrer und Lehrerin für Handarbeit, Wärter, Haushälterin, 1 Krankenpflegerin, 2 Wärterinnen, Nähterin, 3 Hausmädchen (14).

Historische Notizen: Besteht seit dem 1. Oct. 1852, gegründet von Dr. med. Hansen. Die Anstalt konnte aus eignen Mitteln nicht bestehen, obgleich sie zunahm und er sein Vermögen dabei zusetzte. Die Sonderburger Commune gab ein Gewese dazu her, richtete es baulich ein und überliess es unaufkündbar für einen jährlichen Miethzins von 375 Thlrn. Dr. Hansen starb und Fr. L. Stender übernahm die Anstalt, die auf Befehl der Regierung nach Sonderburg übersiedelte. Aber die Kriege bedrohten die Anstalt und der Vorsteher beschloss die Rechte in Sonderburg gegen einmalige Entschädigung aufzugeben und eine eigne Anstalt in Schleswig zu bauen. Der Magistrat bewilligte ein Darlehn zu moderatem Zinsfuss. Das Gewese kostete 60000 M. incl. Neubau und liegt schön und gesund an der Flensburg-Schleswiger Landstrasse in nächster Nähe des Thiergartens. Die Staatskasse giebt einen jährlichen Zuschuss von 5000 M. Berichte werden alle 2 Jahre veröffentlicht.

3. **Privat-Heil- und Pflegeanstalt** von Dr. H. F. Witt (früher Dr. Klink).

Behörde: Physikus und der Polizeimeister des Ortes. — Station Schleswig.

Bestand Ende 1880:	6	(2 M.	4 Fr.)
Verpflegt . . . . „	8	(2 M.	6 Fr.)
Aufgenommen . „	2	(— M.	2 Fr.)
Entlassen . . . „	2	(1 M.	1 Fr.).

Aufgenommen seit 1855: 74 (36 M. 38 Fr.), wovon 13 (9 M. 4 Fr.) gestorben, 19 (10 M. 9 Fr.) geheilt, 16 (5 M. 11 Fr.) gebessert, 20 (11 M. 9 Fr.) ungeheilt entlassen sind.

Angestellt sind 3 Wärterinnen und 1 Wärter. Pension 1500 bis 2000 M. pr. Jahr.

4. **Privat-Irrenanstalt** von H. Voss zur Pflege ruhiger, weiblicher Kranken.

Director Voss. Hausarzt Dr. Adler. — Station Schleswig.

Bestand Ende 1880: 20 Frauen.

Besteht seit 1862.

5. **Selbständige Privat-Pflegeanstalt** für männliche Geisteskranke von A. Berendsen. — Verantwortlicher Hausarzt: Dr. Henningsen, Arzt an der öffentl. Anstalt. Anzahl der Kranken Ende 1880: 35.

Besteht seit 1. Juni 1866.

Schmiedeberg (Prov. Schlesien).

Selbständige Privat-Irren-Heil- und Pflegeanstalt.

Besitzer und Director: Dr. med. Al. Kiersch.

Behörde: Kgl. Regierung. — Station Hirschberg, 2 Std. entfernt.

Bestand	Anf. 1881:	28	(18 M.	10 Fr.)
Aufgenommen .	„	12	(6 M.	6 Fr.)
Entlassen . . .	„	6	(3 M.	3 Fr.)
Gestorben . . .	„	4	(2 M.	2 Fr.).

Angestellt: Director und Gattin, Wirthschafterin, 2 Hausfräuleins, 2 Aufseher, 2 Aufseherinnen, Köchin, Schliesser, 2 Waschfrauen.

Besteht seit 1846.

Schöneberg vgl. Berlin.

Schorndorf (Kgr. Württemberg).

Privat-Pflegeanstalt für Männer, selbständig.

Besitzer und Vorstand: Friedrich Haas. Arzt Dr. Muger.

Behörde: Oberamtsphysikat. — Station Schorndorf.

Bestand	Anfang 1880:	15 M.
Aufgenommen und entlassen	„	— M.
Bestand	Ende „	15 M.

Besteht seit 1845.

Schreiberhau (Prov. Schlesien).

Rettungshaus, private Pflegeanstalt für blödsinnige Kinder, Abtheilung des Rettungshauses.

Inspector Fr. Gerhardt.

Behörde: Directorium unter Vorsteher Pastor Vetter in Jenkau. — Station Hirschberg (2 Stunden) resp. Reibnitz.

Bestand	Ende 1880:	26	(16 Kn. 10 Mädch.)
Verpflegt	„	34	(20 Kn. 14 Mädch.)
Aufgenommen .	„	7	(5 Kn. 2 Mädch.)
Entlassen	„	6	(4 Kn. 2 Mädch.)
Gestorben . . .	„	2	(— Kn. 2 Mädch.).

Besondere Rechn. wird für die Abtheil. nicht geführt.

Angestellt: Inspector mit Gattin, 1 Pfleger, 1 Pflegerin, 1 Lehrer (der Pfleger ist zugleich Lehrer); insges. 4.

Seit 1835 besteht das Rettungshaus, 1845 wurde das erste blöds. Kind aufgenommen. Alle Jahre erscheint ein Gesammtbericht über die Anstalten.

Schussenried (Kgr. Württemberg).

Kön. Heil- und Pflegeanstalt, selbständig, für alle Formen von Geisteskrankheit, mit Ausnahme epileptisch Gestörter und von Geburt oder ersten Lebensjahren an Blödsinniger, aus ganz Württemberg.

Aerzte: Director Dr. F. Ast, Assistenzarzt Dr. O. Falkner.

Behörde: Kön. Medicinal-Kollegium, Abth. für die Staatskrankenanstalten, zu Stuttgart. — Station Schussenried, 1½ Kil. entfernt, zw. Ulm und Friedrichshafen.

Bestand . . . am 31. März 1881:	295	(155 M. 140 Fr.)
Verpflegt von März 1880 bis 1881:	355	(187 M. 168 Fr.)
Aufgenommen	53	(29 M. 24 Fr.)
Entlassen	45	(25 M. 20 Fr.)
Gestorben	15	(7 M. 8 Fr.).

Ausgaben: Im genannten Etatsjahr 169 190 M. (Allgem. Verwaltungskosten 13 014, Gebäude 3923, Landwirthschaft 7927, für Wartung 14 489, Medicamente etc. 5049, Bäder und Waschreinigung 2492, Beköstigung 74 664, Kleider etc. 13 460, Heizung 18 538, Beleuchtung 3 565, Unterhaltung etc. 4228, Religiöse Pflege 3 595, Extraord. 609, Beerdigung 507, Inventar 3092 M. bei 107 945 Verpflegungstagen der Kranken und 22 609 der Angestellten.

Angestellt: Director, Assistent, Verwalter, Gehilfe, 2 Geistliche (ausserhalb wohnend), Lehrer, Oberwärter, Oberwärterin, 20 Wärter, 22 Wärterinnen, Maschinist, 2 Heizer, Gärtner, 2 Thorwarte, Hausknecht, Schweinewart, Köchin, 3 Küchenmägde, Hausmagd, Weisszeugverwalterin, Näherin, Büglerin, 3 Waschmägde, insges. 70.

Pensionsberechtigt: Director und Verwalter.

Historische Notizen. Eröffnet im März 1875 und in allen Theilen bezogen Januar 1876.

Schweicheln (bei Herford, Prov. Westphalen).

Privat-Irren-Heil- und Pflegeanstalt, für Geisteskranke jeder Art, selbständig.

Vorstand und Besitzer Carl Riedel, dessen Frau geb. Bandelow viele Jahre Oberin in der Prov.-Anstalt in Halle war. Hausarzt Dr. med. Jul. Niesner in der Anstalt wohnend.

Behörde: Kgl. Reg. zu Minden und Physikus Sanitätsrath Dr. Kerstein zu Herford. — Station Herford, ebenso Löhne und Kirchlengern.

Bestand	Ende 1880:	55 (27 M. 28 Fr.)
Verpflegt	„	65 (31 M. 34 Fr.)
Aufgenommen	„	25 (11 M. 14 Fr.)
Entlassen und gestorben	„	12 (7 M. 5 Fr.).

Ausgaben: 25 256 M. bei 22 038 Verpflegungstagen (16 182 für Geisteskranke und 5856 für Angestellte). Administrationskosten 2250 M., Verpflegungskosten 23 006 M.

Angestellt: 18 (11 M. 7 Fr.): Vorsteher und Frau, Arzt, 3 Wärter, 3 Wärterinnen, 4 Arbeiter, 3 Arbeiterinnen, 2 M. zur Ausbildung.

Historisches. Die Anstalt ist gegründet auf einem ehemaligen grossen Gute, Gebäude gut und umfänglich. Das Hauptgebäude ist ein schlossartiges Gebäude und enthält die Geisteskranken 1. und 2. Cl., Arzt, Besitzer und das Hauspersonal, von einem Garten umgeben. Die 3. Cl. ist in einem Nebengebäude untergebracht. In der ausgedehnten Oekonomie sind die Kranken beschäftigt.

Schweizerhof (bei Berlin).

Privat-Asyl zur Heilung Nerven- und Gemüthskranker weiblichen Geschlechts, selbständig.

Director und Besitzer: Geh. Sanitätsrath Dr. H. Laehr, 2. Arzt Dr. Dörrenberg.

Behörde: Kgl. Reg. in Potsdam. — Station Zehlendorf (Berlin-Potsdamer Bahn), 8 Min. entfernt.

Bestand Ende	1880:	84 Fr.
Verpflegt	„	117 Fr.
Aufgenommen .	„	36 Fr.
Entlassen . . .	„	31 Fr.
Gestorben . . .	„	1 Fr.

Ausgaben: 205 413 M. [darunter 1266 Apotheke, Baureparaturen 4408, Beleuchtung 2710, Garten (ausser neuen Anlagen) 5117, Gehälter und Löhne 33 728, Heizung 11 843, Landw. 13 425, Verpflegung 63 800, Wäsche 3600, Zinsen 33 549 M., im Extraordinarium 20 093 M.].

Angestellt: 2 Aerzte, Vorsteher, Geistlicher, Secretair, Hauschirurg (letztere 3 nicht im Hause wohnend), 11 Abtheilungs-Vorsteherinnen, 30 Pflegerinnen, 11 Hausmädchen auf den Krankenabtheilungen, Obergärtner, Gärtner, 2 Gartenlehrlinge, Gartenbursche, Anstaltstischler, Tischlergeselle, 2 Tischlerlehrlinge, Anstaltsschlosser (nicht im Hause wohnend), Maschinist, 2 Heizer, Hausdiener, Kutscher, Nachtwächter, Küchenvorsteherin mit 4 Küchenmädchen, Wäschevorsteherin mit 3 Waschmädchen, 2 Hausmädchen, Knecht, Viehmagd; insges. 87. Ausserdem ca. 30 Tagelöhner und Tagelöhnerinnen, welche ausserhalb wohnen.

Pensionsberechtigt das Pflegepersonal nach 20 Jahren.

Seit Dec. 1853 als Neubau gegründet und im Laufe der

nächsten 20 Jahren zum jetzigen Bestande entwickelt. In den ersten 2 Jahren auch von männlichen Kranken benutzt, ist das Asyl seitdem nur für weibliche bestimmt.

In der Centralanstalt, sich anlehnend an das Verwaltungs- und Beamtenhaus, sind 8 Abtheilungen für die verschiedensten Krankheitsformen eingerichtet. Ausserdem sind auf dem 360 pr. Morgen grossen meist mit Parkanlagen versehenen Terrain 8 Pavillons (genannt Haus Damerow, Haus Flemming, Haus Roller, Haus Horn, Haus Ideler, Haus Jessen, Haus Reil, Haus Jacobi). Von diesen Villen nehmen 2 im Anschluss an das Hausgebäude diejenigen Kranken auf, welche am meisten störend für andere sind (für je 3 und 4 Kranke bestimmt), während 6 ohne bauliche Anstaltseinrichtungen denjenigen Kranken dienen, welchen ein freierer Verkehr zulässig ist. Dazu rechnet sich z. Z. ca. die Hälfte der Kranken. Jede Abtheilung hat ihre besondere Vorsteherin als deren Mittelpunkt, jede ihre Pflegerinnen, Hilfspflegerinnen und Hausmädchen. — „Asyl Schweizerhof, Privat-Heilanstalt für Psychisch-Kranke weiblichen Geschlechts. Nach 25j. Wirksamkeit. I. Chronik. Gebäude. Terrain. Mit 21 Taf. Abbild. Berlin, Reimer 1878. 34 S."

Schwerin (Meckl. Schwerin).

Anstalt für geistesschwache Kinder zu Schwerin in Mecklenburg. Zweck derselben ist, schwachsinnigen Kindern beiderlei Geschlechts diejenige Ausbildung und Erziehung angedeihen zu lassen, welcher sie vermöge ihrer Individualität fähig sind. Aufnahmefähig sind Kinder im Alter von 5 bis 12 Jahren, welche als bildungsfähig erscheinen. Sie ist Staatsanstalt, selbständig, wird durch die für die Kinder zu zahlenden Verpflegungsgelder und durch die etatsmässigen Zuschüsse aus Landesmitteln erhalten und ist für Mecklenburg bestimmt.

In der Anstalt besteht ein Pensionat für schwachsinnige Kinder besserer Stände. Dasselbe ist auch Ausländern zugänglich.

Vorsteher und erster Lehrer ist der Inspector Joh. Basedow. Arzt Dr. Claus in Irrenanst. Sachsenberg.

Behörde: Unter Oberaufsicht des Grossherzoglichen Ministeriums, Abtheilung für Medicinal-Angelegenheiten, wird die unmittelbare Beaufsichtigung durch ein Curatorium ausgeübt, bestehend aus dem Ministerialrath Ahmsetter und Oberschulrath Lorenz in Schwerin und dem Obermedicinalrath Dr. Tigges, Director der Heilanstalt Sachsenberg. — Station Schwerin Mel. ¼ Std. entfernt.

Bestand 1. October	1881:	48 (24 m. 24 w.)
Zahl der Verpflegten	1880:	51 (27 m. 24 w.)
Aufgenommen	„	5 (2 m. 3 w.)
Entlassen	„	4 (2 m. 2 w.)
Gestorben	„	— (— m. — w.)

Ausgabe-Etat: 27 020 M. 51 Zöglinge zählten 18581, 15 Angestellte 5460 Verpflegungstage. Administrationskosten 11 049 M. Verpflegungskosten (Beköstigung, Bekleidung der Zöglinge, Wäsche, Arzneien) 15 970 M.

Angestellt: Vorsteher und dessen Frau, 2 Lehrer, 1 Lehrerin (Diakonissin), 2 Wärter, 1 Hausbursche, 2 Wärterinnen, 1 Privatwärterin, 1 Wirthschafterin, 2 Küchenmädchen und 1 Hausmädchen, — insgesammt 15 Personen. Die Wäsche wird durch Frauen in Tagelohn besorgt.

Pensionsberechtigt: Vorsteher, die beiden Lehrer und die Lehrerin.

Historisches. 13. Juli 1867 in einem gemietheten Hause, ein Neubau mit Wasserleitung und Ventilation nach der Scharrat'schen Methode Oct. 1873 bezogen. Bis Neujahr 24 (12 Kn. 12 M.) aufgenommen, von 1876 32 (16 Kn. u. 16 M.).

Schwetz (Westpreussen).

Westpreussische Provinzial-Irren-Heil- und Pflegeanstalt, selbständig, für alle Krankheitsformen, für die Regierungsbezirke Danzig und Marienwerder.

Aerzte: Director Dr. Wendt, 2. Arzt Dr. Grunau. Assistenzarzt Sergot.

Behörde: Provinzialausschuss und Landesdirector der Provinz Westpreussen in Danzig. — Station Terespol an der Ostbahn (7 Kilometer.)

Bestand	am 1. April 1881:	368 (182 M. 186 Fr.)
Verpflegt vom 1. April 1880	bis 1. April 81:	404 (201 M. 203 Fr.)

Aufgenommen v. 1. Apr. 1880 bis 1. Apr. 81: 36 (19 M. 17 Fr.)
Entlassen . . v. 1. „ „ „ 1. „ „ 18 (8 M. 10 Fr.)
Gestorben . . v. 1. „ „ „ 1. „ „ 16 (8 M. 8 Fr.).

Ausgaben: Verpflegungstage der Kranken in demselben Jahre: 135 415, der Angestellten: 20 374. Gesammtausgabe: 200 174 M., darunter Verpflegungskosten: 134 955 M. und für die Beköstigung allein: 100 863 M. Die Einnahmen der Anstalt betrugen: 63 915 M. (darunter Pflegegelder: 56 041 M.) und es war ein Zuschuss erforderlich von: 136 259 M.

Die Anstalt ist von 1848—55 nach dem Plane der relativ verbundenen Heil- und Pflegeanstalten erbaut und am 1. April 1855 eröffnet worden. Ursprünglich für 200 Kranke bestimmt, ist sie durch allmähliche Hinzunahme des früheren auf demselben Terrain belegenen Landkrankenhauses und durch Errichtung zweier Zellengebäude für je 10 Männer und Frauen zur Aufnahme von 372 Kranken erweitert, welche in drei Classen verpflegt werden. Sie ist seit mehreren Jahren überfüllt und es wird deshalb eine zweite Provinzial-Irrenanstalt bei Neustadt i. Westpr. errichtet.

Angestellt: 3 Aerzte, Inspector und Rendant, Controleur, Oekonom, Oberwärter, Heildiener, Lehrer und Organist, Gärtner, Maschinist, 2 Pförtner, Oberwärterin, Oberwäscherin, Oberköchin, 24 Wärter, 24 Wärterinnen, Nachtwächter, und als Dienstleute: 4 Hausknechte, 3 Waschmädchen, 4 Küchenmädchen.

Alle sind angestellt und pensionsberechtigt, mit Ausnahme der Dienstleute.

Seesen a. Harz in Braunschweig.

Besitzer und Director: Dr. Bade. Für wenige kranke, besonders auch nervenkranke Damen, welche keiner besonderen Aufsicht bedürfen, bestimmt. Eisenbahnstation. Pension 120 bis 200 Mark pro Monat.

Sigmaringen (Prov. Sigmaringen-Hechingen).

Fürst Carl's Landesspital. Enthält eine Abtheilung als Communal-Irren-Heil- und Pflegeanstalt für die Hohenzollern'schen Lande (der Regierungsbezirk Sigmaringen).

Director Dr. Hafner. — Station Sigmaringen der Linie Sigmaringen-Merga.

Behörde: Communal-Landtag für die Hohenz. Lande vom 1. Jan. 1875 ab, resp. eine Verwaltungs-Commission, bestehend aus dem Vorsitzenden des Landtages, dem Reg. Med.-Rath, einem Beamten des Fürsten von Hohenzollern und 3 vom Landtage gewählte Personen.

Bestand der Irrenabtheilung Anf.	1880:	57	(21 M.	36 Fr.)
Aufgenommen	„	18	(6 M.	12 Fr.)
Entlassen	„	14	(7 M.	7 Fr.)
Gestorben	„	11	(2 M.	9 Fr.).

Das Spital hat 3 Abtheilungen: für Irre, für Pfründner, für Kranke. Diese sind nicht scharf getrennt, obgleich ein besonderes Irrenhaus und eine Tobabtheilung da sind. 1876 wurde das Josephshaus zur Unterbringung von Irren gebaut.

Die Anstalt hat 20 Morgen Wiesen, 20 Aecker, 14 Kühe etc.

Pensionsberechtigung ist nicht da, nur einige Wärter haben den Contract als Pfründner bei Arbeitsunfähigkeit im Spital zu bleiben. $^9/_{10}$ aller in Hohenzollern befindlichen Geisteskranken sind ins Spital aufgenommen.

Besteht seit 1847.

Sitten (Canton Wallis).

Allgemeines Krankenhaus zu Sitten im Rheinthal, von 8 barmherzigen Schwestern bedient, hat 2 Abtheilungen für Blödsinnige und Cretinen, deren Zahl auf 40 angegeben wird. Alterthümliches Kloster.

Sonneberg (Thüringen).

Wasserheilanstalt in erster Reihe für Krankheiten des Nervensystems, und zwar centrale, wie periphere: Hirn- und Rückenmarksleiden, Lähmungen, Neuralgien, Krampfformen, Anästhesie, Hypochondrie, Hysterie, Ueberreizungen, Ueberarbeitung, Schlaflosigkeit, Schwindel etc. Ferner chron. Rheumatismen und Catarrhe, Neigung zu Erkältungen, Hämorrhoidalbeschwerden, Blutarmuth.

Besitzer und Director: Sanitätsrath Dr. Richter, Assistenzarzt Dr. Schmidt. — Station Sonneberg der Werrabahn. — 40 Min. erreichbar. 1873 neu erbaut im freien Theile der Stadt und von einem Garten umgeben. Ein 2tes Logirhaus und ein 3tes grösseres mit Restaurant ist seit Frühling 1881 in Betrieb. Preise 50—65 M. wöchentlich. Jährliche Frequenz ca. 300.

Sonnenstein (Königreich Sachsen).

Königl. Sächs. Irren-Heil- und Pflegeanstalt bei Pirna.

Dirigirender Arzt: Geheimer Medizinalrath Dr. Herm. Lessing.

Anstaltsärzte: Dr. Guido Weber, Dr. Jaworski, Dr. R. Neuendorff, Dr. P. Näcke.

Behörde: Königl. Ministerium des Innern. — Station Pirna.

Bestand Anfang	1880:	436	(216 M. 220 W.)
Verpflegt	„	674	(317 M. 357 W.)
Aufgenommen . .	„	238	(101 M. 137 W.)
Entlassen	„	216	(87 M. 129 W.)
Gestorben	„	39	(15 M. 24 W.).

Verpflegungstage a. der Kranken: 153 450, b. der Angestellten: 24 865. — Administrationskosten: 139 948 M. 83 Pf. Verpflegungskosten: 114 616 M. 50 Pf.

Angestellt: Director, 4 Anstaltsärzte, Rendant, Wirthschaftsinspector, Inventarverwalter, Expeditionsinspector, Katechet, Oberin, Registrator, Assistent, 2 Hausväter, Gartenaufseher, Hausaufseher, 4 Aufseherinnen, Waschvorgesetzte, 2 Thorwärter, Nachtwächter, 2 Dampfkesselwärter, Oberwärter, 35 Krankenwärter, 28 Krankenwärterinnen, insgesammt 91.

Seelsorge: 2 protestant. Diaconen und kathol. Stadtpfarrer von Pirna.

Pensionsberechtigt sind sämmtliche Obengenannten, doch besitzen die Angestellten von den Thorwärtern ab keine Staatsdiener-Eigenschaft: diese sind nur nach einer besonderen Pensionskasse unterstützungsfähig.

Volontärärzte erhalten namhafte Stipendien, doch ohne Wohnung und Beköstigung.

Die Anstalt Sonnenstein besteht seit 1811, war früher Festung, von 1758 bis 1817 Asyl für pens. Officiere und deren

Familien; in Folge der mit 1856 begonnenen gründlichen Um-, An- und Neubauten ist sie schliesslich in allen Theilen dem Zwecke der Irrenpflege adoptirt worden.

Geschäfts- resp. statistische Berichte alljährlich an die vorgesetzte ministerielle Behörde. „Beschreibung d. Kgl. Sächs. Heil- und Verpfleg.-Anstalt mit Bem. über Anstalten f. Herstellung oder Verwahrung der Geisteskranken von G. A. C. Nostiz v. Jänkendorf. 1829."

Sorau (Prov. Brandenburg).

Brandenburgsche Provinzial-Landirren-Anstalt. Selbständig.

Aerzte: Director Dr. Schmidt, Oberarzt Dr. Victor, Assistenzarzt Dr. Petersen.

Behörde: Brandenburgsche Provinzial-Verwaltung in Berlin. — Station Sorau i. Lausitz.

Bestand 1. April 1881: 378 (213 M. 165 Fr.)
Verpflegt . . . 1880/81: 432
Aufgenommen. „ 63
Entlassen . . . „ 30
Gestorben . . . „ 24.

Ausgaben: Administrationskosten: 92 274 M. 15 Pf. Verpflegungskosten: 91 461 M. 78 Pf. incl. 11 268 M. 33 Pf. für Bekleidung bei 137 617 Verpflegungstagen der Kranken und 22 674 der Angestellten.

Angestellt: 3 Aerzte, Rendant, Oekonomie-Inspector, 1 Büreaugehilfe, 1 Oberwärter, 1 Oberwärterin, 28 Wärter, 22 Wärterinnen, 1 Pförtner, 1 Anstaltsbote, 1 Nachtwächter, 1 Gärtner, 2 Kesselheizer, 1 Hausknecht, 1 Oberköchin, 3 Küchenmädchen, 1 Oberwäscherin, 2 Wäscherinnen, 1 Viehmagd; insgesammt 73.

Pensionsberechtigt: Director, Rendant, Inspector, Oberwart- und Wart-Personal, Pförtner, Anstaltsbote, Nachtwächter.

Seit 1812. „Geschichte der Anstalt" in der „Allg. Zeitschrift für Psychiatrie Jhrg. 1850". Die Männer sind seit längerer Zeit in einem Neubau untergebracht. 1880 wurde ein benachbartes Landgut von ca. 200 Morgen für 180 000 M. gekauft, um eine landwirthschaftliche Colonie anzulegen.

Stammheim (Canton Zürich).

Kranken-Colonie Stammheim, Bezirk Andelfingen, Heil- und Pflegeanstalt für körperlich oder geistig Leidende.

Die Anstalt besteht 1. aus dem „Krankenasyl" mit 11 Betten, 2. aus den in den Ortschaften des Stammheimerthales vertheilt gelegenen Wohnungen der Pfleger, d. h. derjenigen Bauern und Handwerker, welche Kranke in ihrer Familie aufnehmen. Dieselben bilden die Kranken-Colonie. Die Colonie besteht aus ca. 80 Pflegerfamilien, von denen jede je 1 Kranken zur Verpflegung erhält. Das Asyl nimmt alle Kranken zunächst zur Beobachtung vor der Vertheilung auf und behält die dazu ungeeigneten.

Pension im Asyl von 3 Frcs. aufwärts, in der Colonie von 1 Frc. ebenso. Dirigirender Arzt: Dr. von Orelli. — Station Stammheim selbst.

Bestand Anfang 1881:	15	(6 M.	9 Fr.)
Aufgenommen . . „	14	(7 M.	7 Fr.)
Entlassen . . . . . „	13	(6 M.	7 Fr.)
Gestorben . . . . „	1	(1 M.	— Fr.).

Besteht seit 1870. Im ganzen wurden bis jetzt 151 Personen aufgenommen, von denen jedoch nur 15 für die Colonie geeignet waren.

Steglitz (bei Berlin).

Selbständige Privat-Pflegeanstalt für ruhige Unheilbare weiblichen Geschlechts von Frl. Clara Heydler.

Vorsteherin Frl. Clara Heydler. Arzt Dr. Dörrenberg in Asyl Schweizerhof.

Behörde: Kreisphysikus Dr. Falk in Berlin. — Station Steglitz der Potsdamer Bahn, 15 Min. entfernt.

Seit April 1881 7 Kranke aufgenommen, im September eine Kranke entlassen; gegenwärtiger Bestand 6 kranke Damen.

Angestellt: 4 Personen.

Stephansfeld-Hördt (Elsass).

Die vereinigten elsässischen Bezirks-Irrenanstalten. Irren-Heil- und Pflegeanstalt für das Unter-Elsass, dessen Eigenthum es ist. Zunächst dazu bestimmt, dem französischen Irrengesetz von 1838 gemäss, die Kranken des Departements des Niederrheines aufzunehmen, verpflegt die Anstalt auf Grund eines Contractes auch die Kranken des Bezirks Ober-Elsass. Mit der im Jahre 1877 erfolgten Erneuerung dieses Contractes übernahm der Bezirk Ober-Elsass die Verpflichtung, das dem Unter-Elsass gehörige, 1½ Stunden von Stephansfeld gelegenen Depot de Mendicité Hördt in eine mit Stephansfeld unter gemeinsamer Direction und Verwaltung zu vereinigende Pflegeanstalt für 200 Geisteskranke einzurichten, und erwarb dadurch die Berechtigung, in beiden Anstalten 350 Normalkranke unterzubringen.

Aerzte: Dr. Stark, Director und Oberarzt beider Anstalten; Dr. Schaefer, 2. Arzt in Stephansfeld; Dr. Pauli, 2. Arzt in Hördt; Dr. Elben, Dr. Kraatz, Dr. Jendritza, Assistenzärzte in Stephansfeld; Billmeier, Assistenzarzt in Hördt.

Behörde: Der Bezirks-Präsident des Unter-Elsass in Strassburg. Derselbe ernennt einen Aufsichtsrath von 6 Mitgliedern, welcher monatliche Sitzungen in der Anstalt abhält. — Station Brumath 2 Kilom. von Stephansfeld entfernt. Station Hördt und Station Wendenheim je 4 Kilom. von der Anstalt Hördt entfernt.

Bestand am 1. April 1880:	949	(453 M.	496 Fr.)
Aufgen. . bis 1. April 1881:	268	(154 M.	114 Fr.)
Verpflegt in Summa . „	1217	(607 M.	610 Fr.)
Entlassen . . . . „	138	(79 M.	59 Fr.)
Gestorben . . . . „	63	(33 M.	30 Fr.)
Bestand am 1. April „	1016	(495 M.	521 Fr.)

davon in Stephansfeld 777, in Hörde 239.

Dem Bezirk Ober-Elsass gehörten 391, dem Bezirk Unter-Elsass 594 an.

Angestellt: 7 Aerzte, 2 Verwalter, 1 Rendant, 1 Apotheker, 1 Lehrer, 4 Secretäre, 5 Geistliche, 1 Bautechniker, 39 barmherzige Schwestern des Ordens Vincenz von Paula; 1 Inspector für die Männer-Abtheilung, 1 Oberwärter, 1 Vice-Oberwärter. Ferner 57 Wärter, 31 Wärterinnen, 44 Handwerker und Dienstleute, 31 weibliche Dienstboten. Im Ganzen 227 Aerzte, Beamte, Wärter und Dienstleute.

Ausgaben: 485 294 M. bei 362 757 Verpflegungstagen der Kranken und 89 936 der Angestellten. Die Gesammtkosten der Verpflegung pro Kopf und Jahr der Kranken betrugen 488,22 M. In der letzten Verpflegungsklasse (Normalklasse) betrug der tägliche Durchschnittsbestand 871, in den 4 Pensionärklassen 123.

Die Pensionsberechtigung der Beamten ist bis jetzt noch nicht ausgesprochen. Eine Regelung dieses Verhältnisses ist seit Jahren in Aussicht gestellt. Für Wart- und Dienstpersonal besteht die Einrichtung, dass verdiente und invalid gewordene Mitglieder in der Anstalt bleiben und verpflegt werden (Reposant).

Historische Notizen. 1835 eröffnet. Stephansfeld ist nach dem Pavillonsystem gebaut. Die Anstalt allein nimmt einen Flächenraum von über 4½ Hectar ein. Seit dem Jahre 1879 sind umfängliche Neubauten begonnen worden, welche bis 1884 ihren Abschluss gefunden haben werden und für welche der Bezirkstag in liberalster Weise rund 470 000 M. bewilligt hat. 1879 wurde eine landwirthschaftliche Colonie für 50 männliche Kranke neu gebaut, welche allein 165 000 M. kostete und 1880 eröffnet wurde. Die Gebäude derselben nehmen einen Flächenraum von ½ Hectar ein. Seit 1841 ist der landwirthschaftliche Betrieb in der Anstalt eingerichtet und von Jahr zu Jahr vergrössert worden. Gegenwärtig werden incl. der gepachteten Grundstücke etwas über 48 Hectar von den Kranken bewirthschaftet. In den zahlreichen Werkstätten der Anstalt wird fast der ganze Bedarf derselben fertig gestellt.

Die Filial-Anstalt Hördt ist ebenfalls nach dem Pavillonsystem gebaut. Sie liegt auf einem vollständig arrondirten Terrain von 17 Hectar, welches von den Kranken bewirthschaftet wird. Im nächsten Jahre wird Hördt mit Stephansfeld durch Telephonleitung verbunden.

Beide Anstalten bewirthschaften mit den gepachteten Gütern nahezu 67 Hectar Land. Der Viehstand derselben beträgt 7 Pferde, 41 Kühe, 8 Ochsen, 121 Schweine, 600 Stück Geflügel. Im Jahre 1881 lieferte die Landwirthschaft zum Betrieb der Anstalten für 23 488 M. Fleisch, 123 545 Liter Milch, 26 778 Stück Eier. Der Reinertrag der Oekonomie berechnet sich auf 14 081 M.

Die Verwaltungsberichte für den Bezirkstag werden jährlich gedruckt und erscheinen bei Schulz und Co. in Strassburg.

Am 1. April 1878 wurde die Pflegeanstalt Hördt als Filialanstalt von Stephansfeld eröffnet und seither daselbst 240 Kranke verpflegt.

Stetten (Königr. Württemberg, Oberamt Cannstadt).

Selbständige Privat-Heil-Pflege- und Beschäftigungsanstalt für Schwachsinnige und Epileptische; gegründet von einem Vereine, welcher sich in eine medizinische, pädagogische und ökonomische Station theilt.

Vorsteher: Inspector Pfarrer Schall, Dr. med. und chir. Wildermuth, Oekonomieverwalter Kölle. Der erstere und letztere betheiligen sich beim Unterricht.

Behörde: Das Comité. In medizinischer Hinsicht jährliche Visitation durch das k. Medizinalkollegium; Oberaufsicht über die finanzielle Verwaltung von Seiten der Regierung. — Station Endersbach (Remsthalerbahn), 3 Kilom. entfernt.

Bestand Ende	1880:	276	(196 Württemb. 100 Nichtwürttemb.)
Schwachsinnige	„	146	(99 M. 47 Fr.)
Epileptiker . .	„	130	(66 M. 64 Fr.)
Verpflegt	„	318	
Aufgenommen .	„	42	
Entlassen . . .	„	42	
Gestorben . . .	„	4	

Einnahmen 171 403 M., Ausgaben 171 500 M. bei 100 190 Verpflegungstagen der Kranken, 34 936 der Angestellten.

Angestellt: Arzt, Inspector nebst Frau (zugleich Hauseltern im Schloss), Oekonomieverwalter nebst Frau (zugleich Hauseltern für Epileptische), Hauseltern für das Asyl, 2 Lehrer, 2 Lehrerinnen, 11 Abtheilungswärter, 10 Pensionärwärter, 19 Abtheilungswärterinnen, 11 Pensionärwärterinnen, 2 Hilfswärterinnen, 3 Haushaltungsgehilfinnen, 2 Weisszeugverwalterinnen, 1 Waschleiterin, 1 Korbmachermeister, Gärtner, Gärtnergehilfe, Bäcker, Portier, Stallknecht, Küchenvorsteherin, Köchin, 16 Küchen-, Wasch- und Hausmädchen, 3 Gehilfinnen.

Pensionsberechtigt: der Inspector und Verwalter.

Historische Notizen: Die Anstalt wurde im Mai 1849 gegründet in Rieth, siedelte 1851 nach Winterbach über und befindet sich seit 1867 in dem früher herzogl. Schlosse Stetten im Remsthale. Seit 1866 Doppelanstalt für Schwachsinnige und Epileptische. — Den Räumlichkeiten nach theilt sie sich 1) in eine Abtheilung für bildungsfähige Schwachsinnige (das eigentliche Schlossgebäude, zugleich die Wohnungen für die 32 Pensionäre enthaltend), 2) in eine solche für Epileptische, welche sich zu Heilversuchen eignen, geistig wenig oder nicht gelitten haben (sog. Heilbare); 3) in eine weitere für weibliche Blöde und epileptische Pfleglinge in eigenem Gebäude (weibliches Asyl), 4) in eine Abtheilung für männl. Blöde und epileptische Pfleglinge (in einem eigenen Gebäude ausserhalb der Schlossmauer, männliches Asyl mit den Oekonomiegebäuden). — Es werden jährliche Berichte gegeben.

Stralsund (Prov. Pommern).

Provinzial-Irrenanstalt. Nur für unheilbare Irre: ausnahmsweise auch für heilbare als vorübergehender Nothplatz; — für alle Formen von Irrsein in ganz Pommern. Platz für 40 M. und 35 Fr.

Arzt: Director Dr. Pütter. — Behörde: Provinzialstände. — Station Stralsund.

Bestand letzten März 1881: (Schluss des Etatsjahres)		74 (41 M. 33 Fr.)
Verpflegt	1880/81:	80 (43 M. 37 Fr.)
Aufgenommen . . .	„	11 (8 M. 3 Fr.)
Entlassen	„	3 (2 M. 1 Fr.)
Gestorben	„	3 (— M. 3 Fr.).

Ausgaben: Verpflegungstage der Kranken 26 548, der Angestellten 3650. Administrationskosten 11 113 M., Verpflegungskosten 14 310 M.

Angestellt: 1 ärztl. Director, 1 Inspector, dessen Frau als Wirthschaftsvorsteherin, 1 Rendant, 1 Geistlicher, 1 Küster, 3 Wärter, 3 Wärterinnen, 2 Köchinnen.

Pensionsberechtigt: Director und Inspector.

Besteht seit 1842. Seit Anf. 1877 ist die Anstalt von den

Communal-Landständen für Neuvorpommern und Rügen an die Provinzial-Landstände für die gesammte Provinz Pommern abgegeben worden.

Strassburg (Elsass).

Bürgerspital. Irrenabtheilung nebst Abtheilung für Epileptiker. Oeffentliche Heilanstalt für Strassburg und Umgegend, zugleich Unterrichtsanstalt.

Director: Prof. Dr. Jolly. Assistenzarzt: Dr. F. K. Müller.

Behörde: Verwaltungsrath der Civilhospizien. Bezirkspräsidium. — Station Strassburg.

Ausgaben lassen sich speciell für die Abtheilung nicht feststellen.

Angestellt: Besondere Beamte sind nicht angestellt. Die Geschäfte werden von den andern Spitalbeamten mit besorgt. Wartepersonal: 3 barmherzige Schwestern, 4 Wärterinnen, 3 Wärter.

	Geisteskranke.	Epileptische.
Bestand Anfang 1881:	42 (13 M. 29 Fr.)	29 (10 M. 19 Fr.)
Aufgenommen . . 1880:	129 (68 M. 61 Fr.)	39 (23 M. 16 Fr.)
Entlassen. . . . . „	106 (57 M. 49 Fr.)	36 (24 M. 12 Fr.)
Gestorben . . . . „	19 (14 M. 5 Fr.)	4 (2 M. 2 Fr.).

Historische Notizen. Bis zur Gründung der Universität Strassburg bestand nur ein sogenanntes Irrendepot nach französischem Irrengesetz zur ganz vorübergehenden Aufnahme Geisteskranker.

1872 wurde die psychiatrische Klinik gegründet und dem Director derselben das Irrendepot übergeben, welches aus einem Zimmer für 2 Männer und einem für 2 Weiber bestand mit je 2 anstossenden Zellen. Dazu kam zunächst ein Saal für ruhige geisteskranke Frauen und die Abtheilung für Epileptiker, in deren Männersaal zugleich ruhige Geisteskranke aufgenommen wurden.

1877 wurden die früheren Räume der syphilitischen Klinik und ein Theil der Räume des alten Diakonissenhauses zu einer neuen provisorischen Irrenabtheilung adoptirt, welche jetzt 50 Betten für Geisteskranke zählt, wozu noch 30 für Epileptiker kommen.

Aufgenommen werden zunächst alle diejenigen Geisteskranken, welche von der Polizeidirection dem Spitale zugewiesen werden, ferner Kranke aus dem Bezirk Unter-Elsass unter denselben Modalitäten wie in der Bezirksirrenanstalt Stephansfeld, endlich Kranke aus den andern Bezirken und aus den Nachbarländern auf Kosten des Fonds der psychiatrischen Klinik. Auch von den dem Spital zugewiesenen Fällen von Delirium tremens und von körperlichen Krankheiten mit schwerem Delirium kommt ein erheblicher Theil in die Irrenabtheilung.

Im Jahre 1882 wird der für 90 Geisteskranke und 30 Epileptiker bestimmte Neubau der psychiatrischen Klinik begonnen werden in unmittelbarer Nachbarschaft der neuen chirurgischen Klinik. Die Verpflegung wird wie bisher vom Bürgerspitale aus besorgt werden.

Strelitz (Mecklenburg).

Oeffentliche Irren-Pflegeanstalt für Mecklenburg-Strelitz, in welcher Heilversuche nicht ausbleiben. Selbständig, jedoch theilweise noch unter einem Dache mit dem Correctionshause.

Aerzte: 1. Arzt Ober-Medicinalrath Dr. Peters, 1. Hilfsarzt und 1. Chirurgus.

Behörde: Die Oberaufsicht führt der am Orte wohnende 1. ökonomische Beamte beim Amte Strelitz Kammerherr Drost von Fabrice als Grossh. Commissar. Vorgesetzt die Grossh. Landesregierung. — Station Strelitz, der Berlin-Stralsunder Linie.

Bestand Anf.	1881:	69 (36 M. 33 Fr.)
Verpflegt . . .	1880:	99
Aufgenommen .	„	20
Entlassen . . .	„	8
Gestorben . . .	„	22.

Ausgaben betrugen 1880 pro Kopf und Jahr 347 M. 66 Pf. Verpflegungstage der Kranken 27 119 Tage.

Angestellt: 3 ärztl. Personal, Inspector, 2 Krankenwärter, 2 Wärterinnen, Köchin, Hausknecht, insges. 10.

Pensionsberechtigt sind die Angestellten nicht, doch bleibt eine Gnadenpension nie aus. — Besteht seit 1805.

Telgte (Prov. Westphalen).

St. Rochus-Hospital, Privat-Heil- und Pflegeanstalt für weibliche Geisteskranke, Eigenthum der Genossenschaft der Krankenschwestern vom h. Franziskus zu St. Mauritz; in einer besonderen Abtheilung werden auch Körperlich-Kranke behandelt.

Vorsteher: Vikar Radhoft. Hospitalarzt Dr. zur Verth.

Behörde: Kgl. Reg. zu Münster. — Station Münster.

Bestand Ende	1880:	106 Fr.
Verpflegt	„	135 Fr.
Aufgenommen .	„	34 Fr.
Entlassen . . .	„	18 Fr.
Gestorben . . .	„	11 Fr.

Verpflegungstage 38 851 Pfleglinge.

Angestellt: 21 Schwestern, 1 Knecht, 1 Schuster, 5 Mägde.

Historisches: Besteht seit 1850. Das St. Rochus-Hospital besteht als allgemeines Krankenhaus seit 1845. Anf. 1850 wurden einige Geisteskranke in Pflege genommen; da die Zahl der letzteren sich immer mehr vermehrt, wurde 1859 eine Erweiterung der Anstalt in Angriff genommen und 1868 ein besonderes Gebäude für die unruhigeren Geisteskranken errichtet.

Theresienhof (bei Goslar).

Selbständige Privatanstalt für Nervenleidende und Gemüthskranke mit Ausschluss aller maniakalischen und Tobsuchtsformen, für Kranke der höheren Stände ohne provinzielle Begrenzung.

Director Pastor a. D. Gustav Stützer, Besitzer von Theresienhof, Arzt Physikus Dr. Nieper in Goslar.

Behörde: Landdrostei Hildesheim. — Station Goslar (20 Minuten).

Bestand	Ende 1880:	45 (23 M. 22 Fr.)
Verpflegt von der Eröffnung bis	Ende 1880:	52
Aufgenommen	„	52
Entlassen	„	5
Gestorben	„	2.

Angestellt: Director, Arzt, 4 Wärter, 4 Wärterinnen, 5 Küchenpersonal und Dienstmägde, Obergärtner, 2 Gartengehilfen, Kutscher.

Geschichtliche Notizen: Theresienhof war eine inmitten eines grossen Gartens gelegene aus 4 Wohnhäusern etc. bestehende Tuchfabrik, wurde im Herbste 1879 von Pastor Stützer angekauft, innerlich zweckentsprechend umgebaut und am 1. April 1880 eröffnet.

St. Thomas cf. Andernach.

Thonberg (Königr. Sachsen).

Heilanstalt Thonberg bei Leipzig, selbständige Privat-Heil- und Pflegeanstalt.

Director und Besitzer: Dr. med. Theobald Güntz. 1. Hilfsarzt: Dr. J. Lochner, 2. Hilfsarzt: Dr. Flügel.

Behörde: Kgl. Bezirksarzt und Kgl. Amtshauptmannschaft Leipzig. — Station Leipzig, 1/2 Std. entfernt.

Bestand Ende 1880:	63	(34 M.	29 Fr.)
Verpflegt	„ 113	(66 M.	47 Fr.)
Aufgenommen .	„ 53	(35 M.	18 Fr.)
Entlassen . . .	„ 40	(25 M.	15 Fr.)
Gestorben . . .	„ 10	(7 M.	3 Fr.).

Angestellt: 3 Aerzte, 1 Oberwärter, 10 Wärter, 2 Oberinnen, 6 Wärterinnen.

Besteht seit 1836. Erschienen 3 Berichte 1861, 1872 u. 1877.

Triest (Oesterreich).

Selbständige öffentliche Heil- und Pflegeanstalt für das österr. Küstenland.

Aerzte: Director Dr. J. Susa, Hilfsarzt Dr. Gentilomo.

Behörde: Stadtmagistrat.

Bestand Anf. 1880:	93	(52 M.	41 Fr.)
Aufgenommen .	„ 52	(29 M.	23 Fr.)
Entlassen . . .	„ 31	(16 M.	15 Fr.)
Gestorben . . .	„ 7	(5 M.	2 Fr.).

Ausgaben: 1880: 27 626 fl. (Administrationskosten 9925 fl., Verpflegungskosten 17 701 fl. bei 37 617 Verpflegungstagen.

Angestellt: 2 Aerzte, Inspector, Portier, 8 Wärter, 6 Wärterinnen, 1 Hausknecht.

Pensionsberechtigt: Beamte, Personal nur im Gnadenwege. Bis 1785 bischöfliche Residenz, dann Spital, seit 1841 Irrenanstalt.

Ueckermünde (Prov. Pommern).

Provinzial Irren-Heil- und Pflegeanstalt für Pommern für alle Krankheitsformen des Irrseins.

Aerzte: Director Dr. von Gellhorn. 2. Arzt Dr. Flügge. Assistenzarzt Dr. Lambros.

Behörde: Landes-Directorium von Pommern zu Stettin. — Station Borkenfriede.

Bestand am Ende des Verwaltungsjahres	1. April 1881:	359	(188 M. 171 Fr.)
Verpflegt	pro 1880/81:	442	(234 M. 208 Fr.)
Aufgenommen	„	141	(76 M. 65 Fr.)
Entlassen	„	56	(23 M. 33 Fr.)
Gestorben	„	27	(21 M. 6 Fr.).

Ausgaben: 219 200 M. bei 124 607 Verpflegungstagen der Kranken und 16 583 der Angestellten. Administrationskosten 115 504 M., Verpflegungskosten 81 273 M.

Angestellt: Director lebenslänglich, zweiter Arzt, Assistenzarzt, Hausverwalter, Rendant, Büreaugehilfe, Oberwärter, Oberwärterin, Portier definitiv gegen 3monatliche Kündigung. Prediger, Gesanglehrer mit Remuneration ohne Pensionsberechtigung. Wirthschafterin, Maschinist, Gärtner, 21 Wärter, 2te Oberwärterin, 16 Wärterinnen, 7 Dienstmädchen, Bote, Knecht, Heizer ohne Pensionsberechtigung gegen 3 resp. 1 monatliche Kündigung. Während der Wintermonate noch 3 Heizer.

Historische Notizen: Die Anstalt wurde am 1. October 1875 eröffnet, hat 2 Verpflegungsklassen zu 1200 resp. 600 M. pro anno, für der Provinz nicht Angehörige Erhöhung um 300 M., eigenes Zimmer wird mit 200 M., eigner Wärter mit 400 M. für Verpflegung excl. Lohn vergütet. Unbemittelte Heilbare oder Gemeingefährliche zahlen keine resp. ermässigte Pflegegelder. Ortsarme, wenn nicht mehr heilbar noch gemeingefährlich, werden zu 250 M. verpflegt. Das Maximum der unterzubringenden Kranken ist auf 460 Köpfe, 230 Männer 230 Frauen, festgesetzt.

Die Flächenausdehnung der Anstalt beträgt 25 Ha. 36 a. 21,70 qm., wovon 5619,92 qm. bebaut sind, 101 814,70 qm. unter Pflug resp. Spaten. Viehwirthschaft treibt die Anstalt nicht; nur 2 Pferde werden gehalten.

St. Urban (Canton Luzern).

Oeffentliche Heil- und Pflegeanstalt für den Canton Luzern.

Director: Dr. F. Fetscherin, Assistenzarzt J. Lisibach, Volontairarzt J. Widmer.

Behörde: Departement des Gemeindewesens des Regierungsrathes. — Station Langenthal bei Bern (zwischen Olten und Bern), 5 Kilometer. Roggwyl, 4 Km. ohne Schnellzüge.

Bestand . . Anf. 1880:	284	(143 M.	141 Fr.)
Aufgenommen . . „	164	(96 M.	68 Fr.)
Total Verpflegte . „	448	(239 M.	209 Fr.)
Entlassen . . . . . „	134	(68 M.	66 Fr.)
Gestorben . . . . „	22	(14 M.	8 Fr.)
Bestand. Ende „	292	(157 M.	735 Fr.).

Personal: 3 Aerzte, Verwalter mit einem Gehilfen, kath. und reform. Geistlicher, Portier, Maschinist, Heizer, Gärtner, Schreiner, Schuster, Schneider, Maurer, Hausknecht, Hausmagd. — Oberwärter, 19 Wärter, Oberschwester und 28 barmherzige Schwestern, die zugleich auch für Lingerie, Küchen- und Waschküchendienst angestellt sind. Für landwirthschaftlichen Betrieb: 1 Oekonom mit 8 Knechten und 2 Mägden. — Auf der im Frühjahr 1881 eröffneten landwirthschaftlichen Colonie Sonnenfelde (2 Kil. von der Anstalt) befinden sich 2 Wärter und 2 barmherzige Schwestern mit 12 Kr. (10 M. 2 Fr.), 4 Knechten.

Pflegetage 1880 der Kranken 106 674, der Angestellten 21 717. Ausgaben 1880: Administrationskosten 40 176 Frcs., Verpflegungskosten 141 091 Frcs.

Valduna (Kronland Vorarlberg).

Landes-Irrenheilanstalt für Vorarlberg mit 109 000 Einwohnern (1880).

Aerzte: Director Dr. C. E. Hoestermann, Secundararzt Dr. J. Huber.

Behörde: Landes-Ausschuss in Vorarlberg. — Station Raukweil.

Bestand Ende	1880:	107 (59 M. 48 Fr.)
Verpflegt . . .	„	161 (87 M. 74 Fr.)
Aufgenommen .	„	63 (31 M. 32 Fr.)
Entlassen . . .	„	47 (22 M. 25 Fr.)
Gestorben . . .	„	7 (6 M. 1 Fr.).

Ausgaben: 32 899 Fl. bei 37 901 Verpflegungstagen der Kranken, 6846 der Angestellten.

Angestellt: Director, Secundararzt, Verwalter, Geistlicher, Oberwärter, 7 Wärter, Oberschwester, 10 barmherzige Schwestern.

Historische Notizen. Die Anstalt nach Plänen des Architecten Wolff in Zürich erbaut, wurde 1870 bezogen, ist auf 120 Kranke berechnet. Die Irrenanstalt wurde neben der seit 1862 bestehenden Wohlthätigkeits-Anstalt Valduna errichtet, einem Privatinstitute zur Verpflegung und Versorgung alter, schwacher und verwahrloster Personen, welches auch unheilbare ruhige Geisteskranke aufnimmt. Belegraum ca. 120 Betten.

Vernets (Canton Genf).

Oeffentliche Heil- und Pflegeanstalt für den Canton Genf.

Director: C. Daumas, Arzt: Prof. Dr. Olivet, Assistenzarzt Dr. A. Gerber.

Behörde: Departement des Innern. — Station Genf, ½ Std. entfernt.

Bestand Ende	1880:	117 (58 M. 59 Fr.)
Verpflegt	„	178 (92 M. 86 Fr.)
Aufgenommen .	„	52
Entlassen	„	41
Gestorben . . .	„	20.

Ausgaben: 73882 Frcs. (darunter für den Director 2000 Frcs., für den dirigirenden Arzt, der nicht in der Anstalt wohnt, 2000 Frcs., für den Internen 500 Frcs., für die Direction 750 Frcs.) bei 5 707 Verpflegungstagen der Kranken (24 149 für M. 21 558 für Fr.) und 8926 der Angestellten.

Angestellt, Director, Directrice, 2 Aerzte, Oekonom, Weisszeughalterin, 5 Pfleger, 5 Pflegerinnen, Köchin, Hilfsköchin, 2

Küchenmädchen, Gärtner, Schäfer, 2 Portiers, Diener, Wärterin, Wäscherin, insges. 25.

Ohne Pensionsberechtigung, doch sind zweimal alten Angestellten Unterstützungen gewährt.

Historische Notizen. Eröffnet 1. Juli 1838. Klinischer Unterricht seit Gründung der medic. Facultät 1876. Jährlich werden Berichte eingereicht; zu erlangen bei la Chancellerie du Canton de Genève.

Waldau (Canton Bern).

Heil- und Pflegeanstalt für den Canton Bern, selbständig.

Director: Professor Dr. B. Schärer; Secundararzt: Dr. G. Burckhardt. Assistenzarzt E. Bleuler med. pract.

Behörde: Inseldirector (Corporationsbehörde unter Oberaufsicht des Staates). — Station Ostermundingen (25 Min. entfernt).

Bestand Anf.	1880:	350	(165 M.	185 Fr.)
Aufgenommen	„	102	(48 M.	54 Fr.)
Verpflegt . . .	„	452	(213 M.	239 Fr.)
Entlassen . . .	„	77	(38 M.	39 Fr.)
Gestorben . . .	„	11	(6 M.	5 Fr.)
Bestand Anf.	1881:	364	(169 M.	195 Fr.).

Verpflegungstage der Kranken: 129 535, der Angestellten 32 655. Administrationskosten 51 410 fr., Verpflegungskosten 194 370 fr., Durchschnittskosten pro Tag und Kopf des Patienten fr. 1,85, pro Tag und Kopf der verpflegten Person fr. 1,47.

Angestellt: 3 Aerzte, Oekonom, Pfarrer, Adjunct des Oekonomen, Haushälterin, Oberwärter, Oberwärterin, Magazinwärter, Magazinwärterin, Wärter 22, Wärterinnen 19, Dienstboten 20 (8 M., 12 Fr.), für die Landwirthschaft 11 (10 M. 1 Fr.). Insges. 83.

Keine Pensionsberechtigung. Anstalt dient zu klinischen Zwecken.

Besteht seit 1855. Sie wurde eröffnet für 230; 1862 wurde, da alle Plätze besetzt waren, die bisher leer gestandene alte Irrenanstalt (nebenan liegend) wieder eröffnet und seither stets von 50 unheilbaren Frauen benutzt. 1870 wurde für 20 M. eine

Filiale in einem angekauften nahen Gute ca. 10 Min. entfernt, eröffnet. Alle Plätze sind besetzt und die Anstalt hatte auf 135 Plätze für M. und 165 für Fr. am 1. Jan. 64 überzählige Kranke. Eine neue Anstalt ist in Vorbereitung.

Im Correspondenzblatte für Schweizerärzte jährliche statistische Berichte seit 1871. Ausserdem „Bericht über die neue Irrenheil- und Pflegeanstalt Waldau im Canton Bern. 1855.“ „Bericht an die Direction des Innern des Cantons Bern über die Zählung und Statistik der Geisteskranken und Idioten im Canton Bern vom Jahr 1871 von Dr. B. Fetscherin.“

Waldheim (Kgr. Sachsen).

Irrenstation bei der Strafanstalt Waldheim.

Arzt Dr. Knecht.

Behörde: Kgl. Direction der Strafanstalt Director C. Nieren. — Station Waldheim.

Bestand . . . . Anf. 1880: 31 M.
Zugang . . . . „ 24 M.
Abgang . . . . „ 23 M., davon
1 vom Tode, 2 geheilt in Strafanstalten, 6 geheilt nach Haus, 7 in andere Irrenanstalten, 7 in Gemeindepflege.
Bestand . . . . Ende 1880: 32 M.

Besteht seit November 1876. Veröffentlicht „Ztschr. für Psych. Bd. 37.“

Walzenhausen (Canton Appenzell).

Privat-Irren-Heil- und Pflegeanstalt.

Vorsteherin und Besitzerin: Frau Gälle. Arzt Dr. med. Custer in Rheineck. — Station Rheineck bei St. Gallen, 25 Min. entfernt, auf dem Fusswege 15 Min.

Durchschnittlicher Krankenbestand 6—10 (M. und Fr.). Verpflegungskosten von 10 Frcs. aufwärts wöchentlich.

Angestellt: Vorsteherin, Arzt, 1 Wärter, der die Aufsicht über den Garten hat, 1 Magd.

Der Canton hat keine öffentliche Anstalt.

Wehnen (Grossh. Oldenburg).

Heilanstalt für das Herzogthum Oldenburg, nicht Grossherzogthum Eutin und Birkenfeld umfassend, selbständig. Für 80 Kranke erbaut.

Aerzte: Medicinalrath Director Dr. Hemkes. Assistent pract. Arzt H. Schiel.

Behörde: Grossh. Staatsministerium, Depart. des Innern. — Station Bloh, 6 Kil. von Oldenburg.

Bestand 1. Jan.	1881:	78	(35 M. 43 Fr.)
Verpflegt	1880:	150	(76 M. 74 Fr.)
Aufgenommen . .	„	72	(38 M. 34 Fr.)
Entlassen	„	67	(38 M. 29 Fr.)
Gestorben	„	5	(3 M. 2 Fr.).

Ausgabe 74 102 M., davon Verpflegung 37 249 M., Gehalt 18 106 M., sonstige Ausgaben 18 747 M. — Verpflegungstage der Kranken 29 365, der Angestellten 11 124.

Angestellt: 2 Aerzte, Verwalter, Rechnungsführerin, Oberaufseher, Oberaufseherin, Lehrer, 8 Wärter, 8 Wärterinnen, Oekonom, Köchin, Vorwäscherin, 1 Maschinist, 3 männliche und 5 weibliche Dienstboten, insgesammt 35.

Pensionsberechtigt: Director, Verwalter, Oberwartpersonal.

Historisches: Seit April 1858. „Ueber die neue Irrenheilanstalt für das Herzogthum Oldenburg von Dr. Kelp 1851." — „Die herzogl. Oldenburgische Irrenanstalt zu Wehnen in ihrer ganzen Einrichtung dargestellt von Dr. Kelp 1861." Bericht in Erlenmeyer's Archiv, statistischer in allgem. Zeitschr. für Psych. 1847. „Med. stat. Bericht über die Heilanstalt zu Wehnen umfassend den 6jährigen Zeitraum von 1861—1866 von Dr. Kelp." „Jahresbericht cr. 1876 von Dr. Kelp."

Eine Erweiterung der Anstalt ist projectirt und wird der Plan dem Landtage noch im Laufe dieses Jahres zur Genehmigung vorgelegt werden. Nach Vollendung des Um- und Neubaues können im Ganzen 114 Kranke aufgenommen werden.

Weissenheim (Canton Bern).

Private Erziehungsanstalt für schwachsinnige, aber noch irgendwie bildungsfähige Kinder, ganz auf christlicher Wohlthätigkeit beruhend, — selbständig — zunächst für den Canton Bern, aber auch weiterhin. — Gegründet und eröffnet im Jahr 1868 durch Pfr. Appenzeller in Bern.

Vorsteher: Rudolf Glur. Arzt: Doct. E. König.

Behörde: Comité von 5 Herren und 4 Damen, deren Präsident (obbemeldeter) Pfr. Appenzeller. — Station: Bern, $^1/_2$ Stunde entfernt.

Bestand: 20 Mädchen und 6 Knaben. Entlassen werden nur solche, die sich nach längerer Probezeit als völlig bildungsunfähig erwiesen haben, oder dann solche, die nach empfangener Admission den Ihrigen wieder zurückgegeben oder zu einer Berufserlernung oder auch in einem Dienst anderwo placirt werden können. Gestorben sind bisher noch keine. Die Kinder werden so frühzeitig als möglich aufgenommen.

Ausgaben 1880: 9390 Frcs. (die Baukosten nicht eingerechnet); also jedes Kind durchschnittlich 361 Frcs.

Angestellt: 1 Vorsteher, 1 Hausmutter, 1 Lehrer, 1 Lehrerin, 1 Knecht und 1 Magd.

Seit 1868. Gedruckt bisher 5 Berichte.

Werneck (Unterfranken).

Kreis-Irrenanstalt für den Kreis Unterfranken in Bayern, Heil- und Pflegeanstalt, selbständig.

Aerzte: Director Dr. Hubrich, 1. Assistenzarzt Dr. Schwaab, 2. Assistenzarzt Dr. Kauffmann.

Behörde: Kgl. Kreisregierung von Unterfranken. — Station Weigoldshausen, 25 Min. entfernt (32 Kil. von Würzburg).

Bestand Ende	1880:	452 (233 M. 219 Fr.)
Verpflegt. . . .	„	581
Aufgenommen .	„	142
Entlassen . . .	„	104
Gestorben . . .	„	39.

Ausgaben: 323 150 M. (45 940 an Besoldungen, 2160 Pensionen, 1200 Gratificationen, 1771 Büreau-Exigenz, 24 210 Baureparaturen, Reinigung, Maschinenunterhaltung, Steuern und Umlagen, 6960 Nachschaffung und Reparatur von Hausfahrnissen, 10 439 Nachschaffung und Reparatur von Wasch- und Bettfournituren, 291 Mobilien-Versicherung, 140 291 Verköstigung, 6503 Medicamente, 16 114 Bekleidung, 6292 Ergötzung und Beschäftigung, 9237 Beheizung, 3448 Beleuchtung, 11 754 Wäsche, 996 M. Cultus und Unterricht) bei 164 396 Verpflegungstagen der Kranken und 32 275 der Officianten und Dienstleute.

Angestellt: 3 Aerzte, Verwalter, Controleur, Buchhalter, kath. und protest. Geistlicher, Apotheker, Lehrer, 2 Oberpfleger, 2 Oberpflegerinnen, Obergärtner, Waschaufseherin, Küchenaufseherin, Portier, 2 Hausdiener, 2 Maschinisten, 2 Gärtner, 7 Handwerker, 6 Küchen-, 10 Waschmädchen, 20 Pfleger, 32 Pflegerinnen, 2 Gesellschafterinnen, 5 Oekonomiepersonal; insges. 116.

Pensionsberechtigt: Director, Verwalter, 1. und 2. Assistenzarzt, Controleur.

Seit 1855. Altes fürstbischöfliches Schloss adaptirt. Waschhaus und ein Nebenhaus neu aufgeführt, mit einem Terrain von 270 bayr. Morgen, von einer Mauer umgeben, die $^3/_4$ Std. im Umfange misst, einen weiten Park und im Hintergrunde eine Meierei umschliesst. — „Dr. Fries, Ueb. d. Latrinensystem d. Kreis-Irrenanstalt Werneck. Würzburg, Stahel.“

Wernigerode (im Harz. Prov. Sachsen).

Die **Kuranstalt für Gemüths- und Nervenkranke** beiderlei Geschlechts im Mühlenthal bei Wernigerode wurde im Juli 1881 eröffnet.

Die höchste Krankenzahl betrug im Aug. und Sept. d. J. 12 (9 Herren und 3 Damen), wovon 4 Personen in Privatlogis untergebracht waren; gegenwärtig Nov., wo der Bau der Abtheilung für Gemüthskranke vorgenommen wird, ist die Krankenzahl auf 3 reducirt. Die Bettenzahl beträgt nach Beendigung des Baues 15. Die vorgesetzte Behörde ist das Physikat Wernigerode. — Station Wernigerode. Das Personal besteht aus 5 Personen.

Wesel (Rheinprovinz).

Hohehaus-Stiftung zur Aufnahme von armen und alten Leuten und Geisteskranken. Nur ruhige und unheilbare Geisteskranke finden Aufnahme. Die Geisteskranken anderer Art, für welche die Gemeinde-Verwaltung zu sorgen hat, werden nach Grafenberg und Düsseldorf gebracht.

Arzt: Dr. Eichelberg.

Behörde: Städtische Gemeinde-Verwaltung. — Station Wesel.

Bestand Anfang 1881: 8 (3 M. 5 Fr.)
Verpflegt 1880: 9
Gestorben . . . . „ 1.

Ausser den vorstehend aufgeführten Geisteskranken finden noch 60 alte verarmte Bürger Wesels vollständige Verpflegung in der Anstalt.

Die Kosten sind nicht zu bestimmen, da für alle Hausbewohner gemeinsam. Die Summe betrug 20 846 M.

Angestellt: 1 Wärter und 1 Wärterin.

Die Anstalt wird geleitet durch den Haus-Inspector und Frau, letztere pensionsberechtigt.

Historisches. Am 24. Juli 1625 kaufte der Magistrat von der Frau Cybilla von Lohe, damaligen Wittwe des Diedrich von Reck das s. g. Hohehaus, welches bis auf den heutigen Tag zu dem obengedachten Zwecke dient.

Wien (Kronland Nieder-Oesterreich).

1. **Niederösterreichische Landes-Irrenanstalt**, öffentliche Heil- und Pflegeanstalt, zunächst für nach Niederösterreich heimathszuständige Geisteskranke und insoweit Raum für dorthin nicht zuständige.

Aerzte: Director Reg.-Rath Professor Dr. L. Schlager, Primärärzte: 1. Sanitätsrath Dr. M. Gauster, auf der Männerabtheilung. 2. Dr. A. Holler, Primärarzt der Frauenabtheilung. 3. Professor Dr. Leidesdorf, Vorstand der klinischen Abtheilung. Secundärärzte und Assistenten: Dr. A. Tilkowsky und Dr. M. Kunze auf der Frauenabtheilung, Dr. W. Jähnl und Dr. H. Svetincich auf der Männerabtheilung, Dr. W. Raab und Dr. J. Plenk auf der klin. Abtheilung.

Behörde: Der n. ö. Landesausschuss als Repräsentant der n. ö. Landesvertretung. — Station Wien.

Bestand Anf.	1880:	644	(352 M. 292 Fr.)
Verpflegt . . .	„	1220	(693 M. 527 Fr.)
Aufgenommen	„	576	(341 M. 235 Fr.)
Entlassen . . .	„	414	(228 M. 186 Fr.)
Gestorben . . .	„	154	(106 M. 48 Fr.).

Ausgaben: 270 186 Fl., darunter an Gehalt 19 714 Fl., Löhnungen 25 660 Fl., Erhaltung der Gebäude 15 912 Fl., Beköstigung 135 509 Fl., Medicamente 7548 Fl., Kleidung 3033 Fl., Bettzeug 7747 Fl., Heizung 12 732 Fl., Beleuchtung 6530 Fl., Pensionen 2522 Fl. etc. bei 170 679 Verpflegungstagen der Kranken.

Angestellt: 10 Aerzte, 1 Verwalter, 1 Revident, 2 Beamte, 2 Wäschebesorgerinnen, 1 Amtsdiener, 2 Portiers, 1 Gärtner, 1 Hauszimmermann, Tischler, Badediener, 5 Hausdiener, 2 Oberwärter, 1 Gesellschaftsfräulein, 81 Wärter, 71 Wärterinnen.

Pensionsberechtigt: Director, Primärärzte und Beamte sind pensionsberechtigt. Dienstpersonal, Oberwärter und Wärter sind provisionsberechtigt. Nach 10 jähriger Dienstzeit 40% des Gehaltes. Für jedes weitere Dienstjahr $2^1/_2$% des Bezuges mehr.

Historische Notizen. Eine klinische Abtheilung besteht in der Anstalt. Der klinische Lehrer steht als Abtheilungsarzt zur Direction im Verhältnisse eines Primär- i. e. 2. Arztes — die Assistenten im Verhältniss von Hilfsärzten. Nebstbei ertheilt der Director als Universitätsprofessor in gleicher Weise klinischen Unterricht. Aerzten, die sich speciell im Fache der Psychiatrie ausbilden wollen, ist der Besuch der Anstalt und die Dienstleistung in der Eigenschaft von Aspiranten gestattet, sog. Volontairärzte.

Der Bau begann 1848, ward vollendet 1852, eröffnet am 1. August 1853. Belegraum 700. Aerztliche Berichte über die Anstalt für Zeitperiode von 1853 incl. 1855, erschienen 1858 im Verlage der Staatsdruckerei. Directoren: von 1852—1869 Dr. Riedel, vom August 1869—1872 Dr. Spurzheim, von 1. Jänner 1873 ab Dr. Schlager. Dem n. ö. Landesausschusse wird alljährlich ein Bericht über die Wirksamkeit der Anstalt im abgelaufenen Verwaltungsjahre behufs Vorlage an die n. ö. Landesvertretung überreicht.

2. Psychiatrische Klinik und Abtheilung des k. k. Allgemeinen Krankenhauses.

Aerzte: Regierungsrath Dr. Th. Meynert, k. k. ordentl. Professor. Klinische Assistenten: Dr. Al. Hollaender, Dr. R. Steiner, Freiherr von Pfengen, Secundarärzte: Dr. Alf. Wiesenthal, Dr. Cam. Palme.

Belegraum für 123 Kranke.

Bestand Anfang 1880:		96	(53 M.	43 Fr.)
Aufgenommen . .	„	1225	(769 M.	456 Fr.)
Entlassen	„	1115	(712 M.	403 Fr.)
Gestorben	„	97	(57 M.	40 Fr.).

Besteht seit 1875 für zweifelhafte Fälle von Geistesstörung, um je nachdem sie dann der entsprechenden Anstalts-, Familien- oder Communalpflege zuzuweisen oder dieselben als geistesgesund zu entlassen; ausserdem hat die Abtheilung diejenigen Kranken von anderen Abtheilungen des Krankenhauses aufzunehmen, welche wegen Delirien u. s. w. dahin transferirt werden.

3. Dr. Svetlin's **Privatheilanstalt für Gemüthskranke** zu Wien, III Erdbergstr. 7. In diese Anstalt, die unter der Direction des Dr. Wilh. Svetlin, em. klin. Assistent, steht, werden Gemüths- und Geisteskranke beiderlei Geschlechts (Epileptiker jedoch nicht) aufgenommen.

Als 2. Arzt fungirt Dr. Jacob Weiss, Universitäts-Docent für Psychiatrie. Die Anstalt hat Belegraum für 30 Kranke, verfügt über 22 Krankenzimmer, Billard-, Speise- und Conversationssaal, Garten etc.

Bestand . . Anfang 1881:		21	(5 M.	16 Fr.)
Aufgenommen	„	29	(19 M.	10 Fr.)
Entlassen geheilt . . .	„	11	(6 M.	5 Fr.)
„ ungeheilt . .	„	11	(7 M.	4 Fr.)
Gestorben	„	2	(2 M.	— Fr.)
Bestand . . . . Ende	„	26	(9 M.	17 Fr.).

Historische Notizen: Die Anstalt wurde von der verwittweten Dr. med. Papst 1832 als Irren-Pflegeanstalt gegründet und nach derem 1878 erfolgten Tode von Dr. Svetlin übernommen und ist seit 1879 als „Heilanstalt für Gemüthskranke" concessionirt. Die Verpflegungstaxen (Alles in Allem) von 4 fl. täglich an.

4. Privatheilanstalt für Gemüths- und Nervenkranke zu Ober-Doebling bei Wien.

Behörde: Bezirkshauptmannschaft Hernals. — Stat. Wien.

Directoren: Prof. Dr. M. Leidesdorf und Prof. Dr. H. Obersteiner, Assistent: Dr. J. Krueg.

Bestand Anfang	1881:	62	(37 M. 25 Fr.)
Verpflegt	1880:	98	(64 M. 34 Fr.)
Aufgenommen . .	„	35	(22 M. 13 Fr.)
Entlassen	„	24	(19 M. 5 Fr.)
Gestorben . . .	„	12	(8 M. 4 Fr.).

Angestellt: 3 Aerzte, 4 Gesellschaftsdamen, 1 Gesellschafter für die Herren, 1 Inspector, 22 Wärter, 1 Oberwärterin, 15 Wärterinnen, 13 männliche, 12 weibliche Diener, insges. 72.

Gegründet 1819 vom Primararzte Dr. Bruno Görgen, seit 1831 in gegenwärtigen Localitäten und durch wiederholte Zu- und Umbauten den Anforderungen der Zeit adaptirt.

5. Privatheilanstalt für Nerven- und Gemüthskranke der DDr. Bresslauer und Fries zu Inzersdorf No. 96 am Wienerberge nächst Wien.

Behörde: Bezirksgericht Hietzing. — Station Inzersdorf der Wien-Pottendorfer Linie, mit Wagen 1/2 Stunde von Wien.

Bestand Ende	1880:	18	(12 M. 6 Fr.)
Verpflegt	„	31	(22 M. 9 Fr.)
Entlassen	„	12	(9 M. 3 Fr.)
Gestorben . . .	„	1.	

Angestellt: 2 Aerzte, Gesellschaftsdame, 9 Pfleger, 4 Pflegerinnen, insges. 16.

Die Anstalt wurde im Jahre 1872 von den jetzigen Inhabern gegründet und befindet sich in der früher fürstlich Lobkowitz'schen Sommerresidenz, die durch zweckmässige Zubauten vom J. 1872 und 1874 erweitert wurde.

6. Privat-Heil- und Pflege-Anstalt für Gemüths-, Nerven- und Somatisch-Kranke zu Lainz bei Wien.

Behörde: k. k. nieder-österreichische Statthalterei in Wien. — Station Penzing (Elisabeth-Westbahn) $^1/_2$ Stunde entfernt. Station Meidling (Südbahn) $^3/_4$ Std. Vom Lobkowitzplatz in Wien durch Wagen in $^3/_4$ Std. zu erreichen.

Inhaber und Directoren: Dr. Th. Ritter von Hittnern und Dr. Lövinger. Assistenzarzt Dr. Mor. Pokorny.

Bestand Anf. 1880:	79	(59 M.	20 Fr.)
Aufgenommen . „	22	(16 M.	6 Fr.)
Entlassen . . . „	11	(8 M.	3 Fr.)
Gestorben . . . „	13	(12 M.	1 Fr.)
Bestand Ende „	77	(55 M.	22 Fr.).

Angestellt: 3 Aerzte, 2 Oberaufseher, 1 Oberaufseherin, 1 Gesellschaftsdame, 46 Wärter und Wärterinnen, 1 Portier, 2 Köchinnen, 6 Küchenmädchen, 2 Hausknechte, Wäscherin etc.

Historische Notizen: Besteht seit 1860 nächst dem Lustschlosse Schönbrunn am Ende der Einsiedeleigasse, liegt frei, hat 2 nebeneinander stehende Häuser, wovon das grössere 1870 erbaut für 50 Kranke beiderlei Geschlechtes, das 2. kleinere, 1876 erbaut, für 30 Männer dient. Beide liegen im ca. 4500 □ Klafter grossen Garten. Ausserdem gehört zur Anstalt noch eine gemiethete Villa für 15 somatische Kranke und Reconvalescenten. Mit dem letzten Neubau wurde die alte im Orte Lainz befindliche Anstalt aufgelassen.

Wilhelmshöhe (bei Cassel).

Dr. Wiederhold's Kurhäuser für Nervenkranke mit Ausschluss aller geistig Gestörten. Besitzer und Arzt Dr. Wiederhold.

Behörde: Reg.-Med.-Rath Dr. Rackwitz in Cassel. — Station Wilhelmshöhe, Stat. der Main-Weser und Berg.-Märkischen Eisenbahn.

Aufnahmen im J. 1880 117 Kranke. — Ausgaben ca. 30 000 M.

Die Anstalt wurde von Dr. Wiederhold in der ehemals nur für Sommerfrischler eingerichteten im J. 1874 neu erbauten Villa Reichel 1877 gegründet, enthielt in ursprünglicher Anlage 24 Zimmer, die durch Erweiterungsbauten auf 30 Zimmer nebst grösserem Speisesaal vermehrt wurden. Ende 1881 wird das angrenzende Schweizerhaus des Geh. Sanitätsrathes Dr. Schmidt in Cassel in Besitz übergehen und dadurch 24 Zimmer hinzukommen. Durch Tausch mit der Kgl. Regierung wird ein Terrain von 6 Morgen gewonnen, welches die Anstalt bisher vom Walde trennte. Das Areal besteht dann aus 10 Morgen, zu Park und Gemüsegarten dienend. Das Personal wird für die erweiterte Anstalt 1882 bestehen aus: 2 Hausfräulein, die 1. in jedem Hause unter Oberaufsicht der Frau und der Schwester des Besitzers den Haushaltungsgeschäften, Einrichtung der Zimmer etc. vorstehen, 3 Zimmermädchen, 1 Bademädchen, 1 Köchin, 3 Küchenmädchen, 2 Haus- und 1 Badeburschen, 1 Gärtner und ausserdem durchschnittlich täglich 2 Wäscherinnen, insges. 16 Personen. Von dem Personal wird nur ausnahmsweise weitergehende Pflege übernommen. Kranke, die diese beanspruchen, müssen sich entweder solche selbst oder durch die Schwestern vom rothen Kreuze event. Diaconissinnen besorgen.

Wilmersdorf (bei Berlin).

Heilanstalt für Trunksüchtige. Besitzer Wegener, ges. Kgl. Oekonomie- und Krankenhaus-Inspector. Arzt: Sanitätsrath Dr. Baer in Berlin, Thurmstr. 14.

Winnenthal (Königr. Württemberg).

Oeffentliche, selbständige Kgl. Heil- und Pflegeanstalt für alle Formen von Geisteskrankheit mit Ausnahme der von Kindheit an Blödsinnigen und Epileptischen.

Aerzte: Director Medicinalrath Dr. E. Zeller, Assistenzarzt Dr. H. Kreuser.

Behörde: Kgl. Medic.-Collegium Abth. f. d. Staatskrankenanstalten in Stuttgart. — Station Winnenden (Stuttgart-Muerhardter Linie).

Bestand Ende 1880:	197	(107 M.	90 Fr.)
Verpflegt . . . . „	277	(147 M.	130 Fr.)
Aufgenommen . „	82	(42 M.	40 Fr.)
Entlassen . . . „	73	(36 M.	37 Fr.)
Gestorben . . . „	7	(4 M.	3 Fr.).

Ausgaben. I. Amtsausgaben: Besoldungen 11 353, Kanzlei 846, Diäten 65, Amtsanlagen 112, Gebäude 3436, Garten 2156, Viehhaltung 3862, Geräthschaften 4806 M. II. Verpflegung: Beköstigung 63 703, Kleidung 12 329, Lagerstätten 1822, Krankenpflege 17 121, sonstige Bedürfnisse 40, Heizung 12 955, Licht 1798, Wäsche 1089 M. III. Gottesdienst 1491 M. IV. Bibliothek 1405 M. V. Geschenke 958 M., Extraord. 394 M., in Summa 141 750 M. bei 71 898 Verpflegungstagen.

Angestellt: 2 Aerzte, Verwalter, Buchhalter, evang. und kathol. Geistlicher, Hauslehrer, Oberwärter, 13 Wärter, Privatwärter, Gärtner, Maschinist, Heizer, Viehwärter, 2 Thorwarte, Laufbursche, Oberwärterin, 13 Wärterinnen, 3 Privatwärterinnen, Waschaufseherin, 4 Waschmädchen, Köchin, 3 Küchenmägde.

Pensionsberechtigt: Director, Verwalter und die nicht ausschliesslich der Anstalt angehörenden beiden Geistlichen.

Historisches. Seit 1834 nur Heilanstalt ist seit 1875 (seit Eröffnung Schussenried's) Heil- und Pflegeanstalt. 1876 Männerflügel, 1879 Frauenflügel umgebaut mit Dampf-Wasser-Heizung (Gebr. Sulzer). Dadurch können 20 Fr. mehr aufgenommen werden. Berichte im Würt. med. Correspondenzblatte.

Wittstock (Prov. Brandenburg).

Landarmen- und Siechen-Anstalt zur Verpflegung von Hospitaliten mit einer Station für unheilbare Geisteskranke beiderlei Geschlechts, für die Provinz Brandenburg.

Vorstand: Oberinspector Meissner, Arzt Dr. Reuter in Wittstock.

Behörde: Landes-Direction der Provinz Brandenburg zu Berlin. — Station Zernitz (Berlin-Hamburger Bahn).

	Hospitaliten.			
Bestand . ult. März 1881:	144 M.	75 Fr.	2 Kd.	zus. 211
Zahl der v. 1. Apr. 1880 bis 30. März 1881 Verpflegten:	250 M.	84 Fr.	4 Kd.	zus. 338
Aufgenommen in ders. Zeit:	103 M.	13 Fr.	2 Kd.	zus. 118
Entlassen	77 M.	1 Fr.	2 Kd.	zus. 80
Gestorben	29 M.	8 Fr.	— Kd.	zus. 37.

	Geisteskranke.				
Bestand . ult. März 1881:	83 M.	65 Fr.	5 Kd.	zus.	153
Zahl der v. 1. Apr. 1880 bis 30. März 1881 Verpflegten:	116 M.	83 Fr.	8 Kd.	zus.	207
Aufgenommen in ders. Zeit:	44 M.	25 Fr.	3 Kd.	zus.	72
Entlassen	8 M.	5 Fr.	1 Kd.	zus.	14
Gestorben	25 M.	13 Fr.	2 Kd.	zus.	40.

Gesammtausgabe pro 1880/81 (1. Apr. 1880 bis 30. März 1881) 91 241 M. bei 135 465 Verpflegungstagen der Kranken*) 8395 der Domestiken. Administrationskosten 50851 M., Verpflegungskosten 40 390 M.

Angestellt: Oberinspector, Assistent, Hausvater, 3 Aufseher, 6 Wärter, 1 Haus- und Kassenbote, 1 Pförtner, 1 Nachtwächter, 1 Aufseherin, 5 Wärterinnen, zusammen 21.

Sämmtlich pensionsberechtigt; die drei ersten Beamten lebenslänglich, die übrigen auf 3 monatl. Kündigung angestellt.

Ausserdem sind gegen fixirte Remuneration ohne Pensionsberechtigung angestellt: 1 Provinzialcommissarius, 1 Arzt, 1 Geistlicher, 1 Organist, 1 Kantor und Küster.

Ferner gegen Lohn: 1 Bäcker und Brauer, 1 Hausknecht, 1 Wäscherin, 1 Köchin, 1 Küchenmagd.

Die Anstalt ist erbaut 1787—1791 für Landarme, Vagabonden und Militair-Invaliden, war 1818—32 aufgelöst und besteht also seit 1832. Verwaltungsberichte bringt jährlich das Potsdamer Amtsblatt.

Würzburg (Unterfranken).

Irrenabtheilung des Juliusspitals, Heilanstalt nebst einer Pflegeabtheilung für 40 Pfründner (ruhigere Unheilbare), bestimmt für die Provinz Unterfranken.

Aerzte: Oberarzt Geheimrath Prof. Dr. von Rinecker, Assistenzarzt Dr. med. Bumm.

Behörde: Kgl. Directorium des Juliusspitals. — Station Würzburg.

*) (davon Hospitaliten 79 830, Geisteskranke 55 635 Tage).

		Heilanstalt.	Pflegeanstalt.
Bestand Anf.	1881:	45 (21 M. 24 W.)	40 (20 M. 20 W.)
Verpflegt . . .	1880:	200 (102 M. 98 W.)	40 (20 M. 20 W.)
Aufgenommen	„	164 (86 M. 78 W.)	2 (— M. 2 W.)
Entlassen . . .	„	155 (81 M. 74 W.)	1 W. nach Werneck
Gestorben . . .	„	12 (8 M. 4 W.)	4 (2 M. 2 W.).

Beamte des Spitals verwalten gleichzeitig die Abtheilung, für welche 7 Wärter und 7 Wärterinnen angestellt sind.

Dienstuntaugliche Wärter und Wärterinnen haben Anspruch zur Aufnahme in die Pfründe des Juliusspitals.

Die psychiatrische Abtheilung des Juliusspitals dient zum klinischen Unterrichte.

Seit 1743 bestehen eigene Räume zur Unterbringung von Geisteskranken im Spitale. Die meisten Kranken werden unentgeldlich verpflegt, da stiftungsgemäss alle notorisch vermögenslosen Kranken des früheren Fürstbisthums Würzburg dies Anrecht besitzen. Die Grenzen davon fallen ungefähr mit den Grenzen des heutigen Regierungsbezirks Unterfranken zusammen mit Ausschluss des Bezirkes Aschaffenburg. Ausführlichere Nachrichten bei: „Jolly, Bericht über die Irrenabtheilung des Juliusspitals zu Würzburg für 1870—72. Würzburg, Stahel 1873.“ Ein neuer Bericht mit Notizen über die letzten Jahre ist im Druck. Verf. Dr. Rieger. Statistische Notizen in den „jährlichen Berichten über die Pfründen- und Krankenanstalt des Juliusspitales.“

Wyl (Canton St. Gallen).

Heil- und Pflegeanstalt „Rudenzburg“ (vormals „zur Limpurg“) in Wyl, in erster Reihe für Gemüthsleidende jeder Art, mit Ausnahme von Epileptischen. Nach Massgabe des vorhandenen Platzes (für 6 M. und 18 Fr.) können auch körperlich Kranke, insbesondere Blutarme, Nervenleidende und Erholungsbedürftige überhaupt, Aufnahme finden.

Besitzer und Director: Dr. Henne, zugleich Bezirksarzt für den Bezirk Wyl.

Behörde: Sanitätscommission des Cantons St. Gallen. — Station Wyl, Knotenpunkt der Eisenbahnen nach Zürich, St. Gallen und in's Toggenburg.

Aufgenommen .	1880:	58	(15 M. 33 Fr.)
Verpflegt	„	62	(18 M. 44 Fr.)
Gestorben . . .	„	3	(1 M. 2 Fr.)
Entlassen	„	41	(14 M. 27 Fr.)
Bestand Ende	„	18	(3 M. 15 Fr.).

Angestellt: Arzt, dessen Frau, 1 Wärter und 4 Wärterinnen. Besteht seit 1857, von dem Dec. 1873 gestorbenen Dr. Ellinger gegründet. Ohne Kranke übernommen von Dr. Henne, am 1. Oct. 1879 mit 3 von St. Pirminsberg mitgenommenen Frauen, wo er bis dahin (früher in Münsterlingen) Director war. Garten von 2 Jucharten Ausdehnung. Pension 3—10 Frcs. per Tag.

Ybbs (Kronland Nieder-Oesterreich).

Niederösterreichische Landes-Irrenanstalt, selbständige Heil- und Pflegeanstalt.

Aerzte: Director Dr. med. Joh. Hornung, Primärarzt Dr. med. Jos. von Marczell, Secundärarzt Dr. med. Leop. Pösch. Die 2. Secundärarztstelle ist z. Z. aufgelassen.

Behörde: Landesausschuss von Niederösterreich. — Station Kemmelbach-Ybbs der Westbahn.

Bestand	Anf. 1880:	437	(215 M.	222 Fr.)
Aufgenommen	„	69	(35 M.	34 Fr.)
Verpflegt	„	506		
Entlassen genesen	„	9	(3 M.	6 Fr.)
gegen Revers	„	10	(5 M.	5 Fr.)
in Gemeindefürsorge . .	„	1	(— M.	1 Fr.)
entwichen	„	1	(1 M.	— Fr.)
Gestorben	„	40	(20 M.	20 Fr.)
Bestand . . . . . Ende	„	445	(221 M.	224 Fr.).

Ausgaben 1880: der Administration 62 134 fl., der Verpflegung für Kranke und Wartpersonal 72 177 fl. bei 161 158 Verpflegstagen der Kranken und 21 960 des Wartpersonals.

Angestellt als Beamte: Verwalter, Revident. Die 3. Beamtenstelle ist z. Z. aufgelassen. Ein Diurnist, wenn möglich aus dem Krankenstande. Das Wartpersonal bestand 1880 aus 33

Wärtern und 29 Wärterinnen. Für die Versorgung desselben im Falle der Dienstunfähigkeit nach 10jähr. Dienstzeit ist durch ein Provisionsnormale bestens vorgesehen. Ferner: Portier, Oberwäscherin, 6 Hausdiener, Badediener, Gärtner. Die Meister für Tischler-, Schuster- und Schneiderwerkstätten rangiren unter dem Wartpersonale, ebenso die 3 Wäschewärterinnen.

Pensionsberechtigt sind alle definitiv angestellten Aerzte und Beamten.

Historische Notizen. Die Anstalt besteht seit 1770 als Armenhaus der Stadt Wien. 1817 wurde die rückwärtige Hälfte zu Irrenzwecken eingerichtet. 1842, wo schon 410 Geisteskranke da waren, ging das Armenhaus in die Administration der Stadt über, die Irrenabtheilung blieb bei der n. ö. Landesregierung, erhielt eigene Aerzte. 1860 wurde das ganze Haus als Irrenanstalt übernommen, adaptirt und für 405 Kranke eingerichtet. 1865 ging die Oberaufsicht und Verwaltung an den n. ö. Landesausschuss über.

Die Ventilation aller Schlafräume ist jetzt durchgeführt. Die Anstalt besitzt 11 stehende Brunnen, welche gutes Trinkwasser liefern und eine Wasserleitung, welche täglich 500 Eimer für Wäscherei, Küche und Bäder herbeiführt. Es sind Verhandlungen im Zuge, welche die Heranziehung neuer Quellen zur Beschaffung eines grösseren Wasserquantums bezwecken. In der Anstalt ist das System der Nichtbeschränkung ziemlich rein und zwar seit mehreren Decennien durchgeführt; es kommen blos zeitweilige Isolirungen vor. Sie ist auf 405 Pfleglinge berechnet, ist daher mit 445 bedenklich überfüllt, namentlich auf den Isolirabtheilungen.

Es wurde in diesem Jahre eine eigene Industrielehrerin als Leiterin der weiblichen Beschäftigungen angestellt, was bisher nur ausnahmsweise von einer Wärterin besorgt worden war. Das Rasiren der Kranken wird durch einen Auswärtigen gegen ein fixirtes Pauschale besorgt. Die Wäscherei ist in eigener Regie. Die Ausspeisung ist verpachtet. Das Brot wird durch einen Stadtbäcker geliefert, die Medikamente werden aus der Stadt bezogen, in der Anstalt nur eine gut eingerichtete Nothapotheke.

Zehlendorf (Kreis Teltow).

Selbständige Privatanstalt zur Pflege gemüthskranker Damen.

Vorsteherin: Fräulein Martha Calsow. Arzt: Dr. Dörrenberg in Schweizerhof.

Behörde: Kreisphysikus Dr. Falk in Berlin und Kgl. Reg. in Potsdam. — Station Zehlendorf.

Bestand .	Ende 1880:	3 Fr.
Verpflegt	„	6 Fr.
Aufgenommen . . .	„	1 Fr.
Entlassen	„	1 Fr.
Gestorben	„	2 Fr.

Ausgaben: ca. 6000 M. bei 1662 Verpflegungstagen der Kranken, 1095 der Angestellten.

Angestellt: Vorsteherin, 1 Pflegerin und 1 Köchin.

Besteht seit 1875.

Zuckmantel (Oesterr. Schlesien).

Dr. Anjel's Wasser-Heilanstalt. Privatheilanstalt, 2 Kilometer von dem Gebirgsstädtchen Zuckmantel entfernt; enthält 70 Zimmer. Wöchentliche Ausgabe im Ganzen 18—24 fl. wöchentlich. Bahnstation Ziegenhals (Oberschlesische Bahn) 1 Meile, Station Hennersdorf (Mährisch-Schlesische Centralbahn) 2 Meilen entfernt. Die meisten Kranken litten 1880 und 1881 an Krankheiten des Gehirns, Rückenmarks und peripheren Nervensystems (Hysterie, Neurasthenia spinalis, Tabes dorsalis, Migräne, Neurasthenia cerebralis, Morbus Based., Sclerosis disseminata, Morphinismus, Asomnie, Hirnsclerose). — „Jahres-Bericht über Dr. Anjel's Wasser-Heilanstalt in Zuckmantel. Saison 1880 und 1881."

Zürich (Schweiz).

1. **Burghölzli,** öffentliche Irrenheilanstalt des Cantons Zürich. Selbständig. Für alle Krankheitsformen, mit Ausnahme der Blödsinnigen von Geburt an. Die unheilbaren Kranken werden

monatlich, je nach den Platzverhältnissen, nach der Pflegeanstalt Rheinau transferirt.

Aerzte: Director Prof. Dr. Aug. Forel, Secundararzt Dr. E. Laufer, I. Assistenzarzt Dr. W. v. Speyr, II. Assistenzarzt Frau Ellen Powers, Dr. med.

Behörde: Sanitätsdirector des Cantons Zürich (Regierungsrath). — Bahnhof Zürich, 1/2 Stunde entfernt.

Bestand . am 31. December	1880:	319	(146 M.	173 Fr.)
Zahl der Verpflegten während	„	518	(251 M.	267 Fr.)
Aufgenommen	„	225	(107 M.	118 Fr.)
Entlassen	„	173	(88 M.	85 Fr.)
Gestorben	„	26	(17 M.	9 Fr.).

Ausgabe: Verpflegungstage der Kranken 109 748, Gesammtausgaben (incl. Besold. der Aerzte) 218 421 Francs 45 Cent.

Die Anstalt wurde Juli 1870 als Neubau bezogen. Directoren: Gudden 1870—72, Huguenin 1872—74, Hitzig 1875 bis 79, Forel 1879 bis jetzt.

Angestellt: 1 Director, 1 Secundararzt, 2 Assistenzärzte, 1 Verwalter, 1 Verwaltungsgehilfe, 1 Maschinist, 1 Schlosser, 1 Lingère, 2 Wäscherinnen, 2 Köchinnen, 2 Mägde, 1 Gärtner, 1 Schreiner, 1 Nachtwächter, 2 Portiers, 2 Knechte, 1 Heizer, 1 Oberwärter, 1 Vice-Oberwärter, 19 Wärter, 1 Oberwärterin, 1 Vice-Oberwärterin, 20 Wärterinnen, insgesammt 66.

Keine Pensionsberechtigungen. Die psychiatrische Klinik der Univ. Zürich wird in der Anstalt gehalten.

2. Privat-Blödenanstalt von Frl. Keller für Kinder von 6—14 Jahren zu Zürich in der Vorstadt Hottingen. Da die Anstalt durch sich selbst nicht erhalten werden konnte, hat sich ein Unterstützungsverein gebildet. Früher wurden auch Knaben, jetzt nur Mädchen aufgenommen. Die Zahl ist z. Z. 18. Vorsteherin R. Brunner.

Zwiefalten (Kgr. Württemberg).

K. Württembergische Staatsirrenpflegeanstalt, selbständig, für voraussichtlich unheilbare Geisteskranke jeder Art und für das ganze Land.

Aerzte: Director Dr. J. L. H. Koch, Assistenzarzt Dr. Rank.

Vorgesetzte Behörde: K. Medicinalcollegium, Abtheilung für die Staatskrankenanstalten, in Stuttgart. — Station Zwiefaltendorf, 5 Kilometer entfernt, zw. Ulm und Radolfzell.

Verpflegt . . .	1880:	317	(197 M.	120 W.)
Aufgenommen	„	32	(20 M.	12 W.)
Entlassen . . .	„	2	(2 M.	— W.)
Gestorben . . .	„	14	(10 M.	4 W.).

Zahl der Kranken am 1. Januar 1881: 296 (182 M. 114 W.), am 1. Juli 1881: 352 (219 M. 133 W.).

Die Gesammtzahl der Verpflegungstage 1880: für die Kranken 106 829, für das Personal 21 046. Ausgaben 163 445 M., davon fielen auf die Verköstigung der Kranken und des Personals 83 123 M.

Angestellt: 2 Aerzte, Oekonomieverwalter, Verwaltungsgehilfe, Oberwärter, 27 Wärter, Maschinist, Heizer, Gärtner, 2 Thorwarte, Hausknecht; Oberwärterin, 16 Wärterinnen (darunter eine Privatwärterin), Köchin, 3 Küchenmägde, Weisszeugverwalterin, 2 Nähterinnen (denen an einigen Tagen der Woche eine Hilfsnähterin beigegeben wird), 2 Waschmägde (denen an einigen Tagen der Woche 5 Hilfswäscherinnen beigegeben werden), Hausmagd. Ausserdem functioniren gegen Entschädigung 1 ev. und 1 kath. Geistlicher. Zusammen 67.

Pensionsberechtigt nur Director, Oekonomieverwalter (und die Geistlichen).

Im Jahre 1812 wurden 47 (31 M. 16 Fr.) bis dahin in dem mit dem Zuchthaus zu Ludwigsburg combinirten Tollhaus verwahrte Kranke in die zur selbständigen Staatsirrenanstalt eingerichteten Bauten der alten Benediktinerabtei Zwiefalten versetzt. Zwiefalten ist Heil- und Pflegeanstalt bis 1834, wo Winnenthal als Heilanstalt eröffnet und Zwiefalten ausschliesslich Pflegeanstalt wird. In den letzten Jahren wurden in Zwiefalten umfassende Um- und Neubauten vorgenommen, und konnte die Krankenzahl (von ca. 160) auf 350 erhöht werden. Nach der Vollendung dieser Arbeiten wird die Anstalt eine ganz neue Gestalt gewonnen haben und 400 Kranke verpflegen können. — Ein Bericht über die Anstalt von Landenberger wurde 1864 gedruckt. Weitere Mittheilungen über dieselbe finden sich in „Koch, Statistik der Geisteskrankheiten“ und „Koch, Geschichte des Irrenwesens in Württemberg.“

B.

Verzeichniss

der einzelnen Länder des deutschen Sprachgebietes (Deutschlands, der Schweiz, der deutschen Länder Oesterreichs und Russlands) nach der in ihnen vorhandenen Anstalts-Fürsorge für die Psychisch-Kranken und von Geburt an Psychisch-Schwachen

in geographischer Ordnung.

In den nachfolgenden Staaten des deutschen Sprachgebietes (Deutschland, Deutsch-Oesterreich, Schweiz und Ostseeprovinzen Russlands), welche eine Seelenzahl von 64 790 257 E. repräsentiren, befinden sich 278 Anstalten und zwar 141 öffentliche und 137 private. Von den öffentlichen sind 138 für Psychisch-Kranke, 2 für Idiotie und 1 selbständige für Epilepsie, von den privaten sind 93 für Psychisch-Kranke, 39 für Idiotie, 2 für Epilepsie und 3 für Trunkfällige bestimmt. In jenen öffentlichen Anstalten befinden sich 39 027 Kranke mit 358 Aerzten, in diesen privaten 7567 Kranke mit 171 Aerzten. Insgesammt 46 594 Kranke und 529 Aerzte.

Kaiserthum Deutschland

mit 45 194 172 E. hat 100 öffentliche Anstalten mit 29 770 Kr. und 255 Aerzten, und 117 private mit 7063 Kr. und 146 Aerzten. Insgesammt 217 Anstalten mit 36 833 Kr. und 401 Aerzten. Von diesen Anstalten sind 176 für Psychisch-Kranke, 34 für Erziehung und Pflege schwachsinniger Kinder (mit Ausnahme der Abth. einer öffentlichen für Psychisch-Kranke), 4 für vorzugsweise Epileptische (5 andere sind den Anstalten für Psychisch-Kranke zugezählt), für Trunkfällige 3. Die 21 „offenen Kuranstalten“ sind nicht verrechnet. In fast allen ist jetzt für landwirthschaftliche Beschäftigung Fürsorge getroffen. An den Universitäten zu Berlin, Bonn, Breslau, Erlangen, Freiburg (Bau projectirt), Göttingen, Greifswald, Halle, Heidelberg, Jena, Königsberg, Leipzig, Marburg, München, Strassburg, Würzburg sind psychiatrische Kliniken. Für Idiotenanstalten ist nur gering gesorgt, aber an der Hand des Gesetzes, wonach überall Schulzwang besteht, ist zu hoffen, dass allmählich das Beispiel des Königr. Sachsen und Grossh. Schwerin, welche allein diesem Gesetze genügen, die Vertreter der anderen Staaten zur Nachfolge anregen wird.

Vereine für entlassene Irre existiren in Berlin, Prov. Brandenburg, Grossh. Baden, Grossh. Hessen (2), Hzgth. Dessau, Prov. Schlesien.

Als Fachschriften wirken:

Allgem. Zeitschrift für Psychiatrie und psychisch-gerichtliche Medicin, herausgeg. von Deutschlands Irrenärzten unter der Mit-Redaction von v. Krafft-Ebing, Nasse, Schüle, durch H. Laehr. Berlin, Reimer. Jährlich 6 Hefte.

Archiv für Psychiatrie und Nervenkrankheiten. Herausgegeben von Dr. B. v. Gudden, Dr. L. Meyer, Dr. Th. Meynert, Dr. C. Westphal, red. von C. Westphal. Berlin, Hirschwald. In zwanglosen Heften.

Jahrbücher für Psychiatrie (Neue Folge des psychiatrischen Centralblattes). Herausgegeben vom Vereine für Psychiatrie und forensische Psychologie in Wien. Red. von San.-Rath Dr. Gauster und Reg.-Rath Dr. Meynert. Wien, Töplitz und Deuticke.

Centralblatt für Nervenheilkunde, Psychiatrie und gerichtliche Psychopathologie. Herausgeg. und red. von Dr. A. Erlenmeyer. Monatlich 2 Nummern. Commission bei G. Boehme in Leipzig.

Neurologisches Centralblatt. Uebersicht der Leistungen auf dem Gebiete der Anatomie, Physiologie, Pathologie und Therapie des Nervensystems, einschliesslich der Geisteskrankheiten. Herausgeg. von Dr. E. Mendel. 1. Jhrg. 1882. Leipzig, Veit. Monatlich 2 Nummern.

Der **Irrenfreund.** Psychiatrische Monatsschrift für praktische Aerzte. Red. von Dr. Brosius. Herausgeg. von Dr. Fr. Betz. Heilbronn, A. Scheurlen.

An Vereinen bestehen:

Allgemeiner Verein der deutschen Irrenärzte. Psychiatrischer Verein in Berlin. Med. psychol. Verein in Berlin. Verein der Irrenärzte Niedersachsens und Westphalens. Psychiatrischer Verein der Rheinprovinz. Südwestdeutscher Verein von Irrenärzten. Verein der schlesischen Irrenärzte. Verein der Freunde der Erziehung und Pflege der Idioten in Deutschland.

Königreich **Preussen**

hat bei einer Bevölkerung von 28 774 268 Einw. 50 öffentl. Anstalten, in denen Ende 1880 ein Krankenbestand von 14 735 Kranken war. An Aerzten fungirten daran 127. Ausserdem 82 Privatanstalten, worin 4332 Kranke von 102 Aerzten behandelt werden. Insgesammt: 19 065 Kranke, 229 Aerzte. Psychiatrische Klinik wurde von 10 Universitäten an 8 gehalten.

Nach der Volkszählung von 1870 kommt ein Geisteskranker auf 448 E. in Preussen, während das Verhältniss in Frankreich wie 1 : 444, in England wie 1 : 401 ist. Von allen Geisteskranken des Staates: 55 043 (28 002 M. 27 041 Fr.) befanden sich damals in Familien: 41 262 (20 993 M. und 20 269 Fr.) = 75 pCt., in Irrenanstalten 11 760 (6086 M. und 5674 Fr.) = 21,5 pCt., in Anstalten überhaupt 13 781 = 25 pCt.*).

Provinz **Brandenburg** mit 3 383 560 Seelen hat 6 öffentl. Anstalten in Berlin, Dalldorf, Eberswalde, Potsdam, Sorau, Wittstock mit 2612 Kranken und 25 Aerzten, und 20 Privatanstalten in Berlin, in Charlottenburg (4), in Schöneberg (2), in Pankow (5), in Bernau, Fr. Buchholz, Lichterfelde, Potsdam, Schweizerhof, Steglitz, Wilmersdorf, Zehlendorf mit 553 Kranken und 28 Aerzten, darunter 2 für Idioten: in Pankow und Potsdam. — Insgesammt 3165 Kranke mit 53 Aerzten. Eine psychiatrische Klinik ist an der Universität zu Berlin.

Provinz **Hannover** mit 2 117 629 Seelen hat 3 öffentliche Anstalten in Göttingen, Hildesheim und Osnabrück mit 1549 Kranken und 15 Aerzten, und 5 Privatanstalten zu Ilten, Langenhagen, Münden, Neusandhorst (2) mit 507 Kranken und 6 Aerzten. — Offene Kuranstalten in Liebenburg und Theresienhof. An der Universität Göttingen existirt eine psychiatrische Klinik.

---

*) Guttstadt, die Geisteskranken in den Irrenanstalten und ihre Zählung am 1. Dec. 1871. Berlin 1874 und Allg. Ztschr. f. Psych. Bd. XXXI. S. 610.

Provinz **Hessen-Nassau** mit 1 553 344 Seelen hat 5 öffentliche Anstalten mit 1446 Kranken und 11 Aerzten zu Frankfurt a. M., Eichberg, Haina, Marburg, Merxhausen, ebenso 1 Privatanstalt für Idioten mit 116 Zöglingen und 1 Arzte. — Offene Kuranstalt in Johannisberg und in Wilhelmshöhe. In Marburg ist eine psychiatrische Klinik.

Provinz **Hohenzollern** mit 67 579 S. hat eine Irren-Abtheil. im Fürst-Carl-Hospitale zu Sigmaringen mit 57 Kr.

Provinz **Pommern** mit 1 538 454 Seelen hat 4 öffentliche Anstalten zu Greifswald, Rügenwalde, Stralsund und Ueckermünde mit 666 Kranken und 7 Aerzten, ebenso eine Privatanstalt für Idioten zu Kückenmühle mit 167 Kranken und 1 Arzt. In Greifswald psych. Klinik.

Provinz **Posen** mit 1 700 943 Seelen hat 2 öffentl. Anstalten in Owinsk und Posen mit 366 Kranken und 4 Aerzten, ebenso 1 private in Kowanowko mit 33 Kranken und 2 Aerzten.

Provinz **Ost-Preussen** mit 1 930 498 Seelen hat 2 öffentliche Anstalten zu Allenberg und Königsberg mit 569 Kranken und 5 Aerzten, ebenso 1 private für Idioten zu Rastenburg mit 13 Kranken und 1 Arzte. An der Universität Königsberg ist eine psychiatrische Klinik.

Provinz **West-Preussen** mit 1 403 498 Seelen hat 1 öffentliche Anstalt zu Schwetz mit 368 Kranken und 3 Aerzten.

Provinz **Rheinland** mit 4 073 738 Seelen hat 12 öffentliche Anstalten zu Aachen, Andernach, Bonn (2), Düren, Düsseldorf, Eupen, Grafenberg, Lindenberg, Merzig, St. Thomas, Wesel mit 2557 Kranken und 23 Aerzten. Ebenso 27 Privatanstalten zu Aachen, Ahrweiler, Bendorf (5, darunter 2 für Idioten), Benrath (für Trunkfällige), Bonn, Coblenz, Cöln, Crefeld, Endenich, Gladbach (2, darunter 1 für Idioten), Hausen, Kaiserswerth, Kessenich, Lintorf (für Trunkfällige), Linz (auch für weibl. Epileptische), Marienhaus, Neuss (2), Niederzündorf, Pützchen, Saffig, Sayn mit 1132 Kranken und 33 Aerzten. Insgesammt 3689 Kranke und 56 Aerzte. — Offene Kuranstalt in Eitorf, Marienberg und in Rode-Horst. Die Anstalt zu Bonn ist gleichzeitig als psychiatrische Klinik erbaut worden.

Provinz **Sachsen** mit 2 311 067 Seelen hat 2 öffentliche Anstalten in Nietleben bei Halle und in Rittergut Alt-Scherbitz bei Skeuditz mit 875 Kranken und 9 Aerzten. Ebenso 5 Privatanstalten zu Carlsfeld, Dürrenberg, Gardelegen, Hasserode, Neinstedt (letztere 3 für Idioten), Wernigerode mit 442 Kranken und 6 Aerzten. Offene Kuranstalten in Buttelstedt und Halle. — Psychiatrische Klinik an der Universität Halle.

Provinz **Schlesien** mit 4 003 223 Seelen hat 6 öffentliche Anstalten zu Breslau, Brieg, Bunzlau, Kreuzburg, Leubus, Plagwitz mit 1622 Kranken und 11 Aerzten, so wie 9 Privatanstalten mit 499 Kranken und 13 Aerzten zu Altwasser (für Idioten), Craschnitz (für Idioten), Görlitz, Leschnitz, Mariahilf, Obernigk, Pöpelwitz, Scheibe, Schmiedeberg, Schreiberhau (für Idioten). — Offene Kuranstalt in Herischdorf. An der Universität Breslau existirt eine psychiatrische Klinik. In der Provinz hat sich das Bedürfniss nach weiter auszudehnender öffentlicher Fürsorge für Psychisch-Kranke fühlbar gemacht und die bereits weit vorgeschrittene Bearbeitung von 3 Projecten veranlasst, von denen sich zwei auf die Erweiterung der Anstalten zu Brieg und Plagwitz um je 200 Köpfe und des 3ten auf die Erbauung einer neuen Anstalt in Oberschlesien, wahrscheinlich in nächster Nähe von Rybnik, beziehen und mit deren Verwirklichung wenn möglich schon 1882 begonnen werden soll.

Provinz **Schleswig-Holstein** mit 1 076 092 Seelen hat 1 öffentl. Anstalt in Schleswig mit 792 Kranken und 5 Aerzten. Ferner 6 Privatanstalten zu Hornheim, Kiel (für Idioten), um Schleswig (4, davon 1 für Idioten) mit 231 Kranken und 6 Aerzten. Insgesammt 1023 mit 11 Aerzten.

Provinz **Westphalen** mit 2 042 672 Einw. hat 4 öffentl. Anstalten zu Gesecke, Lengerich, Marienthal und Marsberg mit 1256 Kranken und 8 Aerzten, und 4 Privatanstalten zu Bielefeld (für Epileptische), Marsberg (für Idioten), Schweicheln und Telgte mit 637 Kranken und 5 Aerzten.

Reichsland **Elsass-Lothringen** mit 1 571 971 Einw. hat 5 öffentliche Anstalten zu Gorze, Metz, Saargemünd, Stephansfeld-Hördt und Strassburg mit 1822 Kranken und 14 Aerzten, und 1 Privatanstalt zu Oberhoffen mit 26 Idioten und 1 Arzte, in Summa 1848 Kranke und 15 Aerzte. Die Reorganisation von Stephansfeld ist in wenigen Jahren beendet und der Bau der psychiatrischen Klinik in Strassburg beschlossen, letztere selbst mit der Gründung der Universität eröffnet.

Königreich **Bayern**

mit 5 271 516 Bewohnern hat 12 öffentliche Anstalten in Attl, Bamberg, Bayreuth, Deggendorf, Erlangen, Frankenthal, Kaufbeuren, Klingenmünster, München, Karthaus Prüll, Wernesk, Würzburg mit 3617 Kranken und 36 Aerzten, und 5 Privatanstalten zu Bayreuth, Ecksberg (für 200 Idioten), St. Gilgenberg, Glött (für 88 Idioten) und Neuen-Dettelsau mit 484 Kranken und 6 Aerzten. Insgesammt 4101 Kranke und 42 Aerzte. — In Erlangen, München, Würzburg sind psychiatrische Kliniken.

Königreich **Sachsen**

mit 2 970 220 Seelen hat 7 öffentliche Anstalten zu Colditz, Grossweitzchen, Hubertusburg, Leipzig (2), Sonnenstein, Waldheim mit 3100 Kranken und 19 Aerzten. Ebenso 7 Privatanstalten in Dresden (für Idioten), Königswartha (für Epileptische), Leipzig (für Idioten), Lindenhof, Möckern (für Idioten), Pirna, Thonberg mit 262 Kranken und 10 Aerzten. — Insgesammt 3362 Kranke mit 29 Aerzten. Offene Kuranstalten in Königsbrunn und Kreischa. Für die Universität Leipzig ist im Anschluss an die übrigen medicinischen Kliniken eine psychiatrische Klinik als Neubau ausgeführt und eröffnet.

Königreich **Württemberg**

mit 1 970 132 Einw. hat 3 öffentliche Anstalten zu Schussenried, Winnenthal, Zwiefalten mit 788 Kranken und 6 Aerzten, und 10 Privatanstalten zu Gmünd, Göppingen, Kennenburg, Laichingen, Mariaberg (mit 92 Idioten), Pfullingen, Stetten (mit 276 Idioten und Epileptischen), Herthen (auch für Cretinen), Liebenau, Schorndorf mit 1295

Kranken und 14 Aerzten. Insgesammt 2083 Kranke und 20 Aerzte. — Unbemittelte Kranke werden in den ersten 6 Monaten ihrer Erkrankung als Staatspfleglinge unentgeldlich behandelt. — Offene Kuranstalten in Cannstadt und Herrenalp.

Grossherzogthum **Baden**

mit 1 570 189 Bewohnern hat 4 öffentliche Anstalten zu Heidelberg, Hub, Illenau, Pforzheim mit 1364 Kranken und 15 Aerzten, und 2 private zu Marbach und zu Mosbach (für 30 Idioten) mit 36 Kranken und 2 Aerzten. Insgesammt 1430 Kranke und 17 Aerzte. — Die Anstalt zu Heidelberg ist psychiatrische Klinik, in Freiburg werden die Vorbereitungen zum Bau einer psychiatrischen Klinik getroffen.

Grossherzogthum **Hessen**

mit 936 944 Seelen hat 2 öffentliche Anstalten zu Heppenheim und Hofheim mit 804 Kranken und 7 Aerzten, und 1 private für 76 Idioten zu Darmstadt mit 1 Arzte. Insgesammt 880 Kranke und 8 Aerzte. Eine Colonie auf einem Dorfe in der Nähe von Hofheim ist in der Entwicklung.

Grossherzogthum **Mecklenburg-Schwerin**

mit 576 827 Bewohnern hat 3 öffentliche Anstalten zu Rostock, Sachsenberg, Schwerin (mit 48 Idioten) für 658 Kranke und 4 Aerzte.

Grossherzogthum **Mecklenburg-Strelitz**

mit 100 269 Bewohnern hat 1 öffentl. Anstalt zu Strelitz mit 69 Kranken und 1 Arzte.

Grossherzogthum **Oldenburg**

mit 337 454 Seelen hat 2 öffentl. Anstalten zu Oldenburg und Wehnen für 236 Kranke und 3 Aerzte.

Grossh. **Sachsen-Weimar** und das Fürst. **Schwarzburg-Sondershausen.**

Ersteres mit 309 503 Seelen und letzteres mit 71 083 Seelen sorgen derartig gemeinsam für ihre Psychisch-Kranken, dass seit

März 1856 Schwarzburg-Sondershausen mit Weimar einen Vertrag abgeschlossen, Oct. 1879 erneuert hat, wonach letzteres die Kranken von beiden in seine Anstalten aufnimmt. Diese sind die neue Heilanstalt in Jena und die Pflegeanstalt zu Blankenhain, zusammen mit 277 Kranken und 5 Aerzten. — Die Irrenanstalt zu Jena dient gleichzeitig zum klinischen Unterricht. Ausserdem eine private offene Kuranstalt in Jena.

Grossh. **Sachsen-Coburg-Gotha,** Herz. **Sachsen-Meiningen** und Fürst. **Schwarzburg-Rudolstadt**

mit 481 775 Seelen haben eine neu gebaute Heil- und Pflegeanstalt in Hildburghausen mit 278 Kranken und 2 Aerzten. Zunächst für Sachsen-Meiningen errichtet, finden durch Staatsvertrag vom 8. April 1860 50 Kranke aus dem Herz. Coburg-Gotha und 25 Kranke aus dem Fürst. Schwarzburg-Rudolstadt Aufnahme. Zur Zeit wird ein Erweiterungsbau nothwendig und ein 10 Min. entfernt von der Anstalt liegender Wirthschaftshof — die sog. Karolinenburg — angekauft und schon jetzt als Ackerbaucolonie mit 20 Pfleglingen besetzt. — Ausserdem ist eine Privatanstalt in Gotha mit ca. 27 Kranken und 1 Arzte. Insgesammt 305 Kranke und 3 Aerzte. — In Blankenburg i. Thür. ist eine offene Kuranstalt mit 2 Aerzten und in Sonneberg mit 1 Arzte.

Herzogthum **Anhalt**

mit 232 747 Bewohnern hat 2 öffentl. Anstalten zu Bernburg und Hoyn mit 233 Kranken und 2 Aerzten, und 1 private zu Ballenstedt mit 8 Kranken und 1 Arzte. Insgesammt 241 Kranke und 3 Aerzte. Die Erziehungs- und Pflegeanstalten für blödsinnige Kinder in Prov. Sachsen sind vertragsmässig zu deren Aufnahme aus Anhalt verbunden. Abgesehen von dem Generalkostenbetrage, welchen die Hzgl. Landarmendirection an jene Anstalten zahlt, wird für jedes Kind ein jährliches Pflegegeld von 210 M. entrichtet, wovon die Hälfte aus dem Landarmen-Fonds und die andere Hälfte von dem betreffenden Orts-Armenverbande gezahlt wird, insoweit die eigenen Mittel der zur Alimentation zunächst Verpflichteten nicht ausreichen. — Offene Kuranstalt in Ballenstedt.

Herzogthum **Braunschweig**

mit 349 429 Bewohnern hat 1 öffentliche Anstalt für 266 Kranke zu Königslutter mit 3 Aerzten, und 3 private zu Blankenburg i. H. (2 Mal) und zu Erkerode (für 136 Idioten) mit 170 Kranken und 4 Aerzten. Insgesammt 436 Kranke und 7 Aerzte. — Offene Kuranstalten in Blankenburg (2) und in Seesen.

Herzogthum **Sachsen-Altenburg**

mit 155 062 Seelen und das Fürstenthum **Reuss** mit 101 263 Seelen haben eine öffentl. Anstalt zu Roda mit 238 Kranken und 2 Aerzten.

Fürstenthum **Lippe**

mit 120 216 Bewohnern hat 1 öffentl. Anstalt zu Brake mit 115 Kranken und 2 Aerzten.

Fürstenthum **Waldeck**

mit 56 548 Seelen hat keine eigene Anstalt.

Fürstenthum **Liechtenstein**

mit 8060 Seelen hat keine eigene Anstalt.

Die freie Reichsstadt **Hamburg**

mit 454 041 Bewohnern hat 1 öffentl. Anstalt zu Friedrichsberg für 987 Kranke mit 4 Aerzten, und 1 private für 315 Idioten in Alstendorf mit 1 Arzte. Insgesammt 1302 Kranke und 5 Aerzte.

Die freie Reichsstadt **Bremen**

mit 156 229 Bewohnern hat 1 öffentliche Anstalt für 94 Kranke mit 2 Aerzten, und 2 private zu Rockwinkel und Holzkamp mit 27 Kranken und 2 Aerzten. Insgesammt 121 Kranke und 4 Aerzte.

Die freie Reichsstadt **Lübeck**

mit 63 571 Bewohnern hat 1 öffentliche Anstalt mit 89 Kranken und 1 Arzte, und 1 private mit 7 Kranken und 1 Arzte. Insgesammt 96 Kranke und 2 Aerzte.

Kaiserthum Oesterreich.

Die deutschen Kronländer des Kaiserthums Oesterreich: Nieder-Oesterreich, Ober-Oesterreich, Salzburg, Tyrol, Böhmen, Mähren, Schlesien, Steiermark, Kärnthen, Gräz und Istrien, Krain mit 14 788 000 Seelen haben 17 öffentl. Anstalten zu Brünn, Feldhof, Graz, Hall, Klagenfurt, Klosterneuburg, Kosmanos, Laibach, Niedernhart, Olbersdorf, Prag, Salzburg, Triest, Valduna, Wien (2 Mal), Ybbs mit 5216 Kranken und 6 private zu Bruck, Döbling, Inzersdorf, Lainz, Prag, Wien mit 227 Kranken (darunter Bruck und Prag für 56 Idioten). Insgesammt 5438 Kranke.

Die Irrenanstalt zu Wien, die Beobachtungsstation am allgem. Krankenhause daselbst, die Anstalten zu Prag, Hall und Graz werden zum klinischen Unterrichte benutzt.

An den öffentlichen Anstalten fungiren 62, an den privaten 8 Aerzte. Es besteht in Wien ein Verein für Psychiatrie und forensische Psychologie und von demselben werden durch die Drr. Gauster und Meynert herausgegeben „Jahrbücher für Psychiatrie." —

Königreich **Boehmen** mit 5 447 000 Seelen hat eine aus 3 Gebäude-Gruppen bestehende Irrenheil- und Pflegeanstalt zu Prag und eine Irrenpflegeanstalt zu Kosmanos mit 1514 Kranken und 10 Aerzten. Eine 3. Anstalt zu Dobrzan ist in der Einrichtung begriffen und Dr. Pick zu deren Director ernannt. Eine Privatanstalt zu Prag hat 40 idiotische Kinder. Mit der Anstalt zu Prag ist eine psychiatrische Klinik verbunden.

Kronland **Kärnthen** mit 341 000 Seelen hat eine selbständige Landes-Irrenanstalt zu Klagenfurt mit 161 Kranken und 2 Aerzten.

Kronland **Krain** mit 475 000 Seelen hat eine Heil- und Pflegeanstalt zu Laibach und ein neu erbautes Filial zu Studenc mit 126 Kranken und 5 Aerzten.

Küstenland mit 631 000 Seelen hat eine selbständige Heil- und Pflegeanstalt zu Triest mit 93 Kranken und 2 Aerzten.

Kronland **Mähren** mit 2 108 000 Seelen eine Heil- und Pflegeanstalt zu Brünn mit 457 Kranken und 4 Aerzten.

Kronland **Nieder-Oesterreich** mit 2 207 000 Seelen hat 4 öffentliche Anstalten: die Landes-Irrenanstalt zu Wien, die psychiatrische Klinik des k. k. allgemeinen Krankenhauses zu Wien, die Irren-Siechen-Versorgungsanstalt in Klosterneuburg, die Irrenheil- und Pflegeanstalt zu Ybbs mit 1608 Kranken und 20 Aerzten. Ausserdem 4 Privatanstalten: zu Döbling, Inzersdorf, Lainz, Wien mit 166 Kranken und 9 Aerzten. An der Universität Wien sind 3 psychiatrische Kliniken: am allgem. Krankenhause und in der Landesirrenanstalt.

Kronland **Ober-Oesterreich** mit 754 000 Seelen hat eine öffentl. Heil- und Pflegeanstalt Niedernhart bei Linz mit 341 Kranken und 3 Aerzten.

Kronland **Salzburg** mit 158 000 Seelen hat eine Anstalt zu Salzburg mit 44 Kranken und 1 Arzte.

Kronland **Schlesien** mit 568 000 Seelen hat eine Anstalt zu Olbersdorf mit 63 Kranken und 1 Arzte.

Kronland **Steyermark** mit 1 194 000 Seelen hat eine neue Irrenheil- und Pflegeanstalt zu Feldhof bei Graz und eine psychiatrische Klinik für die Universität Graz mit 547 Kranken und 7 Aerzten. Ebenso eine private Idiotenanstalt zu Bruck mit 18 Kranken.

Kronland **Tyrol** mit 905 000 E. hat 2 öffentliche Anstalten zu Hall und Valduna mit 372 Kranken und 5 Aerzten. Die Anstalt in Hall wird als psychiatrische Klinik der Universität Insbruck benutzt.

Russland.

Ostseeprovinzen. In den 3 Ostseeprovinzen Russlands mit 1 961 983 Seelen (im J. 1873 nach Meyer) existiren 5 öffentliche Anstalten: 1. die Irrenheil- und Pflegeanstalt für Livland zu Alexandershöhe, 2. die Irrenheil- und Pflegeanstalt zu Rothenberg für die Stadt Riga, 3. die Irren-Pflegeanstalt in

Mitau für Curland, 4. die Irrenabtheilung in Reval für Esthland, 5. die psychiatrische Klinik an der Universität Dorpat. Sie enthalten 222 Kranke mit 7 Aerzten. Ferner 2 Privatanstalten: Abtheilung für Geisteskranke im Hospitale der Diaconissenanstalt zu Reval für ca. 10 weibl. Pfleglinge und die Idiotenanstalt der Frau Wittwe Platz in Sassenhof bei Riga mit 24 Kindern, in Summa 34 Kranke mit 2 Aerzten. Insgesammt 256 Kranke mit 9 Aerzten. An der Universität Dorpat ist eine psychiatrische Klinik.

Schweiz

mit 2 846 102 Seelen (nach der Zählung von 1880) hat 19 öffentliche Anstalten zu Basel, Bois de Cery, Katharinenthal, Königsfelden, Liestal, Marsens, Münsterlingen, St. Pirminsberg, Préfargier, Realta, Rheinau, Rosegg, Schaffhausen, Sitten (für Idioten), Stammheim, St. Urban, Vernets, Waldau, Zürich mit 3709 Kranken und 36 Aerzten. In der von Dr. Fetscherin herausgegebenen Tabelle „Les asiles publics d'aliénés de Suisse 1878“ werden nur folgende 14 zu den ordentlichen öffentlichen Anstalten gerechnet: Basel, Bois de Cery, Burghölzli, Katharinenthal, Königsfelden, Marsens, Münsterlingen, St. Pirminsberg, Préfargier, Rheinau, Rosegg, St. Urban, Vernets, Waldau. Ebenso 12 Privatanstalten zu Altnau, Basel (für Idioten), Bellevue, Bern (für Idioten), Etoy (für Idioten), Kreuzlingen, la Métairie, Münchenbuchsee, Neuenstadt, Walzenhausen, Wyl, Zürich (für Idioten) mit 246 Kranken und 12 Aerzten. Insgesammt 3955 Kranke und 48 Aerzte.

Die Kleinheit der Cantone, die demokratische Regierungsform, die Wohlhabenheit der einen Cantone mit der viel geringeren der anderen und die Lage im Mittelpunkte der civilisirten Welt haben eigenthümliche und auch für andere Staaten lehrreiche Verhältnisse in dem Irrenwesen hervorgerufen. Neben Prachtbauten in einzelnen Cantonen, deren Luxus den armen wie den reichen Kranken in ihnen zu Gute kommen soll, existirt in anderen noch eine mangelhafte Fürsorge. Auch Gebet-Heilanstalten fehlen nicht neben anderen Anstalten, in denen allen Fortschritten der ärztlichen Einwirkung Rechnung getragen ist. Es fehlt nicht an Anstalten, die mit Arbeitshäusern verbunden sind, während in manchen Cantonen die meisten Kranken zu Landleuten in Pflege gegeben werden, und ausserordentlich viele sind in Armenhäusern untergebracht. Eine grosse Zahl von Aerzten hat eine kleinere Zahl von Kranken theils zur Pflege theils zur Heilung, ohne eigene Anstalten zu besitzen. Vielfach sind die Verhältnisse durch Verträge zwischen den einzelnen Cantonen regulirt.

Trotz der grossen Zahl der Cretinen in den Gebirgsthälern ist noch wenig Fürsorge für sie getroffen und obwohl von dem Abendberge aus die Aufmerksamkeit des übrigen Europa auf das traurige Geschick der Cretinen gelenkt wurde, scheint durch die masslosen Heil-Versicherungen Guggenbühls und dessen moralische Verirrungen die von ihm vertretene Sache wesentlich am Orte des Ursprunges gelitten zu haben. Doch hat seitdem die Zahl der Cretinen sehr abgenommen. Eine specielle Zählung derselben, auf die man sich stützen könnte, giebt es nicht.

An den Universitäten zu Basel, Bern, Genf und Zürich werden die Anstalten auch zum klinischen Unterricht benutzt. Seit 1864 hat sich ein Verein der schweizerischen Irrenärzte constituirt und tagt jährlich in einer der grösseren Anstalten. Vereine zur Fürsorge für entlassene Irre existiren im Canton St. Gallen, Basel, Thurgau, Aargau, Bern, Zürich, Freiburg, Waadt.

Die Irrenzählung vom 1. Dez. 1870, gleichzeitig mit der allgemeinen Volkszählung vorgenommen, welche für die Schweiz 7764 Geisteskranke ergab, hat sich doch als unzuverlässig erwiesen und stimmt mit verschiedenen in einzelnen Cantonen vorgenommenen Spezialzählungen durch Aerzte nicht überein, ja differirt in einzelnen Cantonen um einige 100. Es kamen damals in Bern 1 Kr. auf 180 E., in Aargau 1 auf 154, in Solothurn 1 auf 225, in Zürich 1 auf 192. — In der Fürsorge für die Psychisch-Kranken durch Anstalten übertrifft die Schweiz alle anderen grösseren Staaten des deutschen Sprachgebietes. Auf 718 Seelen kommt ein Anstaltskranker.

Canton **Aargau** mit 168 645 E. hat die grossartig und luxuriös angelegte Heil- und Pflegeanstalt Königsfelden mit 385 Fr. Eine grosse Zahl der ruhigen Kranken mit secundären Formen werden in den Gemeindehäusern verpflegt.

Canton **Appenzell** mit 64 799 E. hat keine öffentliche Irrenanstalt, nur eine private zu Walzenhausen mit 8 Kranken.

Canton **Baselstadt** mit 65 101 E. hat eine öffentliche Irrenanstalt als Abtheilung des städtischen Spitals und ein Versorgungshaus für Idioten, an Dem. sen., Epil. Leidende, mit einer Krankenzahl von 103. Ferner eine Privatanstalt „zur Hoffnung" für 22 blödsinnige Kinder mit 23 Kindern. Insgesammt 126. — Der Neubau einer selbständigen Anstalt ist durch die Schenkung von 400 000 Frcs. durch Frau Merian gesichert.

Canton **Baselland** mit 59 271 E. hat eine öffentliche Irrenanstalt zu Liestal, ursprünglich Heil- und Pflegeanstalt, gegenwärtig nur letztere, Abtheilung des Cantonspitales mit einer Krankenzahl von 95. Eine Reorganisation ist schon lange beabsichtigt.

Canton **Bern** mit 532 164 E. hat seine 1854 neu erbaute für 230 Kranke bestimmte öffentliche Irrenheil- und Pflegeanstalt zu Waldau, nahm 1862, als alle Plätze besetzt waren, die bis dahin leer gestandene nebenanliegende alte Irrenanstalt zur Aushilfe und musste 1870 in einem nahe liegenden dazu angekauften Gute eine Filiale eröffnen, sodass sie Anfang 1880: 350 Kranke beherbergen konnte. Eine neue Anstalt ist projectirt. Ausserdem sind 3 Privatanstalten „zur Hoffnung" bei Bern, Münchenbuchsee und Weissenheim (für Idioten) mit 104 Kranken. Insgesammt 454.

Canton **Freiburg** mit 115 400 E. hat schon seit 1829 die Absicht gehabt, eine öffentliche Irrenanstalt zu bauen. Vor 32 Jahren begann man zu diesem Zwecke Fonds zu sammeln. 1871 beschloss der grosse Rath die Ausführung und begann den Bau zu Marsens, dessen Kostenveranschlag sich auf 123 600 Frcs. beziffert. Die Anstalt ist aus 9 getrennten Häusern projectirt und für 200 Kranke bestimmt. Man begann 1872 mit 2 Pavillons für Tobende und Unreinliche, doch auf ärztliche Reclamation wurde das Wirthschaftsgebäude sofort errichtet und weitere Kranken-Pavillons 1875 eröffnet. Darin werden jetzt 112 Kranke gepflegt.

Canton **St. Gallen** mit 210 491 E. hat 1 öffentliche Anstalt St. Pirminsberg mit 281 Kranken und 1 Privatanstalt zu Wyl mit 18 Kranken. — Insgesammt 299.

Canton **Genf** mit 101 595 E. hat eine Heil- und Pflegeanstalt, Asile des Vernets, nahe bei Genf, welche Anfang 1874: 107 Kranke enthielt. Eine Idiotenanstalt existirt nicht.

Canton **Glarus** mit 34 213 E. hat keine Irrenanstalt.

Canton **Graubündten** mit 94 991 E. hat eine, von 1839 bis 1855 in Fürstenau gewesene seitdem in Realta eingerichtete Verwahrungsanstalt für unheilbare Irre, verbunden mit einer Correctionsanstalt. Jene enthielt Anfang 1880: 33.

Canton **Luzern** mit 134 806 E. hat das prachtvolle Kloster St. Urban zweckentsprechend adoptirt und verpflegt darin 284 Kranke. In der landwirthschaftlichen Colonie Sonnenhalde werden seit 1881 12 Kranke beschäftigt. Ct. Schwyz mit 51 235 E., Ct. Uri mit 23 694 E., Ct. Unterwalden mit 27 348 E., Ct. Zug mit 22 994 E. haben bisher keine geordnete Irrenanstalt gehabt und zu Stans werden für Unterwalden 40 Kranke verpflegt. Schwyz und Uri haben keine weitere Fürsorge getroffen. Doch existiren eine Menge Waisen- und Armenanstalten, fast in jeder grösseren Gemeinde eine, in denen unheilbare Kranke untergebracht sind. Die meisten nehmen nur Kranke aus ihrer eigenen Gemeinde auf; einige, wie Schüpphcim, Altarhofen in Ct. Luzern, Varnen in Obwalden, Altorf in Uri haben auch solche anderer Gemeinden. Ebenso giebt es keine Anstalten für Idioten, die gleichfalls in den Armenhäusern untergebracht werden. In Unterwalden werden die meisten Kranken bei den Bauern auf dem Lande verpflegt.

Canton **Neufchatel** mit 103 732 E. hat eine durch einen Mitbürger (von Meuron) auf eigene Kosten erbaute, dotirte und dem Canton geschenkte Anstalt zu Préfargier prachtvoll am See gelegen und luxuriös eingerichtet. Sie hatte Anfang 1881: 128 Kranke. Dennoch genügt sie nicht mehr dem Bedürfnisse und der Bau einer Pflegeanstalt ist erwünscht. Eine Idiotenanstalt existirt im Cantone nicht.

Canton **Schaffhausen** mit 38 348 E. beabsichtigt bei guter Finanzlage seit 1845 eine eigene Anstalt zu errichten, vermag aber nicht zur Ausführung zu kommen und sendet einzelne Kranke nach Münsterlingen, Zürich etc.

Canton **Solothurn** mit 80 424 E. hat eine neu erbaute Irren-Heil- und Pflegeanstalt zu Rosegg bei Solothurn, welche Anfang 1880: 179 Kranke enthielt. Eine kleine Colonie, fern von der Anstalt, lässt sich zu ökonomischen Zwecken im Sommer trefflich verwerthen.

Canton **Tessin** mit 130 777 E. hat keine Anstalten und keine amtliche resp. staatliche Obsorge für Geisteskranke.

Canton **Thurgau** mit 99 551 E. hat eine öffentliche Anstalt zu Münsterlingen (die Kranken zahlen im ersten Halbjahre der Krankheit keine Verpflegungsgelder, daher frühe Eintritte und gute Genesungsstatistik) und die öffentliche Anstalt Katharinenthal für unheilbare Irre und für Greise, beide mit 320 Kranken. Ausserdem die Privatanstalten Kreuzlingen und Altnau mit 40 Kranken. Insgesammt 361.

Canton **Waadt** mit 238 730 E. hat eine öffentliche Heil- und Pflegeanstalt zu Bois-de-Cery mit 330 Kranken und eine Privatanstalt, durch eine Actiengesellschaft entstanden, La Metairie bei Nyon, so wie Etoy bei Aubonne mit 41. Insgesammt 371 Kr.

Canton **Wallis** mit 100 216 E. hat in Sitten mit 40 Kr. eine Anstalt und keine amtliche resp. staatliche Obsorge für Geisteskranke.

Canton **Zürich** mit 317 576 E. besitzt 2 öffentliche Anstalten, die Heilanstalt Burghölzli bei Zürich und die Pflegeanstalt zu Rheinau, in letzterer mit ca. $^{1}/_{8}$ Psychosen. Beide haben 922 Irre. 1 Colonie in Stammheim mit 15 Kranken. Insgesammt 937 Kranke. — Ferner eine Privatanstalt für Idioten in Hottingen bei Zürich mit 12 Mädchen. Insgesammt 949 Kranke. Ausserdem kleinere Pensionen in der Umgegend des Züricher Sees. An dem letzteren liegen noch zwei Betheilanstalten, wo Geisteskranke durch Gebet und Händeauflegen geheilt werden sollen. In Männedorf werden in dieser Weise unter der Leitung eines gewissen Zeller 50 Kranke in eine Anstalt behandelt und die Hedingersche Anstalt in Mönchhof bei Kilchberg zählt durchschnittlich ebenfalls 50 Curanden, meist „Psychosen“.

C. Verhältniss der Kranken in den Anstalten für Psychisch-Kranke und Psychisch-Schwache zu der Seelenzahl der einzelnen Länder und Vergleich der einzelnen Staaten mit der 1852[1]), 1864[2]), 1874[3]), ausgeführten Zählung[4]).

			1881.	1874.	1864.	1852.
1.	Canton Turgau . . .	1 zu	275	294	341	
2.	- Zürich		344	465	476	
3.	Hamburg		348	427	511	339
4.	Canton Solothurn		434	374	374	
5.	- Aargau		464	795	795	
6.	Luzern		474			
7.	Canton Baselland		516	568	567	
8.	- Baselstadt		623	472	604	
9.	- Waadt		643	804	906	
10.	Lübeck		662	532	532	1376
11.	Canton St. Gallen		704	750	798	
12.	Schweiz		719	901	985	
13.	Braunschweig		801	1187	1857	4427
14.	Canton Neufchatel		810	789	788	
15.	Reichslande		850	1299	1825	
16.	Mecklenburg-Schwerin . . .		876	1075	1074	2017
17.	Königreich Sachsen		883	983	1053	2519
18.	Württemberg		946	1393	2427	6527

[1]) H. Laehr, Ueber Irrsein und Irrenanstalten. Halle, Pfeffer. 1852. S. 239.

[2]) H. Laehr, Die Irrenanstalten Deutschlands am 1. Januar 1865. Berlin, Hirschwald. 109 Seiten.

[3]) H. Laehr, Die Heil- und Pflegeanstalten für psychisch Kranke in Deutschland, der Schweiz und den benachbarten deutschen Ländern. Mit col. Karte. Berlin, Reimer 1875. S. 173.

[4]) Bei den beiden letzten Zählungen ist die Gesammtzahl der öffentlichen und privaten Kranken verrechnet, bei den beiden ersten die der öffentlichen.

		1881.	1874.	1864.	1852.
19.	Genf	949	686	678	
20.	Anhalt	965	1407	1407	3083
21.	Hessen-Nassau	994	1330	1374	
22.	Hannover	1029	1201	1542	3185
23.	Freiburg	1030			
24.	Lippe-Detmold	1045	910	915	1472
25.	Schleswig-Holstein	1051	1039	1373	1895
26.	Grossherzogthum Hessen . .	1064	1211	1280	2361
27.	Provinz Brandenburg . . .	1070	1218	1758	3245
28.	Westfalen	1072	1894	2152	5385
29.	Altenburg und Reuss . . .	1077	1308	1309	1828
30.	Rheinland	1104	1245	2173	3216
31.	Canton Bern	1172	1019	1354	
32.	Hohenzollern	1185	1219	1219	6000
33.	Nieder-Oesterreich	1244	1304	1492	2163
34.	Baiern	1285	1663	1855	6019
35.	Bremen	1291	930	1110	2576
36.	Deutschland	1308	1561	1934	
37.	Weimar, Sondershausen . .	1373	1536	1682	
38.	Königreich Preussen . . .	1406	1803	2419	5350
39.	Baden	1407	1540	1540	2316
40.	Oldenburg	1429	1146	1146	3375
41.	Mecklenburg-Strelitz . . .	1453	1267	1253	
42.	Coburg, Meiningen, Rudolstadt	1579	2198	2363	
43.	Provinz Sachsen	1754	2596	3462	5365
44.	Pommern	1846	4589	6396	10235
45.	Schlesien	1887	2605	3298	6593
46.	Steyermark	2113	4198	4198	5815
47.	Kärnthen	2117	8786	8786	10625
48.	Ober-Oesterreich	2211	2750	2750	
49.	Tyrol	2432	3103	3104	6250
50.	Canton Wallis	2505	2417	2417	
51.	Oesterreich	2687	3315	3500	6855
52.	Canton Graubündten . . .	2878	2834	2803	6315
53.	Ostpreussen	3316			
54.	Salzburg	3591	3291	3291	9500

		1881.	1874.	1864.	1852.
55.	Böhmen	3597	4183	4356	9311
56.	Krain	3769	7314	7314	20833
57.	Westpreussen	3813			
58.	Provinz Preussen	2456	4152	4403	16021
59.	Posen	4263	7843	9791	
60.	Mähren	4612	4748	4748	19584
61.	Küstenland	6785	4166	4166	4166
62.	Ostseeprovinzen	7664	7433	8103	
63.	Oesterr. Schlesien	9016	9682	9682.	

MIX
Papier | Fördert gute Waldnutzung
FSC® C083411

Zeitfracht Medien GmbH
Ferdinand-Jühlke-Straße 7
99095 Erfurt, Deutschland
produktsicherheit@kolibri360.de